Aufmerksamkeitsdefizit-/Hyperaktivitätsstörung (ADHS)

Leitfaden Kinder- und Jugendpsychotherapie
Band 1

Aufmerksamkeitsdefizit-/Hyperaktivitätsstörung (ADHS)
von Prof. Dr. Manfred Döpfner, PD Dr. Dr. Jan Frölich und Prof. Dr. Gerd Lehmkuhl

---

Herausgeber der Reihe:

Prof. Dr. Manfred Döpfner, Prof. Dr. Gerd Lehmkuhl,
Prof. Dr. Franz Petermann

Aufmerksamkeitsdefizit-/ Hyperaktivitätsstörung (ADHS)

von

Manfred Döpfner, Jan Frölich
und Gerd Lehmkuhl

2., überarbeitete Auflage

HOGREFE

GÖTTINGEN · BERN · WIEN · PARIS · OXFORD
PRAG · TORONTO · BOSTON · AMSTERDAM
KOPENHAGEN · STOCKHOLM · FLORENZ

Prof. Dr. sc. hum., Dipl.-Psych. Manfred Döpfner, geb. 1955. Seit 1989 Leitender Psychologe an der Klinik für Kinder- und Jugendpsychiatrie und Psychotherapie der Universität zu Köln und dort seit 1999 Professor für Psychotherapie in der Kinder- und Jugendpsychiatrie.

PD Dr. med., Dr. päd. Jan Frölich, geb. 1963. Facharzt für Kinderheilkunde sowie Kinder- und Jugendpsychiatrie. Seit 2003 mit einer kinder- und jugendpsychiatrischen Praxis niedergelassen in Stuttgart.

Prof. Dr. med., Dipl.-Psych. Gerd Lehmkuhl, geb. 1948. Seit 1988 Direktor der Klinik für Kinder- und Jugendpsychiatrie und Psychotherapie der Universität zu Köln.

Bibliografische Information der Deutschen Nationalbibliothek
Die Deutsche Nationalbibliothek verzeichnet diese Publikation in der Deutschen Nationalbibliografie; detaillierte bibliografische Daten sind im Internet über http://dnb.dnb.de abrufbar.

Die 1. Auflage des Buches ist 2000 unter dem Titel „Hyperkinetische Störungen" erschienen.

Göttingen · Bern · Wien · Paris · Oxford · Prag · Toronto · Boston
Amsterdam · Kopenhagen · Stockholm · Florenz
Merkelstraße 3, 37085 Göttingen

http://www.hogrefe.de
Aktuelle Informationen • Weitere Titel zum Thema • Ergänzende Materialien

Satz: ARThür, Grafik-Design & Kunst, Weimar
Druck: Hubert & Co, Göttingen
Printed in Germany
Auf säurefreiem Papier gedruckt

ISBN 978-3-8017-1939-5

Einleitung: Grundlagen und Aufbau des Buches

Aufmerksamkeitsdefizit-/Hyperaktivitätsstörungen (ADHS) gehören zu den häufigsten psychischen Störungen im Kindesalter, ihr Verlauf ist häufig chronisch und eine langfristige Therapie und Begleitung der Kinder ist meist indiziert.

Der vorliegende Leitfaden ist in der zweiten Auflage deutlich überarbeitet worden und stellt das Ergebnis einer langjährigen wissenschaftlichen und praktischen Arbeit mit diesem Thema an der Klinik und Poliklinik für Psychiatrie und Psychotherapie des Kindes- und Jugendalters der Universität zu Köln dar. Er basiert auf den Leitlinien zur Diagnose und Behandlung hyperkinetischer Störungen bzw. von Aufmerksamkeitsdefizit-/Hyperaktivitätsstörungen deutscher und internationaler Fachgesellschaften und Arbeitsgruppen, im Einzelnen auf:

- den Practice Parameters for Assessment and Treatment of Children, Adolescents and Adults with Attention-Deficit/Hyperactivity Disorder (American Academy of Child and Adolescent Psychiatry, 2007);
- den Clinical Guidelines for Hyperkinetic Disorder der europäischen Arbeitsgruppe um Taylor (2004) sowie den Ergänzungen dieser Leitlinie der Gruppe um Leitlinien zu langwirksamen Medikamenten (Banaschewski et al., 2006; deutsch: Banaschewski et al., 2008a, b, c) und um Leitlinien zum Mangagement von unerwünschten Arzneimittelwirkungen (Graham et al., 2011);
- den Leitlinien zur Diagnose und Behandlung hyperkinetischer Störungen, welche die Deutsche Gesellschaft für Kinder- und Jugendpsychiatrie und -psychotherapie zusammen mit den Kinder- und Jugendpsychiatrischen Berufsverbänden (2007) herausgegeben hat;
- der Stellungnahme der Bundesärztekammer (2007) zu Aufmerksamkeitsdefizit-/Hyperaktivitätsstörung (ADHS);
- dem Durchführungsprotokoll zur Diagnostik und Therapie von ADHS bei Kindern und Jugendlichen, das vom zentralen adhs-netz (2012) erarbeitet wurde.

Der Leitfaden unterteilt sich in insgesamt *fünf Kapitel:*

1 Im ersten Teil des Buches wird der *Stand der Forschung* hinsichtlich der Symptomatik, der Komorbidität, der Pathogenese, dem Verlauf und der Therapie in den für die Formulierung der Leitlinien relevanten Aspekten zusammenfassend dargestellt.

2 Im zweiten Teil werden die *Leitlinien* zu folgenden Bereichen formuliert und ihre Umsetzung in die klinische Praxis dargestellt:
- Diagnostik und Verlaufskontrolle,
- Behandlungsindikationen,
- Therapie.

3 Im dritten Kapitel sind *Verfahren* kurz und prägnant beschrieben, die für die Diagnostik, die Verlaufskontrolle und die Behandlung eingesetzt werden können.

4 Das vierte Kapitel enthält *Materialien* zur Diagnostik und Verlaufskontrolle, zur Elternberatung und zur medikamentösen Therapie und erleichtert damit die Umsetzung der Leitlinien in die konkrete klinische Praxis.

5 Im fünften Kapitel wird anhand eines Fallbeispieles die Umsetzung der Leitlinien in die klinische Praxis abschließend illustriert. Die Darstellung orientiert sich an den Gliederungspunkten für Psychotherapie im Rahmen der gesetzlichen Krankenversorgung.

Den Kern dieses Buches bilden die in Kapitel 2 dargestellten insgesamt 14 Leitlinien zur Diagnostik, Verlaufskontrolle und Behandlungvon ADHS.

Übersicht über die Leitlinien zur Diagnostik, Verlaufskontrolle und Behandlung von ADHS

L1	Exploration der Eltern, des Kindes/Jugendlichen und der Erzieher/Lehrer
L2	Durchführung der Exploration von Kindern und Jugendlichen mit ADHS
L3	Standardisierte Fragebögen für Eltern, für das Kind/den Jugendlichen und für Erzieher/Lehrer
L4	Testpsychologische Untersuchung
L5	Körperliche Untersuchung
L6	Verlaufskontrolle
L7	Indikationen für eine stationäre oder teilstationäre Therapie
L8	Indikationen für eine multimodale Behandlung bei Schulkindern und Jugendlichen
L9	Besonderheiten in der multimodalen Behandlung von Kindern im Kindergarten- und Vorschulalter
L10	Beratung der Eltern, der Erzieher/Lehrer und des Kindes/Jugendlichen (Psychoedukation)
L11	Elterntraining und Interventionen in der Familie
L12	Interventionen im Kindergarten/in der Schule
L13	Kognitive Verhaltenstherapie des Kindes/Jugendlichen
L14	Medikamentöse Behandlung

Außerdem wird dieser Band durch einen kompakten Ratgeber ADHS (Döpfner et al., 2007b) ergänzt, der Informationen für Betroffene, Eltern, Lehrer und Erzieher enthält. Der Ratgeber, der auch in einer französischen Fassung vorliegt (Döpfner et al., 2007a), informiert über die Symptomatik, die Ursachen, den Verlauf und die Behandlungsmöglichkeiten bei ADHS. Die Eltern, Lehrer und Erzieher erhalten konkrete Ratschläge zum Umgang mit der Problematik in der Familie, in der Schule und im Kindergarten und Jugendlichen werden Tipps zur Selbsthilfe gegeben.

Inhaltsverzeichnis

1 Stand der Forschung

1.1 Symptomatik

Aufmerksamkeitsdefizit-/Hyperaktivitätsstörungen (ADHS) stellen zusammen mit den aggressiven Verhaltensstörungen (Störungen des Sozialverhaltens) die häufigsten psychischen Störungen im Kindesalter dar. Sie sind durch eine Beeinträchtigung der Aufmerksamkeit (Aufmerksamkeitsstörung, Ablenkbarkeit), der Impulskontrolle (Impulsivität) und der Aktivität (Hyperaktivität) gekennzeichnet. Diese Auffälligkeiten treten bereits vor dem Alter von sechs Jahren auf und sind in mehreren Situationen und Lebensbereichen nachweisbar – in der Familie, im Kindergarten, in der Schule oder auch in der Untersuchungssituation. Tabelle 1 zeigt die Kriterien für die Diagnose dieser Störung, wie sie in den beiden derzeit gültigen internationalen Klassifikationssystemen, der ICD-10 (Dilling et al., 2009, 2011) und dem DSM-IV (Saß et al., 1996) definiert werden. Die Störungen der Aufmerksamkeit, der Aktivität und der Impulskontrolle müssen über einen Zeitraum von mindestens sechs Monaten in einem Ausmaß vorhanden sein, das zu einer Fehlanpassung führt und das dem Entwicklungsstand des Kindes nicht angemessenen ist.

Kernsymptome: Aufmerksamkeitsstörung, Hyperaktivität, Impulsivität

Tabelle 1: Symptom-Kriterien der hyperkinetischen Störung nach ICD-10 (Forschungskriterien) und der Aufmerksamkeitsdefizit-/Hyperaktivitätsstörung nach DSM-IV

Symptomkriterien

A) Unaufmerksamkeit	1. Beachtet häufig Einzelheiten nicht oder macht Flüchtigkeitsfehler bei den Schularbeiten, bei der Arbeit oder bei anderen Tätigkeiten. 2. Hat oft Schwierigkeiten, längere Zeit die Aufmerksamkeit bei Aufgaben oder Spielen aufrechtzuerhalten. 3. Scheint häufig nicht zuzuhören, wenn andere ihn ansprechen. 4. Führt häufig Anweisungen anderer nicht vollständig durch und kann Schularbeiten, andere Arbeiten oder Pflichten am Arbeitsplatz nicht zu Ende bringen (nicht aufgrund von oppositionellem Verhalten oder Verständnisschwierigkeiten). 5. Hat häufig Schwierigkeiten, Aufgaben und Aktivitäten zu organisieren. 6. Vermeidet häufig, hat eine Abneigung gegen oder beschäftigt sich häufig nur widerwillig mit Aufgaben, die länger andauernde geistige Anstrengungen erfordern (wie Mitarbeit im Unterricht oder Hausaufgaben). 7. Verliert häufig Gegenstände, die er/sie für Aufgaben oder Aktivitäten benötigt (z. B. Spielsachen, Hausaufgabenhefte, Stifte, Bücher oder Werkzeug). 8. Lässt sich oft durch äußere Reize leicht ablenken. 9. Ist bei Alltagstätigkeiten häufig vergesslich.

Tabelle 1: (Fortsetzung)

B) Hyperaktivität	1. Zappelt häufig mit Händen oder Füßen oder rutscht auf dem Stuhl herum. 2. Steht {häufig} in der Klasse oder in anderen Situationen auf, in denen Sitzenbleiben erwartet wird. 3. Läuft häufig herum oder klettert exzessiv in Situationen, in denen dies unpassend ist (bei Jugendlichen oder Erwachsenen kann dies auf ein subjektives Unruhegefühl beschränkt bleiben). 4. Hat häufig Schwierigkeiten, ruhig zu spielen oder sich mit Freizeitaktivitäten ruhig zu beschäftigen. 5. {Ist häufig „auf Achse" oder handelt oftmals, als wäre er „getrieben".} (Zeigt ein anhaltendes Muster exzessiver motorischer Aktivität, das durch die soziale Umgebung oder durch Aufforderungen nicht durchgreifend beeinflussbar ist.)
C) Impulsivität	1. Platzt häufig mit der Antwort heraus, bevor die Frage zu Ende gestellt ist. 2. Kann häufig nur schwer warten, bis er/sie an der Reihe ist (bei Spielen oder in Gruppensituationen). 3. Unterbricht und stört andere häufig (platzt z. B. in Gespräche oder in Spiele anderer hinein). 4. Redet häufig übermäßig viel (ohne angemessen auf soziale Beschränkungen zu reagieren). {Im DSM-IV unter Hyperaktivität subsumiert.}

Anmerkung: { } = nur DSM-IV; ( ) = nur ICD-10.

Situations-spezifische Variationen

Obwohl beide Klassifikationssysteme voraussetzen, dass die ADHS-Symptome in mehreren Lebensbereichen auftreten, können die Auffälligkeiten in den verschiedenen Lebensbereichen unterschiedlich stark ausgeprägt sein. Typischerweise treten die Symptome stärker in solchen Situationen auf, in denen von den Kindern oder Jugendlichen eine längere Aufmerksamkeitsspanne vorausgesetzt wird, beispielsweise im Unterricht, bei den Hausaufgaben oder beim Essen. Anzeichen der Störung können in sehr geringem Maße oder gar nicht auftreten, wenn sich das Kind in einer neuen Umgebung befindet, wenn es nur mit einem Gegenüber konfrontiert ist oder wenn es sich einer Lieblingsaktivität widmet, selbst wenn diese in vermehrtem Maße Aufmerksamkeit erfordert (z. B. beim Computerspiel). Das Fehlen von Symptomen in der Untersuchungssituation ist daher auch kein eindeutiger Hinweis darauf, dass die Störung nicht vorliegt.

Klassifikation: ICD-10 versus DSM-IV

Beide Diagnosesysteme unterscheiden sich zwar nur unwesentlich in der Definition der einzelnen Kriterien, wohl aber in der Bestimmung der Anzahl und der Kombination dieser Kriterien, die für die Diagnose einer ADHS vorliegen müssen. Wie Abbildung 1 zeigt, fordert die ICD-10, dass sowohl Störungen der Aufmerksamkeit als auch Störungen der Impulskontrolle und Störungen der Aktivität für die Diagnose einer *einfachen Aktivitäts- und Aufmerksamkeitsstörung* (F90.0) vorhanden sein müssen. Sind zusätzlich die Kriterien einer Störung des Sozialverhaltens erfüllt, dann wird eine *Hyperkinetische Störung des Sozialverhaltens* (F90.1) diagnostiziert.

Demgegenüber unterscheidet das DSM-IV zwischen:
- dem *gemischten Subtypus der Aufmerksamkeitsdefizit/Hyperaktivitätsstörung,* bei dem wie beim ICD-10 alle Kernsymptome auftreten,
- dem *vorherrschend unaufmerksamen Subtypus* und
- dem *vorherrschend hyperaktiv-impulsiven* Subtypus.

Diagnosen nach ICD-10/DSM-IV

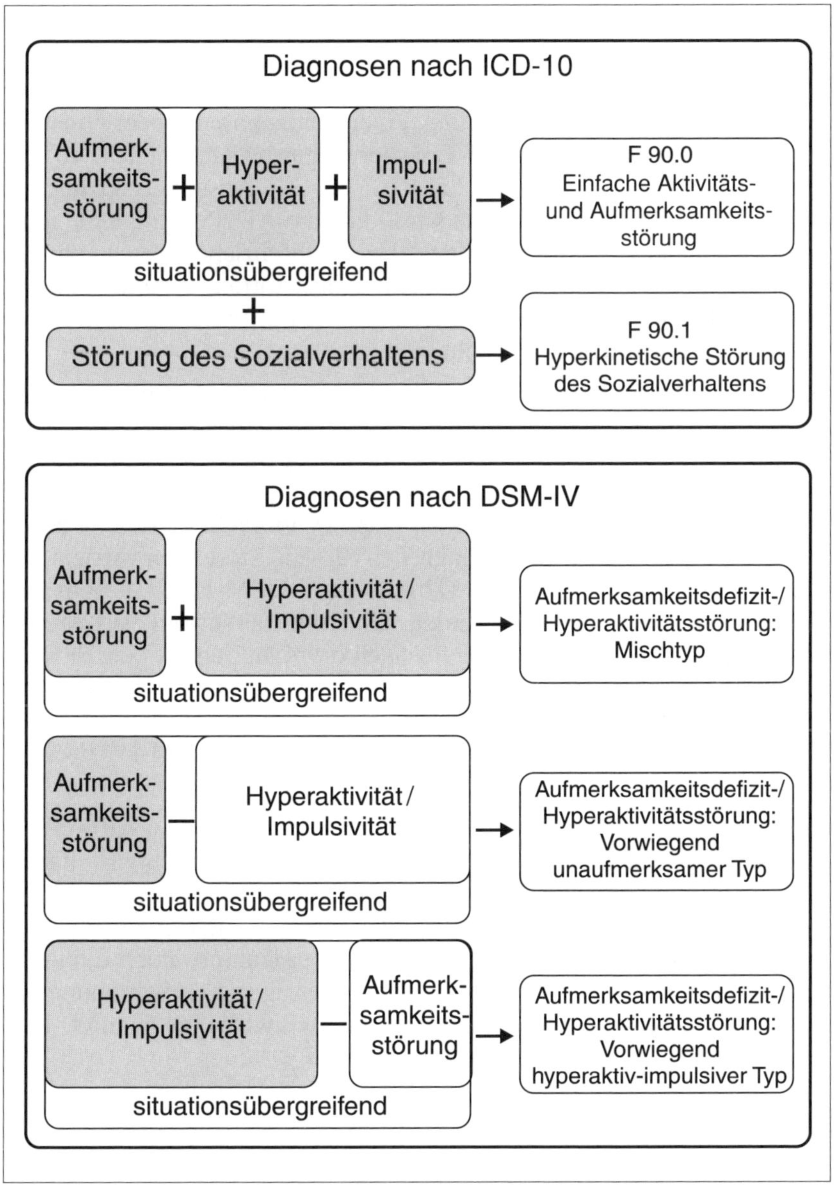

Abbildung 1: Kriterien für die Diagnose einer hyperkinetischen Störung nach ICD-10 und einer Aufmerksamkeitsdefizit-/Hyperaktivitätsstörung nach DSM-IV

Differenzierung empirisch nachweisbar

Sowohl für die Zusammenfassung von Hyperaktivität und Impulsivität in eine Dimension, wie vom DSM-IV vorgeschlagen, als auch für ihre getrennte Betrachtung (sensu ICD-10) ließen sich empirische Belege finden (Breuer et al., 2009; Döpfner et al., 2008a; Erhart et al., 2008). Bei Jugendlichen, die nicht mehr alle für eine Diagnose notwendigen Symptome zeigen, kann nach DSM-IV die Diagnose durch den Zusatz „in partieller Remission“ spezifiziert werden.

Ausschlusskriterium: tiefgreifende Entwicklungsstörung, Psychose

Beide Klassifikationssysteme verlangen außerdem, dass die Symptomatik vor dem Alter von sechs bzw. sieben Jahren begonnen hat. Als Ausschlusskriterien legen beide Systeme übereinstimmend die Diagnosen einer tiefgreifenden Entwicklungsstörung, einer Schizophrenie oder einer anderen psychotischen Störung fest. Darüber hinaus benennt die ICD-10 eine depressive Episode oder eine Angststörung als Ausschlusskriterium, während nach DSM-IV gefordert wird, dass die ADHS-Symptome nicht durch eine andere psychische Störung besser beschrieben werden können (z. B. durch eine affektive Störung, eine Angststörung, eine dissoziative Störung oder eine Persönlichkeitsstörung). Die Formulierung nach DSM-IV erscheint zutreffender gewählt.

Sowohl in der ICD-10 als auch im DSM-IV wird außerdem die Kategorie einer *nicht näher bezeichneten hyperkinetischen Störung* bzw. *Aufmerksamkeitsdefizit-/Hyperaktivitätsstörung* vorgegeben, die dann gewählt werden kann, wenn einzelne Kriterien nicht voll erfüllt sind. Ein weiterer grundlegender Unterschied zwischen DSM-IV und ICD-10 besteht darin, dass die ICD-10 Kombinationsdiagnosen für jene Störungen vorsieht, die gehäuft gemeinsam auftreten, während nach DSM-IV in diesem Fall Mehrfachdiagnosen vergeben werden. Ein Kind, das sowohl die Kriterien für eine hyperkinetische Störung als auch die Kriterien für eine Störung des Sozialverhaltens (beispielsweise mit oppositionellem, aufsässigem Verhalten) erfüllt, erhält nach ICD-10 die Diagnose einer *hyperkinetischen Störung des Sozialverhaltens* (F90.1), während nach DSM-IV zwei getrennte Diagnosen zu vergeben sind.

Das vermutlich 2013 erscheinende DSM-5 (siehe http://www.dsm5.org) wird voraussichtlich einige Kriterien zur Erfassung der Impulsivität ergänzen und die vorhandenen Symptomkriterien präzisieren. Die Altersgrenze für den Beginn der Symptomatik wird vermutlich auf zwölf Jahre angehoben und die Subformen der ADHS werden vermutich um einen weitgehend unaufmerksamen Subtypus (ohne ausgeprägte Sympotme von Hyperaktivität/Impulsivität) ergänzt. Außerdem wird eine parallele Diagnose von ADHS und Autismus erlaubt.

1.1.1 Prävalenz

Internationale Studien belegen vergleichbare Prävalenzraten für ADHS (nach DSM-IV) in verschiedenen Ländern und Kulturen. So zeigen nach Skounti et al. (2007) die Studien aus anderen europäischen Ländern bei

Kindern Prävalenzraten zwischen 3,6 % und 6,7 %, während sie bei Jugendlichen geringer ausfallen und zwischen 2,2 % und 2,6 % liegen. Polanczyk et al. (2007) berechnen weltweit eine durchschnittliche Prävalenzrate von 5,3 %. In einer bundesweiten deutschen Studie wurde bei 7- bis 17-jährigen Kindern eine Prävalenzrate auf der Basis von Elternurteilen von 5 % nach DSM-IV und von 1 % nach den strengeren ICD-10-Kriterien ermittelt, wobei die Raten sinken, wenn nicht nur die Symptomatik, sondern auch die weiteren Kriterien (z. B. Symptombeginn und Funktionseinschränkung) berücksichtigt werden (Döpfner et al., 2008a). Abbildung 2 zeigt die Prävalenzraten für Jungen und Mädchen in den einzelnen Altersgruppen nach dieser bundesweit repräsentativen Studie auf der Basis von Elternurteilen.

Prävalenz nach DSM-IV: 5 %

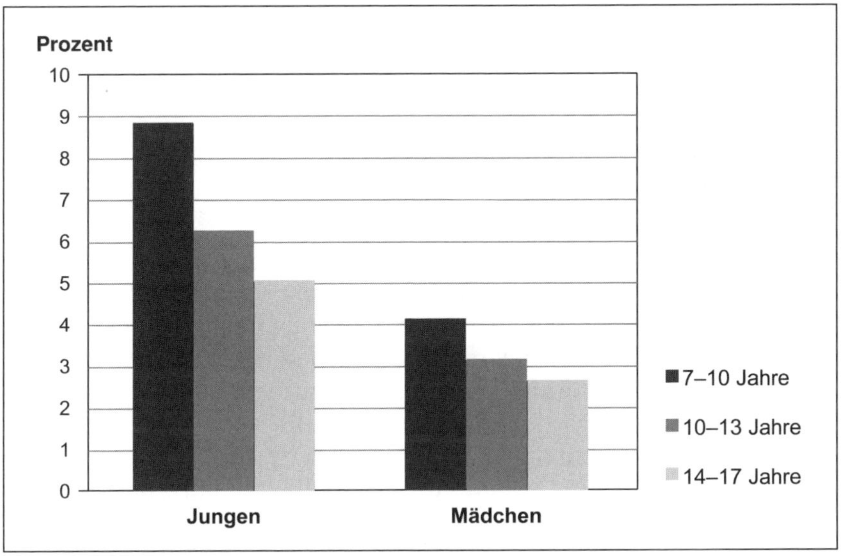

Abbildung 2: Prävalenzraten für ADHS in Deutschland bei Jungen und Mädchen in den einzelnen Altersgruppen (nach Döpfner et al., 2008a)

Danach erfüllen nach dem Elternurteil Jungen die Kriterien für ADHS etwa doppelt so häufig wie Mädchen und die ADHS-Prävalenz vermindert sich deutlich mit steigendem Alter.

Höhere Prävalenzen bei Jungen

Für Kinder im Alter von drei bis sechs Jahren werden in Deutschland Prävalenzraten auf der Basis der Elternangaben zwischen 9,9 % und 11,3 % ermittelt, wenn man die Kriterien von DSM-IV zugrunde legt (Breuer & Döpfner, 2006; Kuschel et al., 2006). Nach den Angaben der Erzieherinnen im Kindergarten werden die Kriterien von DSM-IV deutlich seltener erreicht, nämlich in 6,6 % der Fälle. Sowohl im Urteil der Eltern als auch der Erzieherinnen sind 4,2 % nach den Kriterien von DSM-IV auffällig. Die Prävalenzraten nach den schärferen ICD-10-Kriterien liegen mit 3,8 % im Elternurteil und mit 1,5 % im Erzieherurteil deutlich unter den Raten nach DSM-IV (Breuer & Döpfner, 2006).

Sinkende Prävalenzen mit steigendem Alter

1.1.2 Differenzialdiagnose

Die differenzialdiagnostische Abgrenzung wird in Kapitel 2 ausführlich dargestellt. Auf der Basis empirischer Ergebnisse lassen sich folgende differenzialdiagnostischen Aspekte beleuchten:

- *Andere Körperliche Ursachen:* Sehstörungen, Hörstörungen, epileptische Anfälle oder die Folgen eines Schädel-Hirntraumas sowie mangelnder Schlaf können als Störungen der Aufmerksamkeit fehlinterpretiert werden oder solche Störungen verursachen. Medikamente, beispielsweise Phenobarbital (Burd et al., 1987) und Carbamazepin sowie Alkohol oder andere Drogen können die Aufmerksamkeit beeinträchtigen. Die Daten über Aufmerksamkeitsstörungen als Folgen von Antiasthmatika (Theophyllin) sind nicht eindeutig (Creer & Gustafson, 1989). Möglicherweise sind bei diesen Medikamenten solche Nebenwirkungen nur bei Kindern zu beobachten, die bereits Aufmerksamkeitsstörungen oder Leistungsprobleme haben (Schlieper et al., 1991). Die Berichte der Eltern über Nebenwirkungen von Medikamenten auf das Verhalten stimmen nicht zwangsläufig mit objektiveren Daten überein (Bender & Milgrom, 1992).

Nebeneffekte von Medikamenten

- *Altersgemäße Verhaltensweisen bei aktiven Kindern:* Vor allem bei jüngeren Kindern sind die Grenzen zwischen einem noch altersgemäßen Bewegungsdrang und hyperaktivem Verhalten oft nur schwer zu ziehen. In zunehmendem Maße wird jedoch akzeptiert, dass die hyperkinetische Störung keine diskrete gut von der Normvariation abgrenzbare diagnostische Einheit darstellt, sondern dass eine dimensionale Betrachtung eher angemessen ist. Die Bestimmung von Grenzwerten für die Definition von Auffälligkeit muss unter diesem Gesichtspunkt immer fragwürdig bleiben.

Grenzen zur Norm nicht eindeutig

- *Oppositionelle Verhaltensweisen:* Kinder mit oppositionellen Verhaltensauffälligkeiten können gegen Arbeiten oder schulische Aufgaben, die Anstrengung und Aufmerksamkeit verlangen, Widerstand leisten, da sie nicht gewillt sind, sich den Forderungen anderer anzupassen. Oppositionelle Verhaltensweisen treten aber bei Kindern mit ADHS häufig auch als komorbide Störung auf. Angesichts der hohen Überschneidungen von aggressiven Störungen und ADHS haben manche Autoren eine Differenzierung in zwei Diagnosegruppen infrage gestellt. In einer Vielzahl empirischer Studien konnte jedoch belegt werden, dass in diesen Diagnosegruppen tatsächlich voneinander differenzierbare Verhaltensmuster zu finden sind. Faktorenanalysen bestätigen meist, dass sich ein Hyperaktivitätsfaktor von einem Aggressionsfaktor abgrenzen lässt (z. B. Döpfner et al., 2012a).

Starke Überschneidungen bei ADHS und aggressiven Störungen

1.2 Komorbide Störungen

Aufmerksamkeitsdefizit-/Hyperaktivitätsstörungen ohne zusätzliche – komorbide – psychische Störungen sind eher die Ausnahme (Pliszka et al., 1998). Bei bis zu 80 % der Kinder und Jugendlichen mit ADHS werden komorbide Störungen diagnostiziert (vgl. Jensen et al., 1997), vor allem oppositionelle Störungen des Sozialverhaltens (bis zu 50 %), stärker ausgeprägte Störungen des Sozialverhaltens (30 % bis 50 %), affektive, vor allem depressive Störungen (15 % bis 20 %), Angststörungen (20 % bis 25 %) und umschriebene Lernstörungen (10 % bis 25 %, vgl. Tab. 2). 15 bis 19 % der Patienten beginnen zu rauchen (Milberger et al., 1997) oder entwickeln andere Substanzabhängigkeiten (Biederman et al., 1997). Darüber hinaus werden gehäuft Tic-Störungen sowie Sprech- und Sprachstörungen, aber auch Störungen der motorischen Funktionen beobachtet. In epidemiologischen Studien werden teilweise noch höhere Komorbiditätsraten gefunden. Jensen und Mitarbeiter (1997) schlussfolgern nach einer Übersicht über entsprechende Studien, dass die Komorbiditätsraten in epidemiologischen Stichproben für Störungen des Sozialverhaltens einschließlich oppositioneller Verhaltensstörungen zwischen 43 % und 93 % liegen und für Internale Störungen (Angststörungen, depressive Störungen) zwischen 13 % und 51 %. Neben diesen komorbiden Störungen treten bei Kindern und Jugendlichen mit ADHS vermehrt zusätzliche Probleme und Belastungen auf. Die betroffenen Kinder wiederholen häufiger eine Klasse, haben schlechtere Schulnoten und erreichen geringere Leistungen in Sprach-, Lese-, Rechtschreib- und Rechentests. Die Kinder haben eine geringere soziometrische Position in der Gleichaltrigengruppe und die Eltern-Kind- sowie die Lehrer-Kind-Beziehungen sind durch ein hohes Maß an negativen, bestrafenden und kontrollierenden Interaktionen gekennzeichnet (vgl. Döpfner et al., 2008c).

Komorbide Störungen bei bis zu 80 %

Störungen des Sozialverhaltens

Internale Störungen

Tabelle 2: Häufigkeit komorbider Störungen bei Kindern und Jugendlichen mit ADHS

50 %	Oppositionelle Störung des Sozialverhaltens
30 bis 50 %	Störung des Sozialverhaltens (ohne oppositionelle Verhaltensstörung)
10 bis 40 %	Affektive, vor allem depressive Störungen
30 bis 40 %	Angststörungen
10 bis 40 %	Lernstörungen, Teilleistungsschwächen
bis 30 %	Tic-Störungen

Oppositionelle, aggressive und dissoziale Verhaltensstörungen. Etwa 50 % aller Kinder mit einer ADHS weisen begleitend eine oppositionelle Verhaltensstörung auf. Fast alle Kinder unter zwölf Jahren mit einer oppositionellen Störung oder dissozialen Störung des Sozialverhaltens

Bis 50 % komorbide oppositionelle Störungen

weisen auch eine ADHS auf, während in der Adoleszenz eine isolierte Störung des Sozialverhaltens häufiger auftritt und nur ein Drittel der Betroffenen begleitend auch eine ADHS hat (Reeves et al., 1987; Szatmari et al., 1989). Neben den oppositionellen Verhaltensstörungen treten in weiteren 30 bis 50 % der Fälle dissoziale Verhaltensstörungen auf, vor allem im Jugendalter.

Prognose bei Kindern mit ADHS und aggressiven Auffälligkeiten schlechter

Kinder mit einer kombinierten Störung haben weitaus größere Entwicklungsrisiken als Kinder, die nur die Symptomkriterien einer ADHS erfüllen. Sie weisen auch im Durchschnitt eine stärker ausgeprägte Hyperaktivität und Aufmerksamkeitsproblematik auf (Reeves et al., 1987; Shapiro & Garfinkel, 1986), und sie zeigen eine erhöhte Rate an Teilleistungsstörungen, wie Lese-Rechtschreib-Störungen (Mc Gee et al., 1984; Moffit & Silva, 1988). Der sozio-ökonomische Status dieser Gruppe ist zudem geringer als bei einfacher ADHS (Lahey et al., 1988). Schließlich ist die Langzeitprognose beider Gruppen deutlich unterschiedlich. Kinder und Jugendliche mit einer ADHS und einer besonders früh einsetzenden, ausgeprägten komorbiden Störung des Sozialverhaltens haben ein deutlich höheres Risiko für spätere Delinquenz, Substanzmissbrauch und die Entwicklung einer antisozialen Persönlichkeitsstörung (August et al., 1983; Loeber et al., 1988; Mannuzza et al., 1989, 1991).

Bis 40 % komorbide depressive Störungen

Depressive Störungen. In Abhängigkeit von der untersuchten Stichprobe und den verwendeten diagnostischen Instrumenten liegt die Komorbidität einer depressiven Störung mit einer ADHS im Kindesalter zwischen 9 und 38 % (Anderson et al., 1987; Biederman et al., 1992; Milberger et al., 1995). Meistens treten die depressiven Symptome nach Manifestation der ADHS auf (Biederman et al., 1995; Kovacs et al., 1994). Vermutlich verhindern das anhaltende Schulversagen und die zunehmenden sozialen Probleme dieser Kinder den Aufbau eines gesunden Selbstbewusstseins und unterstützen die Entwicklung depressiver Störungen.

Bis 40 % komorbide Angststörungen

Angststörungen. Etwa 30 bis 40 % der Kinder mit ADHS, die in einer Klinik vorgestellt werden, haben begleitend eine Angststörung (Tannock, 2009). Die Diagnose komorbider Angststörungen bei Kindern mit ADHS bereitet allerdings einige Schwierigkeiten, da die Eltern ihre Aufmerksamkeit vor allem auf die externalen Auffälligkeiten ihres Kindes lenken und diese folglich im Vordergrund der Symptomschilderungen stehen. Das diagnostische Augenmerk muss sich deshalb diesbezüglich stärker auf das Kind zentrieren.

Bis 30 % komorbide Tic-Störungen

Tic-Störungen. Bis zu 30 % der Kinder mit einer ADHS weisen begleitend eine Tic-Störung auf (Comings, 1990). Patienten mit Tourette-Syndrom haben umgekehrt in bis zu 70 % der Fälle eine ADHS, wobei sich die ADHS vor der Tic-Störung entwickelt (Döpfner et al., 2010a).

Umschriebene Entwicklungsstörungen, Lernstörungen und Teilleistungsschwächen. Kinder mit einer ADHS weisen häufiger psychomotorische Entwicklungsverzögerungen auf (Gillberg & Kadesjö, 2009): Die Sprachentwicklung ist gehäuft verzögert und die expressive Sprachfähigkeit ist teilweise beeinträchtigt (Tannock & Brown, 2009). Im Schulalter werden vermehrt Lese-Rechtschreib-Störungen oder isolierte Rechenstörungen angetroffen. Bis zu 40% der Kinder mit ADHS haben auch Lese- und Rechtschreibstörungen, wobei die Verbindung zu Unaufmerksamkeit enger ist als zu Hyperaktivität-Impulsitivität (Willcutt & Pennington, 2000). Die Intelligenzleistungen von Kindern mit einer ADHS sind um sieben bis 15 IQ-Punkte vermindert (u.a. Ackerman et al., 1986). Ob diese Diskrepanzen hauptsächlich durch verminderte Aufmerksamkeitsleistungen in der Testsituation verursacht werden, ist bislang nicht geklärt. Taylor et al. (1991) weisen nach, dass Kinder mit ausgeprägter Hyperaktivität keine verminderten Intelligenztestwerte aufweisen, wohl aber Kinder mit ausschließlicher Aufmerksamkeitsstörung ohne Hyperaktivität.

IQ vermindert bei Kindern mit Aufmerksamkeitsstörung

1.3 Pathogenese

Pathogenese: Interaktion biologischer und psychosozialer Faktoren

Generell wird eine Interaktion psychosozialer und biologischer Faktoren vermutet, die letztlich zum klinischen Bild der ADHS führen. Andererseits weisen die Studien der letzten Jahren eindeutig darauf hin, dass psychosozialen Faktoren eine geringere Rolle und biologischen Faktoren ein zunehmend größerer Stellenwert für die Entstehung von ADHS eingeräumt werden muss, wobei die ausschließliche Betrachtung biologischer Faktoren nur zu einem begrenzten Teil die Entwicklung von ADHS erklären kann. Ein allgemeines Modell (vgl. Abb. 3) geht von einer erhöhten biologischen Vulnerabilität aus, die sich in bestimmten Funktionsdefiziten äußert, wobei sich die ADHS-Symptome dann manifestieren, wenn eine unzureichende äußere Steuerung erfolgt oder wenn spezielle Anforderungen an Aufmerksamkeit und Ausdauer durch Spiel- und Gruppensituationen bzw. Kindergarten und Schule gestellt werden.

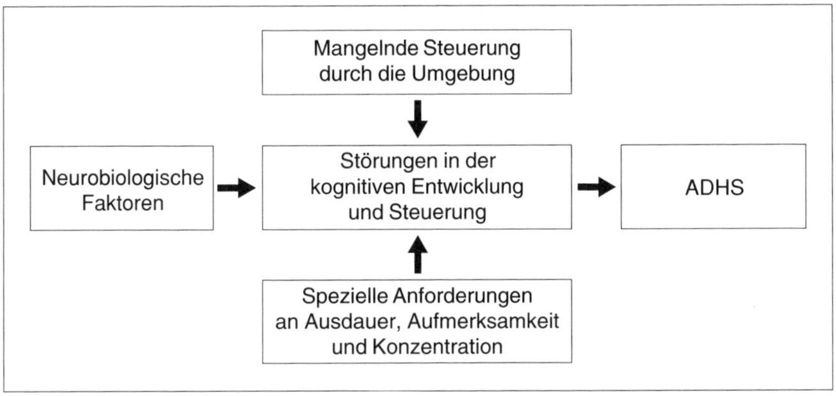

Abbildung 3: Allgemeines Modell für die Entstehung von ADHS

1.3.1 Neurobiologische Faktoren

Dysfunktionen im kortikalen-striatalen Netzwerk

Die Vielzahl der Untersuchungsbefunde lässt sich dahingehend zusammenfassen, dass bei Patienten mit ADHS eine grundlegende Dysfunktion des kortikalen-striatalen Netzwerkes vorliegt. Hierbei scheinen erbliche Faktoren eine bedeutende Rolle zu spielen mit einer wahrscheinlich genetisch bedingten dysfunktionalen Informationsverarbeitung zwischen Frontalhirn und Basalganglien. Diese Funktionseinschränkung kann jedoch möglicherweise auch durch Komplikationen in der Schwangerschaft, durch Exposition gegenüber toxischen Substanzen oder durch neurologische Erkrankungen und durch Einflüsse der psychosozialen Umwelt mitverursacht oder verstärkt werden.

Genetische Faktoren

Heretabilität der ADHS zwischen 60 und 90 %

Zwillingsstudien belegen eine hohe Heretabilität der ADHS zwischen 60 und 90 %, wobei in diese Heretabilität sowohl genetische Einflüsse als auch Gen-Umwelt-Interaktionen einfließen (Banaschewski, 2010). Die Befunde weisen auf ein multifaktorielles Vererbungsmuster hin, bei denen mehrere Genvarianten mit verschieden großen Effektstärken eine Rolle spielen. Genetische Verbindungen scheinen auch zu anderen Störungsbildern zu bestehen.

Molekulargenetische Befunde

Die bisher ermittelten molekulargenetischen Befunde legen ebenfalls nahe, dass die ADHS in den meisten Fällen einen komplexen Erbgang (im Gegensatz zu den monogenen Erkrankungen mit nur einem kausalen Krankheitsgen) aufweist und sehr wahrscheinlich durch das Zusammenwirken multipler Genvarianten untereinander und mit Umweltrisiken bedingt ist (und somit die extreme Ausprägung einer Verhaltensdimension darstellt). Kandidatengene für ADHS sind wichtige Modulatoren der dopaminergen sowie serotonergen Signalwege. So wurden in einer der bislang größten Familienstudien, die vom International Multisite ADHD Gene (IMAGE) Projekt durchgeführt wurde, bei der Untersuchung von 51 Kandidatengenen Assoziationen von 18 Genen mit ADHS gefunden (Brookes et al., 2006b).

18 Kandidatengene

Metaanalysen bestätigen signifikante Risikosteigerungen für verschiedene Risikoallele (DRD4, DRD5, SLC6A3, SNAP-25, HTR1B), die jeweils allerdings nur kleine Effekte (Odds Ratios: 1,1 bis 1,5) auf die Ausprägung des Phänotyps haben. Auch werden – unter Annahme einer standardisierten Normalverteilung und eines additiven genetischen Zusammenwirkens – durch die bislang replizierten Risiko-Polymorphismen insgesamt lediglich etwa 3.2 % der phänotypischen Varianz bzw. nur 4.2 % der Heritabilität (76 %) aufgeklärt (Stringaris & Asherson, 2008).

Geringe Varianzaufklärung

Die bislang geringe Varianzaufklärung und die inkonsistente Befundlage der bisherigen Kopplungs- und Assoziationsstudien könnten dadurch bedingt sein, dass bei den Betroffenen möglicherweise unterschiedliche Kombinationen von Genvarianten dem ADHS-Phänotyp zugrunde liegen (genetische Heterogenität). Partiell könnte die Befundlage aber auch durch das Vorhandensein relevanter Moderatorvariablen erklärbar sein; diskutiert werden beispielsweise Alters- und Geschlechtsunterschiede in der Expression verschiedener Kandidatengene (Mick & Faraone, 2008; Stringaris & Asherson, 2008; Waldman & Gizer, 2006).

Genetische Heterogenität

Auch das Erstmanifestationsalter (Lasky-Su et al., 2007) scheint von Bedeutung zu sein. Außerdem könnten Gen-Gen-Interaktionen (z. B. Asherson et al., 2007; Brookes et al., 2006a), Gen-Umwelt-Wechselwirkungen (z. B. zwischen DAT1-Allelen und Umweltrisiken wie mütterlichem Nikotin- oder Alkoholabusus während der Schwangerschaft oder ungünstige psychosoziale Umständen: Brookes et al., 2006a; Laucht et al., 2007; Neuman et al., 2007) oder ein genomisches Imprinting (Hawi et al., 2005), d. h. die Aktivierung oder Inaktivierung eines der zwei elterlichen Allele einer Genvariante abhängig von ihrer elterlichen Herkunft, für die Befundlage verantwortlich sein.

Schädigungen des Zentralnervensystems

Zentralnervöse Infektionen während der Schwangerschaft, Schädelhirntraumen oder Verletzungen sowie Komplikationen während der Schwangerschaft und der Geburt werden mit späteren ADHS-Symptomen in Beziehung gebracht. Allerdings konnte die allgemeine Annahme einer durch Schwangerschafts- und Geburtskomplikationen ausgelösten minimalen cerebralen Dysfunktion (MCD) als Ursache dieser Störung nicht bestätigt werden (Esser & Schmidt, 1987; Shaffer & Greenhill, 1979).

MCD meist nicht Ursache der Störung

In einigen Studien konnte jedoch gezeigt werden, dass insbesondere eine hypoxische Hirnschädigung später zu Aufmerksamkeitsstörungen und Hyperaktivität führen kann (Cruikshank et al., 1988). Ein geringes Geburtsgewicht erhöht das Risiko für Veränderungen der weißen Hirnsubstanz mit Parenchymläsionen und/oder Ventrikelerweiterungen (Whittaker et al., 1997). Kinder mit sehr geringem Geburtsgewicht entwickeln später in deutlich höherem Maße ADHS als normalgewichtige Kinder (Botting et al., 1997). Saisonale Einflüsse sprechen dafür, dass Kinder, die im September geboren werden, bei ADHS überrepräsentiert sind. Dieser Befund wird mit viralen Infektionen während der Schwangerschaft in Beziehung gebracht und hierdurch verursachten Reifungsstörungen der weißen Substanz (Mick et al., 1996).

Geringes Geburtsgewicht

Virale Infektionen

Eine pränatale Exposition mit Alkohol oder Tabak stellt einen Risikofaktor für die Entwicklung einer ADHS dar (Steinhausen, 2010). Die Beziehung zwischen fetaler Alkohol-Spektrumstörung und ADHS konnte in zahlreichen Studien belegt werden (O'Malley & Nanson, 2002; Steinhausen et al., 1994). Der negative Einfluss des mütterlichen Rauchens während der Schwangerschaft konnte in mehreren klinischen wie auch epidemiologischen Studien als ein Riskofaktor für die Entstehung einer

Alkohol, Rauchen

Wechselwirkungen ADHS nachgewiesen werden (Steinhausen, 2000). Auf mögliche Wechselwirkungen weisen Studien hin, welche die Interaktion eines genetischen Polymorphismus des Dopamin-Transportergens (DAT1) mit der intrauterinen Alkoholexposition als Risikofaktor für ADHS sichern konnten (z. B. Brookes et al. 2006a).

Eine Schädigung des Zentralnervensystems kann auch durch andere toxische Substanzen verursacht werden. In verschiedenen Studien konnte **Blei** eine Beziehung zwischen einem erhöhten Bleigehalt im Körper und ADHS-Symptomen festgestellt werden. Die Befunde zeigen jedoch auch, dass hierdurch nicht mehr als 4 % der Varianz erklärt werden können (Barkley, 2006).

Epigenetik Von besonderem Interesse ist, dass beim ADHS eine komplexe Interaktion zwischen Umweltfaktoren und multiplen Risikoallelen mit jeweils nur moderatem Einfluss auf dimensionale Merkmale vorzuliegen scheint. Diese Auswirkungen von Umweltfaktoren werden als „epigenetische Programmierung", z. B. durch frühe stressreiche oder belastende Lebensereignisse bezeichnet (Renner et al., 2008). Diese komplexen Interaktionszusammenhänge und die Bedeutung der kumulativen Entwicklungsrisiken auf unterschiedlichen Ebenen unterstreichen auch molekulargenetische Untersuchungen. Bei Jungen, die pränatal einer Nikotin-Exposition ausgesetzt wurden und die eine bestimmte genetische Variante des DAT1-Allels aufweisen, entwickelte sich häufiger ein hyperaktives impulsives Verhaltensmuster (Becker et al., 2007). Das Auftreten hyperaktiven Verhaltens bei einer bestimmten Variante des DAT-Transportergens unter der Bedingung gleichzeitig vorhandener psychosozialer Risiken belegt die Bedeutung von Gen-Umwelt-Interaktionen.

Allergische Reaktionen

Nahrungsmittelunverträglichkeiten, insbesondere Farb- und Konservierungsstoffe, spielten nach der Feingold-Hypothese in den 1970er und 1980er Jahren eine wichtige Rolle bei der vermuteten Pathogenese von ADHS. Die Ergebnisse hierzu waren jedoch nicht konsistent, Placebo-Effekte wurden nicht kontrolliert und es fehlte wesentlich an Replikati-**Phosphat-Hypothese ist verworfen** onsstudien (vgl. Egger, 2000; Marcus, 2000). Auch die Überprüfung der sogenannten Phosphat-Hypothese ergab keine konsistenten Ergebnisse (Egger, 2000). Eine neuere englische Studie zur Wirkung von künstlichen Farbstoff- und Konservierungszusätzen (Bateman et al., 2004) ergab ebenfalls kein klareres Bild, nachdem lediglich im Elternurteil nicht aber in anderen Informationsquellen signifikante Effekte sichtbar wurden. Schab und Trinh (2004) kommen in ihrer Metaanalyse der kontrollierten Studien zur Wirkung von künstlichen Farbstoffen zu dem gleichen Befund. In einer jüngeren, doppelblind-placebokontrollierten englischen Studie, in der Kinder im Alter von 3 sowie 8 bis 9 Jahren einer definierten Testmischung künstlicher Nahrungsmittelzusätze ausgesetzt wurden, konnte in beiden Altersstufen eine Zunahme von ADHS bezogenen Symptomen festgestellt werden mit Effektstärken von maximal 0.2 (Mc Cann et al., 2007).

Farbstoffe

Diskutiert werden allergische Reaktionen auf natürliche Nahrungsmittelbestandteile, die durch eine sogenannte oligoantigene Diät teilweise verbessert werden konnten (Carter et al., 1993; Egger, 2000). Durch die Elimination bestimmter Nahrungsmittel bei diesen individuell festgestellten Ideosynkrasien kam es tatsächlich zu einer Besserung der Symptomatik (Egger, 2000). Eine neuere Studie gibt ebenfalls Hinweise auf deutliche Effekte einer Eliminationsdiät auf die ADHS-Symptomatik (Pelsser et al., 2011).

Nahrungsmittelallergien selten von zentraler Bedeutung

Die bisher vorliegenden Ergebnisse lassen sich dahingehend zusammenfassen, dass nach wie vor im Wesentlichen kein klinisch bedeutsamer Wirkungsmechanismus bekannt ist, über den Nahrungsmittel bzw. Nahrungsmittelzusätze ADHS-Symptome auslösen oder verstärken. Diäten haben bei einigen Kindern mit ADHS günstige Effekte, wobei eine individuell angepasste Eliminationsdiät, ausgehend von einer hypoallergenen Basisdiät bestehend aus Nahrungsmitteln mit geringer allergischer Potenz, starren, nach bestimmten biochemischen Gesichtspunkten ausgewählten Diätschemata überlegen zu sein scheint. Die positiven Effekte sind bei Vorschulkindern am deutlichsten, insbesondere wenn verschiedene körperliche Beschwerden oder Allergien vorliegen. Insgesamt dürften Erwartungseffekte v. a. der Eltern bei der Mehrzahl der Diäten die entscheidende Rolle spielen. Zudem sind Diäten häufig mit einer deutlich strukturierteren Erziehung des Kindes verbunden, wodurch ebenfalls Verhaltenseffekte zustande kommen.

1.3.2 Neuroanatomische, neurophysiologische und neurochemische Auffälligkeiten

Neurophysiologische und neuroanatomische Befunde belegen sowohl morphologische als auch funktionelle Besonderheiten. Insgesamt sind bei der ADHS Hirnvolumenveränderungen beschrieben worden, wobei die größten Effekte in den Bereichen des rechten *präfrontalen Kortex*, des *Corpus Callosum*, der *Basalganglien* und bestimmter *Kleinhirnareale* vorzuliegen scheinen (Sowell et al., 2003). Es scheint sich um zerebrale Strukturvarianten zu handeln mit Hinweisen auf Hirnreifungsverzögerungen mit Lokalisierung in den fronto-subcortical-cerebellären Regelkreisen (Renner et al., 2008; Sowell et al., 2003). In der Entwicklung verläuft die morphometrische Ausbildung der Hirnstrukturen, abgesehen von den Veränderungen des *Nucleus Caudatus,* relativ parallel bei Kindern mit ADHS und gesunden Kindern und die beschriebenen Veränderungen der ADHS erweisen sich als relativ konstant, nicht progressiv und

Morphologische Auffälligkeiten

unabhängig von einer psychopharmakologischen Behandlung (Castellanos et al., 2002).

Funktionale Analysen der Hirnstrukturen mittels fMRT-Studien bei ADHS zeigten ebenfalls, dass die robustesten Veränderungen bei ADHS-Patienten in fronto-striatalen und fronto-parietalen Arealen vorzuliegen scheinen (Dickstein et al., 2006). Single-Photon-Emissions-Computertomografiedaten verdeutlichen, dass bei der ADHS eine Störung des Dopaminsystems vorliegt (Dougherty et al., 1999; Krause et al., 2000). Insbesonders Unteruchungen des Dopamintransportersystems bei Erwachsenen mit einer ADHS sprechen dafür, dass Dopamintransporter in erhöhter Dichte im Striatum vorliegen (Krause & Krause, 2009). Entsprechende Ergebnisse finden sich in Positronemissionstomografie-Untersuchungen, die auf eine Verminderung des Glucosemetabolismus in der vorderen Frontalregion hinweisen.

Störungen im Dopaminsystem

Glucosemetabolismus

1.3.3 Neuropsychologische Befunde und Modelle

Aufmerksamkeitsstörungen

Im Bereich der Aufmerksamkeitsstörungen ist zu unterscheiden zwischen
- alertness (Aufmerksamkeitsaktivierung),
- sustained attention (längerfristige Aufmerksamkeit, Daueraufmerksamkeit),
- selective attention (selektive bzw. fokussierte Aufmerksamkeit) und
- divided attention (geteilte oder verteilte Aufmerksamkeit).

Weitere bei Kindern mit ADHS beeinträchtigte neuropsychologische Funktionen umfassen die Selbstregulation, Flexibilität im Denken, Reaktionshemmung, Planen und Organisieren von Verhalten sowie dessen Sequenzierung. Hierbei sind insbesondere zwei Mechanismen, und zwar die Hemmung von Impulsen (Inhibition) und das Arbeitsgedächtnis, von zentraler Bedeutung. Eine mangelnde Inhibition kann möglicherweise durch eine Imbalance zwischen zwei basalen neuropsychologischen Systemen verursacht werden, die auf Verstärkungs- und Bestrafungsreize reagieren. Personen mit ADHS besitzen möglicherweise ein geringeres Reaktionshemmungssystem und können so schlechter Reaktionen kontrollieren, die mit Bestrafung oder Nichtverstärkung verbunden sind. Andere Befunde sprechen dafür, dass die geringere Hemmung durch beschleunigte Antwortprozesse oder verlangsamte Hemmungsprozesse bedingt ist (vgl. Tannock, 1998). Barkley (1997) postuliert eine Störung in drei zentralen neuropsychologischen Prozessen, die für eine effektive Verhaltenshemmung notwendig sind (vgl. Abb. 4):
- der Hemmung eines dominanten Handlungsimpulses,
- der Unterbrechung einer laufenden Handlung,
- der Hemmung interferierender Handlungstendenzen.

Zerebrale Inhibition

Barkley-Modell

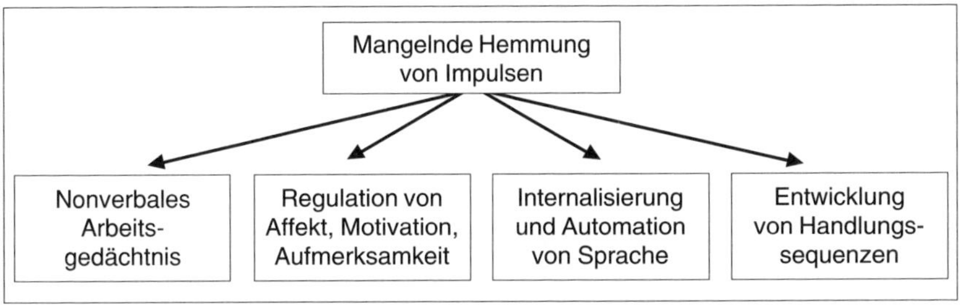

Abbildung 4: Neuropsychologische Auffällgigkeiten bei ADHS (nach Barkley, 1997)

Diese inhibitorischen Prozesse sind die Grundlage für vier exekutive Funktionen, die sich als psychologische Prozesse beschreiben lassen, welche der Ausführung von Handlungen unmittelbar vorangehen oder sie begleiten. Bei Kindern mit ADHS können Beeinträchtigungen in diesen vier exekutiven Funktionen nachgewiesen werden (vgl. Barkley, 1997):

- im (nonverbalen) Arbeitsgedächtnis (z. B. bei der Antizipation von Verhaltenskonsequenzen und bei der zeitlichen Organisation von Verhalten),
- in der Selbstregulation von Affekten, der Motivation und der Aufmerksamkeit,
- in der Internalisierung und Automatisierung von Sprache (z. B. durch Selbstinstruktionen oder bei der Problemlösung) sowie
- in der Analyse und Entwicklung von Handlungssequenzen.

Störung exekutiver Funktionen

Empirische Studien, die von Willcutt et al. (2005) in einer Metaanalyse zusammengefasst werden, belegen bei hyperkinetisch auffälligen Kindern Beeinträchtigungen in der Reaktionshemmung, der Vigilanz, dem Arbeitsgedächtnis und bei der zur Erfassung von Planungsprozessen. Allerdings zeigen nicht alle Kinder mit ADHS solche neuropsychologischen Auffälligkeiten und die Störungsspezifität dieser Auffälligkeiten ist ebenfalls nicht gesichert.

Verzögerungsaversion

Motivationale Faktoren werden in der Theorie der Verzögerungsaversion (delay aversion) als zentrale neuropsychologische Prozesse postuliert. Die Theorie geht davon aus, dass die mangelnde Hemmung von Reaktionen nicht durch ein grundlegendes Defizit, sondern durch eine motivationale Störung bedingt ist. Es wird eine spezifisch erhöhte Abneigung gegen Belohnungsverzögerungen angenommen, die sich in den Versuchen der hyperkinetisch auffälligen Kinder manifestiert, Verzögerungen zu entfliehen oder sie zu vermeiden. Mehrere Studien belegen den Zusammenhang von Verzögerungsaversion und hyperkinetischer Symptomatik (Nigg et al., 2005). Beide neuropsychologischen Prozesse werden von Sonuga-Barke (2005) in einem dualen Modell inhibitorischer und motivationaler Dysfunktionen integriert.

Zusammenfassend besteht ein Zusammenwirken aus neuropsychologischen mit motivationalen Dysfunktionen, die mit Störungen exekutiver Funktionen einhergehen. Psychosozialen Faktoren kommt hierbei ein moderierender Einfluss zu.

1.3.4 Psychosoziale Faktoren

Eine Häufung von ADHS in Familien mit geringerem sozioökonomischem Status wurde in mehreren Studien nachgewiesen (Döpfner et al., 2008a; Scahill et al., 1999), andere konnten keinen Zusammenhang finden (vgl. Döpfner & Steinhausen, 2010). Engere Zusammenhänge konnten mit ungünstigen familiären Bedingungen, u. a. unvollständigen Familien, überbelegten Wohnungen und einer psychischen Störung der Mutter nachgewiesen werden (z. B. Barkley et al., 1993; Scahill et al., 1999). Allerdings gehen ungünstige familiäre Bedingungen stärker mit aggressiven und dissozialen Verhaltensauffälligkeiten einher als mit ADHS (u. a. McGee et al., 1985; Taylor et al., 1986). Biederman et al. (2002) zeigten, dass widrige familiäre Bedingungen generell und geringer sozioökonomischer Status, psychische Auffälligkeiten der Mutter sowie familiäre Konflikte im Besonderen das Risiko für ADHS unabhängig von anderen Risikofaktoren erhöhen.

Psychosoziale Faktoren keine Hauptursache

Störungen der Eltern-Kind-Interaktionen

Zahlreiche Befunde belegen, dass ADHS auch in einem Zusammenhang mit speziellen Eltern-Kind-Beziehungsmustern stehen. Dabei spielen die sogenannten erzwingenden Interaktionen eine besondere Rolle. Mütter von Kindern mit ADHS stellen häufiger Aufforderungen an diese, äußern sich häufiger in negativer Weise und verhalten sich weniger responsiv gegenüber ihren Kindern (Danforth et al., 1991; DuPaul et al., 2001; Johnston, 1996; Keown & Woodward, 2002). Diese Befunde stehen in Übereinstimmung mit dem Konzept der gegenseitig erzwingenden (coerciven) Interaktionen, das Patterson (1982) ursprünglich für Kinder mit aggressiven Verhaltensauffälligkeiten beschrieben hat.

Allerdings vermindern sich diese negativen Mutter-Kind-Beziehungen infolge von Stimulanzienbehandlung (u. a. Barkley et al., 1985). Das Verhalten der Mütter scheint daher auch eine Reaktion auf die ADHS zu sein. Längsschnittstudien zeigen jedoch auch, dass überwiegend negative Eltern-Kind-Interaktionen im Vorschulalter mit der Stabilität von ADHS korrelieren (Campbell, 1990).

Moderierende Funktionen

Psychosoziale Bedingungen tragen daher vermutlich zum Schweregrad der Störung bei und können zudem biologische Risiken kompensieren. So konnten Tully und Mitarbeiter (2004) zeigen, dass eine positive Mutter-Kind-Beziehung das Risiko von Kindern mit geringem Geburtsgewicht reduziert, im Alter von fünf Jahren hyperkinetische Symptome zu entwickeln. Dass der Einfluss psychosozialer Bedingungen nicht nur isoliert betrachtet werden darf, sondern Interaktionen mit anderen Bedingungen, z. B. genetischen Faktoren zu berücksichtigen sind, zeigt die Studie von Laucht und Mitarbeitern (2007), die im Rahmen der Mannheimer Längsschnittstudie bei Adoleszenten im Alter von 15 Jahren eine Interaktion zwischen bestimmten Polymorphismen des Dopamin-Transporter-Gen (DAT1) und widrigen familiären Bedingungen auf die Ausprägung von Unaufmerksamkeit und Hyperaktivität-Impulsivität fanden. Vor allem bei einem bestimmten Polymorphismus hatten ungünstige psychosoziale Bedingungen einen deutlichen Einfluss auf die Ausprägung der ADHS-Symptomatik im Alter von 15 Jahren

DAT1 und familiäre Bedingungen

Abbildung 5 gibt ein bio-psycho-soziales Modell zur Entstehung von ADHS wieder, das die weitgehend gesicherten Befunde zu den ätiologischen Faktoren von ADHS integriert (vgl. Döpfner et al., 2010b).

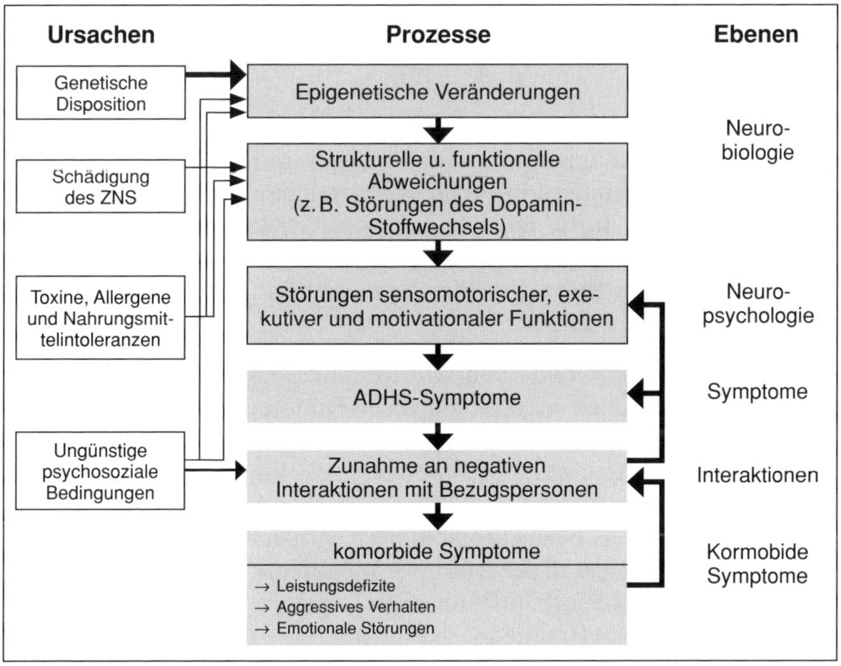

Abbildung 5: Bio-psycho-soziales Modell zur Entstehung von ADHS (modifiziert nach Döpfner et al., 2010b)

Dieses Modell berücksichtigt als primär kausale Elemente *genetische Faktoren* und *epigenetische Vorgänge* bei der Hirnentwicklung, *Schädigungen des Zentralnervensystems* durch metabolische Störungen oder Traumen inklusive zentralnervöser Einflüsse von Toxinen bzw. Nahrungsmittelbestandteilen sowie *psychosoziale Faktoren*. Als vermittelnde Elemente werden *neurobiologische* (neuroanatomische, neurochemische und neurophysiologische) und *neuropsychologische* Auffälligkeiten und *Prozesse* angesehen, die schließlich auf der *Verhaltensebene* ADHS sowie koexistierende Störungen und Auffälligkeiten auslösen. Die neuro-

Bio-psycho-soziales Modell

biologischen und neuropsychologischen Mediatoren lassen sich als sogenannte Endophänotypen verstehen, d. h. Brücken zwischen Genetik und Verhalten, die genetische und epigenetische Auswirkungen auf das Verhalten unmittelbar reflektieren. Insgesamt scheinen genetische Faktoren den Hauptanteil bei der Verursachung von ADHS auszumachen, während erworbene biologische Faktoren und psychosoziale Faktoren eher eine moderierende Rolle spielen. Dabei ist jedoch zu berücksichtigen, dass diese primären Faktoren nicht unabhängig voneinander additiv wirken, sondern dass Interaktionen zwischen ihnen vermutlich sehr bedeutsam sind. Für eine Wechselwirkung von frühen psychosozialen Belastungen und neurobiologischen Veränderungen sprechen auch die Forschungsergebnisse der Arbeitsgruppe von Braun, die im Tiermodell zeigen konnte, dass *frühe psychosoziale Belastungen* durch Trennung von der Mutter mit Veränderungen der neuronalen Entwicklung und mit ADHS-ähnlichen Symptomen von Hyperaktivität und Unaufmerksamkeit einhergehen (Braun et al., 2000; Zehle et al., 2007).

Endophänotypen

Psychosoziale Belastungen

Auswirkungen auf Prozesse

Die primären *Ursachen* wirken sich auch auf weitere neurobiologische sowie neuropsychologische *Prozesse* aus. So sind auf der neurobiologischen Ebene bei Kindern mit ADHS zahlreiche *strukturelle und funktionelle zerebrale Auffälligkeiten* nachweisbar, wie beispielsweise eine Störung im Dopamin-Stoffwechsel. Auf der *neuropsychologischen Ebene* lassen sich Störungen der Selbstregulation in verschiedenen Funktionsbereichen finden.

Die *klinische Symptomatik* von ADHS kann somit als eine Resultante dieser primär kausalen neurobiologischen Faktorenkette mit Moderation durch psychosoziale Faktoren betrachtet werden. P*sychosoziale Faktoren* können die Ausprägung der Symptomatik, die Entwicklung komorbider Störungen und den Verlauf der Symptomatik im Sinne eines Vulnerabilitäts-Stress-Modells bei neurobiologisch vulnerablen Personen beeinflussen. Der Schweregrad der ADHS-Symptomatik und der längerfristige Verlauf sowie die Komorbidität mit anderen Störungen gehen mit ungünstigen psychosozialen Bedingungen einher.

Rückkopplungen

Die ADHS-Symptome bewirken wiederum eine Zunahme an negativen Interaktionen zwischen dem Kind und seinen Bezugspersonen (Eltern, Erzieher, Lehrer, Geschwister, Gleichaltrige). Ungünstige Bedingungen in Familie und Schule (z. B. psychische Belastungen der Bezugspersonen, inkompetentes Erziehungsverhalten, große Klassen), aber auch in der Gleichaltrigengruppe (z. B. andere auffällige Kinder) unterstützen die weitere Entwicklung solcher ungünstiger Interaktionen. Diese bewirken ihrerseits wiederum eine Zunahme der ADHS-Symptomatik und der Störungen im Selbstregulationsprozess und sie unterstützen die Entwicklung weiterer komorbider Symptome.

1.4 Verlauf

Aufgrund der Häufung der Störung bei Jungen liegen fast keine größeren Studien zum Verlauf bei Mädchen vor. Nach bisherigen Ergebnissen scheint die Langzeitprognose aber zumindest ähnlich zu sein wie bei Jungen (Mc Gee et al., 1990). Tabelle 3 gibt eine Übersicht über die wesentlichen Befunde zum Verlauf der Störung.

Verlauf bei Mädchen und Jungen ähnlich

Tabelle 3: Verlauf von ADHS

Säuglings- und Kleinkindalter	– sehr hohes psychophysiologisches Aktivitätsniveau – ungünstige Temperamentsmerkmale (Schlafprobleme, Essprobleme, gereizte Stimmung) und negative Eltern-Kind-Interaktion
Vorschulalter	– Hyperaktivität (ziellose Aktivität) – geringe Spielintensität und -ausdauer – Entwicklungsdefizite – oppositionelles Verhalten – Risikofaktoren für ungünstige Entwicklung: aversive Eltern-Kind-Interaktion, Aggressivität des Kindes, Entwicklungsdefizite
Grundschulalter	– Schuleintritt! – Unruhe/Ablenkbarkeit im Unterricht – Lernschwierigkeiten/Teilleistungsschwächen – Umschulungen/Klassenwiederholungen – aggressives Verhalten (mind. 30 bis 50 %) – Ablehnung durch Gleichaltrige – Leistungsunsicherheit/Selbstwertprobleme
Jugendalter	– Verminderung der motorischen Unruhe – Aufmerksamkeitsstörungen persistieren häufig – aggressives Verhalten – dissoziales Verhalten/Delinquenz (30 %) – Alkohol-/Drogenmissbrauch – emotionale Auffälligkeiten
Erwachsenenalter	– Persistenz hyperkinetischer Symptome bei 30 bis 60 % – Ausgeprägte Symptomatik bei ca. 30 % – geringere Schulbildung – Delinquenz und dissoziale Persönlichkeitsstörung bei etwa 15 bis 30 %

Veränderungen der Symptome im Verlauf

Säuglings- und Kleinkindalter. Ab dem Alter von drei Jahren ist eine Abgrenzung der ADHS-Symptome von Normvarianten des Verhaltens junger Kinder prinzipiell möglich, wenn auch in Einzelfällen schwierig. Die Anamnese bezüglich des Störungsbildes weist jedoch bis in das Säuglingsalter zurück. Die Kinder werden bezüglich ihres Temperamentes oft als unausgeglichen und wenig adaptiv beschrieben. Sie fallen durch Ess- und Schlafprobleme auf und zeigen ein allgemein erhöhtes, instabiles psychophysiologisches Aktivitätsniveau. Generell scheinen schwierige Temperamentsmerkmale, Schlafprobleme, Essschwierigkeiten und gereizte Stimmungslage im Kleinkind- und Vorschulalter zwar ein Risikofaktor zur Entwicklung psychischer Auffälligkeiten im späteren Kindes-

Im Säuglingsalter häufig Regulationsstörungen

alter zu sein, doch steigt das Risiko noch einmal erheblich, wenn neben diesen Temperamentsmerkmalen auch psychische Störungen der Eltern, Eheprobleme, feindselige Einstellung zum Kind sowie negative und überwiegend kritisierende Interaktionen der Mutter mit dem Kind berücksichtigt werden. Wenn es der Hauptbezugsperson nicht gelingt, die Belastungen zu bewältigen, die durch ungünstige Temperamentsmerkmale auftreten und sich eine dauerhafte, angespannte, negative Eltern-Kind-Interaktion entwickelt, dann ist die Wahrscheinlichkeit zur Entwicklung psychischer Störungen im späteren Kindesalter und die Persistenz der ADHS-Symptomatik deutlich erhöht (Campbell, 1990; Earls & Jung, 1987).

Negative Eltern-Kind-Interaktionen

Im Kindergartenalter motorische Unruhe

Im *Kindergarten- und Vorschulalter* tritt die motorische Hyperaktivität als hervorstechende Symptomatik zu Tage, die eine erhöhte Unfallgefährdung sowie eine mangelnde soziale Integrierbarkeit, z.B. im Kindergarten, nach sich zieht. Bei einem Teil der Kinder treten oppositionelle Verhaltenstendenzen gegenüber den Eltern sowie aggressive Verhaltensweisen gegenüber Gleichaltrigen auf (Breuer et al., 2006). Die Stabilität der Störung wird zwischen dem Alter von drei und sechs Jahren mit ungefähr 50% angegeben. Die Persistenz der Symptomatik ist ausgeprägter bei denjenigen Kindern, die sowohl zu Hause als auch im Kindergarten als hyperkinetisch klassifiziert werden, je stärker die Symptomatik ausgeprägt ist (Campbell, 1987) und je aversiver die Eltern-Kind-Interaktion ist (Campbell, 1990). Im psychosozialen Bereich sind als Risikofaktoren für die Stabilität der Störung psychische Erkrankungen der Eltern und Partnerkonflikte zu nennen (Campbell, 1990). Als weitere, den Verlauf komplizierende Risikofaktoren können Entwicklungsrückstände im motorischen Bereich, der Sprache und der visuellen Wahrnehmungsfähigkeit angesehen werden (Barkley, 1990).

Im Schulalter Schulprobleme

Mit der *Einschulung* verlagert sich die Problematik vor allem auf den Lern- und Leistungsbereich. Die Stabilität der Störung beträgt im Alter von sechs bis neun Jahren zwischen 60 und 70%. Höhere Anforderungen an die Arbeits- und Handlungsstruktur im Unterricht sowie während der Hausaufgabensituation lassen die Aufmerksamkeitsschwäche und die kognitive Impulsivität voll zum Vorschein treten. Die Schullaufbahn von Kindern mit einer ADHS zeichnet sich gegenüber unauffälligen Kindern in erhöhtem Maße durch Klassenwiederholungen, Ausschluss vom Unterricht, Schulverweisen sowie Schulabbrüchen aus. Außerdem erfolgt häufig ein Wechsel in Förderschulen, z.B. für Lern- und Erziehungshilfe (Barkley et al., 1990; Fischer et al., 1990). Insgesamt verläuft die Schullaufbahn bei Kindern mit einer ADHS trotz der in der Regel normalen Intelligenz zum Teil noch weniger erfolgreich als bei lerngestörten Kindern. Die Langzeitprognose der Schulleistung ist dabei umso schlechter, je stärker die Aufmerksamkeitsstörung ausgeprägt ist.

Neben der ADHS-Symptomatik treten im Grundschulalter Konflikte mit Gleichaltrigen auf. Kinder mit einer ADHS sind häufig Außenseiter und haben nur wenige Freunde (Pelham & Bender, 1982). Die Sozialverhaltensprobleme sind umso gravierender ausgeprägt, je früher sie auftreten (Fischer et al., 1993; Lambert et al., 1987). Die bereits früh aggressiv auffälligen Kinder mit ADHS stellen für die Entwicklung späterer Delinquenzkarrieren sowie einer antisozialen Persönlichkeitsstörung eine Risikogruppe dar (Barkley, 1990).

Aggressive Störungen

Im *Jugendalter* beträgt die Stabilität der Störung immer noch zwischen 30 und 70 % (Gittelman et al., 1985; Lambert et al., 1987; Steinhausen & Sobanski, 2010). Die Symptomatik unterliegt nun bis zu einem gewissen Grade einem Symptomwandel, da die motorische Hyperaktivität nachlässt. Die Impulsivität und Aufmerksamkeitstörung persistieren dagegen. Im Vordergrund der Problematik stehen neben der Schulleistungsproblematik in zunehmenden Maße Störungen des Sozialverhaltens und delinquente Handlungen, die bei 25 bis 50 % der Jugendlichen mit ADHS auftreten. Der Anteil der Jugendlichen, die dissoziale Störungen des Sozialverhaltens entwickeln, liegt auch in Deutschland bei etwa 40 % (Schmidt et al., 1991). Ein großes Problem stellt in diesem Alter auch ein vermehrter Alkohol- und Drogenmissbrauch dar. Gerade in dieser Teilgruppe der Jugendlichen mit einer ADHS ist zudem das Risiko, weitere psychische Störungen zu entwickeln, signifikant erhöht (Fischer et al., 1993; Lambert et al., 1987). Das Störungsspektrum beinhaltet vor allem affektive Störungen und interpersonelle Beziehungsstörungen (Barkley, 1990; Steinhausen, 1995).

Im Jugendalter Rückgang der Unruhe

Erwachsenenalter. Entgegen früherer Annahmen persistieren einzelne ADHS-Symptome in etwa 50 bis 80 % der Fälle bis in das Erwachsenenalter hinein (Wender, 1995; Weiss & Hechtman, 1993). Zumindest ein Drittel der Betroffenen zeigt als Erwachsener nach wie vor das Vollbild der Störung, bei den übrigen liegt zumindest noch eine Residualproblematik vor (vgl. Lehmkuhl et al., 1998). Die Prävalenz von ADHS (DSM-IV-Kriterien) im Erwachsenenalter liegt bei 3 bis 4 % (Fayyad et al., 2007; Kessler et al., 2006).

Im Erwachsenenalter teilweise Persistenz der Störung

Insgesamt ist also die ADHS als ein chronisches, von der frühkindlichen Entwicklung bis in das Erwachsenenalter hineinreichendes persistierendes Störungsbild zu betrachten. Entsprechend besteht die Notwendigkeit, bereits früh erkennbare Risikofaktoren zu identifizieren, die mit einem erhöhten Risiko zu einer Chronifizierung der Störung einhergehen (Fischer et al., 1993). Der nachfolgende Kasten fasst die Risikofaktoren für eine schwere ADHS mit chronischem Verlauf zusammen.

Chronischer Verlauf

Demgegenüber haben sich folgende Merkmale als protektive Faktoren für eine im Entwicklungsverlauf eher remitierende Symptomatik gezeigt (Satterfield et al., 1987): Hohe Intelligenz, zufriedenstellende familiäre Kohäsion bei intakter Eltern-Kind-Beziehung, eine soziale Eingebundenheit des Kindes in Schule und Gleichaltrigengruppe sowie eine früheinsetzende und dauerhaft durchgeführte multimodale Therapie.

Protektive Faktoren

Risikofaktoren für chronifizierte und schwere ADHS
– Niedrige Intelligenz – Früh einsetzende schwere und hartnäckige oppositionelle und aggressive Verhaltensstörung – Schlechte Beziehung zu Gleichaltrigen und Eltern; schlechte soziale Einbindung – Psychische Störung bei den Eltern, vor allem antisoziale Persönlichkeitsstörung des Vaters – Familiäre Instabilität, Ehezwistigkeiten – Niedriger sozioökonomischer Status – Strafender und inkonsistenter Erziehungsstil

1.5 Prävention und Therapie

Fließender Übergang

Zur Prävention von ADHS und anderen expansiven Störungen wurden in den letzten Jahren mehrere Studien durchgeführt, die im Wesentlichen die Wirksamkeit verhaltenstherapeutischer Interventionen unter Einbezug von Eltern oder Erziehern im Kindergarten bei Kindern im Alter von drei bis sechs Jahren untersuchten. Der Übergang von präventiven Interventionen zu therapeutischen Interventionen ist dabei fließend.

Liegt eine voll ausgeprägte ADHS vor, so ist eine Kooperation des Patienten, der Eltern und des Kindergartens/der Schule eine wesentliche Voraussetzung für den Behandlungserfolg. ADHS hat häufig einen chronischen Verlauf, der eine kontinuierliche Fortführung der Behandlung erfordert, um die Wirksamkeit der Behandlung zu gewährleisten und um neu auftretende Probleme zu bearbeiten (American Academy of Child and Adolescent Psychiatry, 1997; Conners et al., 1994). Die Behandlungspläne müssen individualisiert sein, um den spezifischen Zielsymptomen und den Stärken des Patienten gerecht zu werden (Satterfield et al., 1987).

1.5.1 Prävention und angeleitete Selbsthilfe

Prävention im Vorschulalter

Das Präventionsprogramm für Expansives Problemverhalten (PEP, Plück et al., 2006), wurde auf der Grundlage des Therapieprogramms THOP (Döpfner et al., 2007d) hauptsächlich zur indizierten Prävention bei Kindern im Kindergartenalter entwickelt, die bereits expansive Verhaltensauffälligkeiten (ADHS-Symptome oder oppositionelle Verhaltensauffälligkeiten meist ohne volle Ausprägung der Störung) zeigen. PEP besteht aus einem Elterngruppentraining und einem Erziehergruppentraining (jeweils 10 Sitzungen) und leitet Eltern bzw. Erzieherinnen an, die Verhaltensprobleme des Kindes zu analysieren und spezifische, individuell auf das Kind abgestimmte Interventionen in der Familie bzw. im Kindergarten durchzuführen. In einer randomisierten Kontrollgruppenstudie konnte die Wirksamkeit dieses Programms bezüglich der Veränderung von Erziehungsverhalten und der Verminderung von Problemverhalten des Kindes sowie die Stabilität der Effekte nachgewiesen werden (Hanisch et al., 2006, 2010a, b). In zwei nachfolgenden Studien wurden die Effekte des PEP-Elterntrainings und des PEP-Erziehertrainings in der Routineanwendung jeweils getrennt überprüft und ihre Wirksamkeit sowie die Stabilität der Effekte bestätigt (Hautmann et al., 2008, 2009a, b, 2010, 2011; Plück et al., 2013).

Präventionsprogramm PEP

Die Bedeutung von Selbsthilfe in einem umfassenden Interventionskonzept, das schrittweise intensivere Interventionen anbietet (Stepped-Care-Modell), hat in letzter Zeit deutlich zugenommen. Dabei werden Eltern von Kindern mit ADHS-Symptomen oder einem Vollbild von ADHS schriftliche Materialen in Form von Ratgebern zur Verfügung gestellt und die Eltern werden in zusätzlichen telefonischen Beratungsgresprächen angeleitet, diese Informationen auf die individuelle Problematik ihres Kindes anzuwenden und entsprechende Interventionen umzusetzen. Kierfeld und Döpfner (2006) konnten Symptomminderungen bei Kindern mit expansiven Verhaltensauffälligkeiten im Verlaufe einer Eltern-Selbsthilfe-Intervention mit dem Elternbuch Wackelpeter und Trotzkopf (Döpfner et al., 2011d) belegen, das auf der Basis von THOP entwickelt wurde. In einer randomisierten Kontrollgruppenstudie konnten Kierfeld et al. (2013) die Effektivität dieser Selbsthilfeintervention bei Kindern im Alter von drei bis sechs Jahren hinsichtlich der Verminderung von externalen und internalen Verhaltensauffälligkeiten der Kinder sowie dysfunktionaler Erziehungspraktiken der Mütter belegen.

Angeleitete Selbsthilfe

1.5.2 Psychoedukation und verhaltenstherapeutische Interventionen

Die *Beratung und Psychoedukation* der Eltern, des Kindes (in altersangemessener Form) und der Erzieher/Lehrer gilt als Grundlage aller weiteren Interventionen, obwohl die Wirksamkeit dieser Maßnahmen bisher kaum systematisch evaluiert wurde (American Academy of Child and Adolescent Psychiatry, 1997; Schürmann & Döpfner, 2010). Im Rahmen der Kölner Studie zur Wirksamkeit multimodaler Behandlung von Kindern mit ADHS (Döpfner et al., 2004) wurde in der ersten Behandlungsphase eine allgemeine Beratung und Psychoedukation der Eltern und Lehrer auf verhaltenstherapeutischer Grundlage durchgeführt. Im Verlauf dieser Beratungsphase konnte bereits eine Verminderung der Symptomatik festgestellt werden.

Psychoedukation ist die Basis

Verhaltenstherapeutische Interventionen lassen sich danach unterscheiden, wer im Mittelpunkt der Intervention steht. Tabelle 4 gibt eine Übersicht über die Interventionsansätze.

Verhaltenstherapie

Tabelle 4: Übersicht über verhaltenstherapeutische Interventionsansätze

Übersicht

Eltern- und familienzentrierte Verfahren	Elterntrainings oder Eltern-Kind-Therapien zielen auf eine Verminderung problematischer Verhaltensweisen in der Familie durch Veränderung der Eltern-Kind-Interaktionen.
Kindergarten- und schulzentrierte Interventionen	Diese versuchen, konkrete Verhaltensauffälligkeiten des Kindes oder Jugendlichen im Kindergarten oder in der Schule hauptsächlich durch operante Methoden zu vermindern.
Patienten-zentrierte Verfahren	Diese setzen direkt beim Kind oder Jugendlichen an. Dazu zählen – Spieltrainings, die darauf abzielen intensives und ausdauerndes Spielverhalten aufzubauen, – Selbstinstruktionstrainings, durch die ein reflexives Arbeitsverhalten aufgebaut werden soll und – Selbstmanagement-Verfahren, mit denen ältere Kinder und Jugendliche zu einer eigenständigen Verhaltensänderung angeleitet werden sollen.

Umfeldzentrierte Interventionen

Die von Pelham et al. (1998) und Pelham und Fabiano (2008a, b) vorgelegten Übersichtsarbeiten fassen eine Vielzahl von Studien zusammen, welche die Wirksamkeit von eltern- und familienzentrierten sowie kindergarten- und schulzentrierten Interventionen bei Kindern mit ADHS überprüft haben. Sie bewerten auf der Basis der gesamten Literatur zu Wirksamkeitsstudien, Elterntrainings sowie Interventionen im Kindergarten und in der Schule als empirisch gut belegte Verfahren zur Behandlung von Kindern mit ADHS. Die Effektstärken lagen für Parallel-Kontrollgruppenstudien im Median bei d = 0.47 und für Eigenkontrollgruppenstudien bei d = 0.64. Im Vergleich dazu werden bei Studien mit Stimulanzientherapie Effektstärken von bis zu 1,0 erreicht. Die in verhaltenstherapeutischen Studien erzielten Effekte liegen hinsichtlich der Effektstärken im mittleren Bereich, allerdings eher unter den Effekten von Stimulanzientherapie. Vergleichbare Ergebnisse zeigt auch die Metaanalyse von van der Oord und Mitarbeitern (2008). In der groß angelegten „Multimodal Treatment Study of Children with ADHD", in der insgesamt 579 Kinder mit ADHS behandelt wurden (MTA Cooperative Group, 1999a, b), konnte im Verlaufe der 14-monatigen verhaltenstherapeutischen Interventionen (Elterntraining, Interventionen in der Schule und kindzentrierte Interventionen) die ADHS-Symptomatik in der Familie und in der Schule zwar deutlich reduziert werden, doch war die medikamentöse Therapie wirkungsvoller. Bei der Verminderung von oppositionellem und aggressivem Verhalten sowie von internalen Störungen und bei der Verbesserung sozialer Kompetenzen und von Eltern-Kind-Beziehungen waren Verhaltenstherapie und medikamentöse Behandlung gleichermaßen wirkungsvoll. Bei den Langzeitverläufen konnten keine wesentlichen Unterschiede zwischen den Interventionsformen gefunden werden (vgl. Kap. 1.5.3).

Wirksamkeit gut belegt

MTA-Studie

In Deutschland wurde das Therapieprogramm für Kinder mit hyperkinetischem und oppositionellem Problemverhalten (THOP; Döpfner et al., 2007d) in mehreren Studien untersucht, zunächst im Rahmen der Kölner Adaptiven Multimodalen Therapiestudie (KAMT, s. Döpfner et al., 2004a). In der Gesamtgruppe von N = 75 Kindern mit der Diagnose einer ADHS lassen sich im Verlaufe der verhaltenstherapeutischen Interventionen nach dem Therapieprogramm THOP Verhaltensauffälligkeiten in der Familie deutlich reduzieren. 62 % der ausschließlich mit Verhaltenstherapie (VT) behandelten Kinder zeigten bei Behandlungsende auf einer individuellen Problemliste keine oder nur noch minimale Verhaltensauffälligkeiten in der Familie; in der Schule waren es 49 % (Döpfner et al., 2004a). Das Therapieprogramm THOP wurde später auch von anderen Arbeitsgruppen untersucht und in seiner Wirksamkeit bestätigt (vgl. Wolff-Metternich & Döpfner, 2010).

Effekte von THOP

Patientenzentrierte Interventionen

Spieltraining. Kognitive Interventionsformen, wie Selbstinstruktionstraining und Selbstmanagement, sind im Vorschulalter aufgrund der noch nicht ausreichend entwickelten kognitiven Selbstkontrollfähigkeit nicht anwendbar. Das Spieltraining ist eine bislang kaum untersuchte Interventionsform, die auf die Steigerung von Spiel- und Beschäftigungsintensität und Ausdauer bei Kindern mit einer ADHS im Alter von drei bis sechs Jahren zielt. Die Wirksamkeit einzelner Behandlungskomponenten dieses Verfahrens wurde in einem einzelfallanalytischen Vorgehen belegt (Döpfner & Sattel, 1992).

Wirksamkeit von Spieltraining wenig untersucht

Kognitive Trainings. Mit dem Selbstinstruktionstraining wurden anfangs große Hoffnungen verbunden. Durch diese Behandlung soll das Kind lernen, seine Aufmerksamkeit anhaltender zu zentrieren und seinen impulsiven Denk- und Handlungsstil besser zu kontrollieren, indem es handlungsanleitend zu sich selbst spricht. Es soll lernen, sich bei Problemkonfrontationen verbal zu stoppen und reflektiert Handlungspläne zu entwickeln. Mit Hilfe von Selbstinstruktionskarten werden die einzelnen Problemlöseschritte eingeübt, die in Abbildung 6 dargestellt sind (Döpfner et al., 2007d).

Ziele von Selbstinstruktion

Im deutschsprachigen Raum legten Lauth und Schlottke (2009) und Krowatschek (2011) Behandlungsprogramme vor, die hauptsächlich auf Selbstinstruktion basieren. Das Selbstinstruktionstraining ist auch Bestandteil des Therapieprogrammes für Kinder mit hyperkinetischem und oppositionellem Problemverhalten (THOP; Döpfner et al., 2007d). Die klinische Wirksamkeit von Selbstinstruktionsverfahren hielt bislang den hoch gestellten Erwartungen nicht stand. Zwar konnte ein Rückgang hinsichtlich der kognitiven Impulsivität in Laborverfahren wie dem Continous-Performance-Test (CPT) (Abikoff, 1991) erzielt werden, und im

Effekte von Selbstinstruktion

Signalkarten

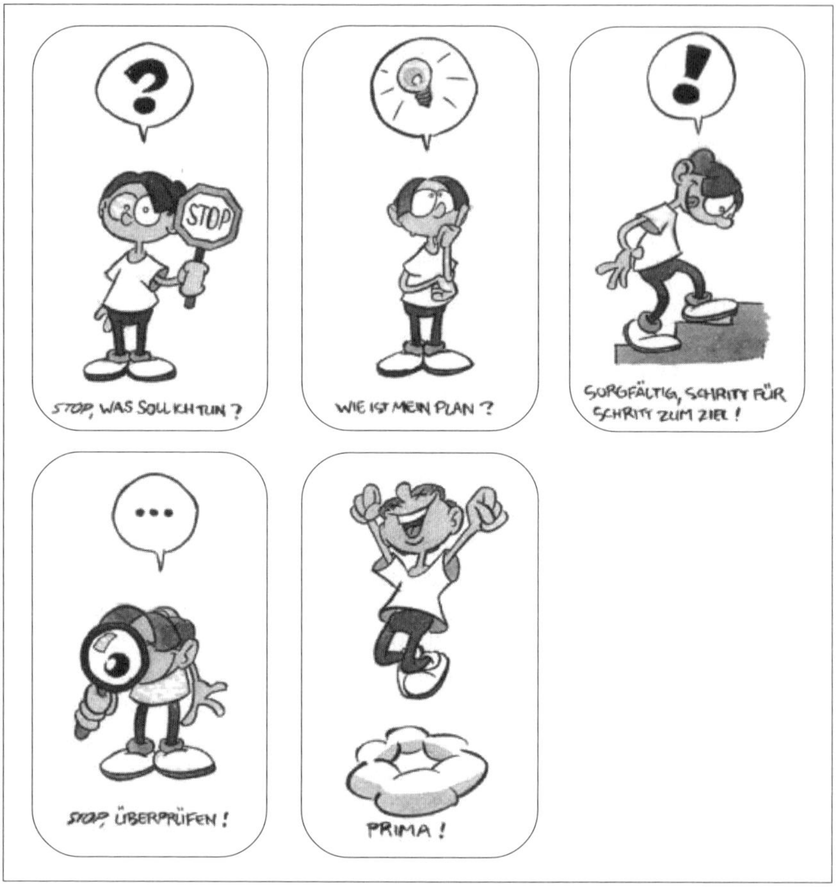
STOP
STOP, WAS SOLL ICH TUN ?
WIE IST MEIN PLAN ?
SORGFÄLTIG, SCHRITT FÜR SCHRITT ZUM ZIEL !
STOP, ÜBERPRÜFEN !
PRIMA !

Abbildung 6: Signalkarten für das Selbstinstruktionstraining (aus Döpfner et al., 2007d)

Hinblick auf die schulischen Fähigkeiten kamen einzelne Verbesserungen, z. B. der Rechenleistung, zustande (Cameron & Robinson, 1980; Varni & Henker, 1979). Ein umfassender Nachweis der Generalisierung von Behandlungseffekten auf Alltagsproblemstellungen, wie z. B. der Hausaufgabenbewältigung oder der sozialen Anpassung konnte in den Studien aus dem angloamerikanischen Sprachraum jedoch nicht erbracht werden (Abikoff, 1985, 1987; Abikoff & Gittelman, 1985). Möglicherweise stellen Aspekte der Fremd- oder Selbstverstärkung die wirksamen Komponenten der Behandlungsinhalte dar (Friedling & O'Leary, 1979). Im deutschen Sprachraum konnten Lauth und Mitarbeiter (1996) durch ein Selbstinstruktionstraining in Verbindung mit operanten Verfahren und Elterngesprächen auf einigen Variablen die Aufmerksamkeitsleistungen sowie das hyperkinetische Verhalten in der Schule und in der Familie verbessern. Das Kernproblem von Selbstinstruktonstrainings scheint der begrenzte Transfer von erlernten Strategien und Verhaltensänderungen von der Trainingssituation auf das natürliche soziale Umfeld des Kindes zu sein.

Deutsche Studien

Für das Training für Kinder mit Aufmerksamkeitsstörungen (Jacobs & Petermann, 2008), das als Gruppentraining durchgeführt wurde, konnten Veränderunderung im Verlauf der Therapie nachgewiesen werden, die als erste Wirksamkeitshinweise gelten (Jacobs & Petermann, 2007).

Kognitive Trainings

Markomichali et al. (2009) untersuchten in einer systematischen Übersicht die Wirksamkeit von kognitiven Trainings zur Verbesserung von Aufmerksamkeit, Impulskontrolle und Arbeitsgedächtnis und schlussfolgerten, dass einige Intervention durchaus Veränderungen in den trainierten oder auch nicht traininierten kognitiven Funktione erzielten, dass aber die Verminderungen von ADHS-Symptomen im realen Umfeld nicht durchgängig gezeigt werden konnten. Die deutschprachigen Konzentrations- und Selbstinstruktionstrainings werden im Druchführungsprotokoll des zentralen adhs-netzes (2012) bewertet.

Selbstmanagement. Diese Methoden zielen darauf ab, den Patienten anzuleiten, in seiner natürlichen Umgebung (in der Schule, in der Familie) auf die eigenen Verhaltensprobleme zu achten und sie zu registrieren. In den kritischen sozialen oder Leistungssituationen soll der Patient alternatives, angemessenes Verhalten zeigen, indem er versucht, sich an bestimmte Regeln zu halten und indem er sich für eine erfolgreiche Situationsbewältigung selbst positiv verstärkt. Insgesamt wurden relativ wenige Untersuchungen zur Wirksamkeit von Selbstmanagement-Methoden durchgeführt, meist wurden sie mit anderen Techniken kombiniert (Selbstinstruktion, Fremdverstärkung, Tokensysteme). Die meisten Studien lassen vermuten, dass Selbstmanagement-Methoden möglicherweise eine erfolgversprechende Interventionsform darstellen. Die Wirksamkeit von Selbstbeobachtung auf das eigene Arbeitsverhalten konnte Harris (1986) bei lernbehinderten und aufmerksamkeitsgestörten Kindern nachweisen. Varni und Henker (1979) zeigten jedoch, dass allein durch die Selbstbeobachtung das Arbeitsverhalten der Kinder mit einer ADHS nicht verändert wird, wohl aber durch die Kombination von Selbstbeobachtung mit Selbst- und Fremdverstärkung. Barkley et al. (1980) konnten eine gegenüber dem Selbstinstruktionstraining erhöhte Wirksamkeit von Selbstbeobachtung und Selbstverstärkung nachweisen. Hinshaw et al. (1984a, b) zeigten, dass die Kombination von Stimulanzienbehandlung mit Selbstbeobachtung und Selbstverstärkung wirkungsvoller ist, als Stimulanzienbehandlung allein. Bowers et al. (1985) fanden, dass Verstärkung durch den Lehrer einerseits und Selbstbeobachtung plus Selbstverstärkung andererseits die Arbeitsqualität im Unterricht in gleicher Weise verbessern, dass aber die Aufmerksamkeitsleistung durch Selbstbeobachtung plus Selbstverstärkung stärker verbessert wird als durch Fremdverstärkung. Frölich (1993; Frölich et al., 2000) untersuchte die Wirksamkeit von Selbstmanagement in Verbindung mit Selbstinstruktion. Gegenüber der Wartezeit konnte mit dieser Intervention die ADHS- und die aggressive Symptomatik, sowohl im Urteil der Eltern als auch der Lehrer, signifikant verringert werden. Walter und Döpfner (2006, 2007)

Wirksamkeit von Selbstmanagement teilweise belegt

Selbstbeobachtung

Selbstverstärkung

Selbstmanagement

setzten das Selbstmanagement-Konzept im Rahmen des Therapieprogramms für Jugendliche mit Selbstwert-, Leistungs- und Beziehungsstörungen (SELBST; Walter et al., 2007; Walter & Döpfner, 2009) ein und konnten im Verlauf der Behandlung von Jugendlichen mit schulischen Leistungsstörungen, von denen die Mehrzahl auch eine ADHS hatten, deutliche Veränderungen der Symptomatik erzielen.

Neurofeedback

Neurofeedback. Bei diesem Verfahren lernen die Patienten schrittweise Kontrolle über ihre elektrische Hirnaktivität zu erlangen. Bei ADHS liegt vor allem im Frontalhirnbereich und über der Vertexregion ein erhöhter Anteil an Theta- und eine verringerte Alphagrundaktivität im Ruhe-EEG als Kennzeichen einer Untererregung des Zentralen Nervensystems vor (Barry et al., 2003). Ein anderes Kennzeichen ist ein verringerter Anteil sogenannter langsamer Hirnpotenziale (slow cortical potentials) (Banaschewski et al., 2003). Auf dieser neurophysiologischen Basis existieren zwei Neurofeedbackmethoden, zum einen das sogenannte Frequenztraining, deren Ziel es ist, den kortikalen Erregungszustand zu erhöhen durch Zunahme der Betaaktivität oder als Training der langsamen Hirnpotenziale (sog. SCP-Training) (Heinrich et al., 2004). Einer Metaanalyse von Arns et al. (2009) zufolge scheinen in nicht randomisierten Studien die Effektstärken auf die Kernsymptome Impulsvität und Aufmerksamkeitsdefizit im Labor ähnlich hoch zu sein, wie die einer Psychostimulanzienmedikation (Holtmann et al., 2009). Für randomisierte Studien konnten dagegen nur mittlere Effektstärken errechnet werden. Gegenüber kognitiven Behandlungsverfahren erwies sich das Neurofeedback in einigen Studien als wirksamer (Holtmann et al., 2009). Einige Berichte über die Langzeitwirksamkeit des Verfahrens bis zu einer Dauer von 2 Jahren liegen vor. Eine abschließende Beurteilung der Wirksamkeit von Neurofeedback als leitliniengestütztem Behandlungsverfahren ist zusammenfassend aber noch nicht möglich. Kritikpunkte beziehen sich auf kleine Studienteilnehmerzahlen, nicht durchgeführte Randomisierung, unzureichende Kontrollgruppen (Holtmann & Stadler, 2006) und die Frage unspezifischer Therapieeffekte allein durch die hoch strukturierte Behandlungssituation.

Frequenztraining

Training langsamer Hirnpotentiale

Effekte noch unklar

1.5.3 Pharmakotherapie

Psychostimulanzien

Methylphenidat

Seit mehreren Dekaden werden vor allem *Psychostimulanzien* – Methylphenidat und Amphetamin – in der Behandlung von Kindern und Jugendlichen mit ADHS eingesetzt. In Deutschland sind Methylphenidatpräparate mit sofortiger Freisetzung (z. B. Ritalin® und Medikinet®) sowie Präparate mit modifizierter Freisetzung (Medikinet® Retard, Ritalin® Retard, Concerta®, Equasym® Retard) verfügbar, bei denen die Wirkdauer verlängert ist. Diese Präparate sind für die Behandlung von ADHS ab dem Alter von sechs Jahren zugelassen. Die Amphetamin-Präparate lassen sich in Präparate mit Dextroamphetamin, mit Amphetaminsalzen und in Lisdexamphetamin unterscheiden. In Deutschland ist Attentin® als Dextroamphetamin-Präparat zugelassen. Die Zulassung von Lisdexamphetamin (Vyvanse®) wird gegenwärtig für die Europäische Union angestrebt.

Dopaminerge Wirkung

Alle Psychostimulanzien erhöhen die Verfügbarkeit von synaptischem Dopamin (Volkow et al., 2001, 2002a, b), jedoch sind die dabei involvierten Mechanismen bei Amphetamin und Methyplphenidat unterschiedlich. Methylphenidat kann als ein Dopamin-Wiederaufnahmehemmer betrachtet werden (Patrick & Markowitz, 1997), während Amphetamine zusätzlich eine sehr ausgeprägte präsynaptische Aktivität besitzen (Hess et al., 1996) und zur Freisetzung von Dopamin und Noradrenalin – in geringerem Maße auch Serotonin führen (Madras et al., 2005; Seiden et al., 1993).

Sofortige Freisetzung

Methylphenidat mit sofortiger Freisetzung zeichnet sich pharmakokinetisch durch eine rasche Blut-Hirnpassage aus. Maximale Plasmaspiegel werden nach etwa eineinhalb bis zwei Stunden erreicht. Die bereits nach 20 Minuten einsetzenden klinischen Effekte halten sich auf hohem Niveau für etwa drei bis vier Stunden. Die Halbwertszeit beträgt zweieinhalb bis vier Stunden. Individuell recht unterschiedlich lassen die klinischen Wirkungen nach drei bis sieben Stunden nach (Pelham et al., 1990). Ähnlich lässt sich bei Amphetaminpräparaten mit sofortiger Freisetzung ein therapeutischer Effekt 45 bis 60 Minuten nach der Einnahme feststellen mit einer maximalen Wirksamkeit nach 2 bis 3 Stunden und einer Gesamtwirkdauer von 4 bis 6 Stunden (Frölich et al., 2012). Präparate mit modifizierter Freisetzung verlängern diese Wirkdauern. Bei Methylphenidat und den anderen Stimulanzien existiert keine Korrelation zwischen der individuellen klinischen Wirkung und der Erhebung von Plasmaspiegeln (Kupietz, 1991). Insofern kommt der individuellen Plasmaspiegelbestimmungen auch kein therapeutischer Nutzen zu (Shaywitz & Shaywitz, 1991).

Modifizierte Freisetzung

70 bis 85 % Responder auf Stimulanzien

Die Wirksamkeit von Psychostimulanzien ist in vielen placebokontrollierten Studien an mehreren tausend Kindern sehr gut belegt (Banaschewski et al., 2006; Faraone et al., 2006; Faraone & Buitelaar, 2009). Etwa 70 bis 85 % der behandelten Kinder und Jugendlichen profitieren deutlich von der Behandlung (MTA Cooperative Group, 1999a, b; Pliszka et al., 2000) und rund 40 bis 50 % normalisieren ihr Verhalten (Banaschewski et al., 2006; Rapport et al., 1994). Systematische Übersichten und Metaanalysen zeigen, dass die Effekte auf Hyperaktivität-Impulsivität und auf Unaufmerksamkeit vergleichbar sind; dass bei Kindern tendenziell etwas höhere Effekte festgestellt werden und dass die Wirkungen von Methylphenidat-Präparaten unter den Effekten von Amphetamin-Präparaten liegen (Banaschewski et al., 2006; Faraone & Buitelaar, 2009). Bei Vorschulkindern ist die Responderrate deutlich geringer (Greenhill et al., 2006) und die Abbruchrate der Behandlung ist deutlich höher als im

Vorschulkinder

Grundschulalter (Vitiello et al., 2007). Bei geistig behinderten Kindern ist die klinische Response mit ca. 50 % ebenso deutlich niedriger (Aman et al., 1997). Tabelle 5 gibt eine Übersicht über die Effekte von Psychostimulanzien.

Tabelle 5: Kurzzeiteffekte von Stimulanzienbehandlung

Verminderung der hyperkinetischen Symptomatik (häufig)	– Reduktion von hyperkinetischem, störendem und impulsivem Verhalten – Verbesserung der Handschrift – Verbesserung der Konzentrationsfähigkeit und Ausdauer – Verminderung der Ablenkbarkeit
Verminderung der oppositionellen und aggressive Symptomatik (manchmal)	– Verminderung von oppositionellem Verhalten gegenüber Erwachsenen – Verminderung von aggressivem Verhalten gegenüber Gleichaltrigen
Verbesserung der Beziehungen (manchmal)	– Verbesserung der Eltern-Kind-Beziehungen – Verbesserung der Lehrer-Kind-Beziehungen – Verbesserung der Beziehungen zu Gleichaltrigen – Verbesserung der soziometrischen Position in der Klasse
Verbesserung schulischer Leistungen (manchmal)	– Verbesserung der Genauigkeit bei Schulaufgaben – Verminderung von Flüchtigkeitsfehlern – Steigerung des Anteils vollendeter Aufgaben

Effekte bei modifizierter Freisetzung

Die einmal tägliche Gabe von *Methylphenidat-Präparaten mit modifizierter Freisetzung* zeigt die gleichen Effekte wie die mehrfach tägliche Gabe von Methylphenidat mit sofortiger Freisetzung und die Effekte auf die Symptomatik korrespondieren mit den pharmakokinetischen Profilen der einzelnen Präparate – Präparate mit relativ hohen Anteilen an Methylphenidat mit sofortiger Freisetzung zeigen stärkere unmittelbare Effekte auf die Symptomatik als Präparate mit geringeren Anteilen (Döpfner et al., 2011a; Swanson et al., 2004). Vergleichbare Effekte wie in den randomisierten Kontrollgruppenstudien lassen sich auch in Anwendungsbeobachtungen nachweisen (Döpfner et al., 2011a, b, c; Rothenberger & Döpfner, 2011). Die Effekte beziehen sich nicht nur auf eine Verminderung der ADHS-Symptomatik, sondern auch komorbider Symptome, insbesondere von aggressivem und oppositionellem Verhalten und auf die Verbesserung der Lebensqualität (Döpfner et al., 2003; Rothenberger et al., 2011; Sinzig et al., 2007). Die Patientenzufriedenheit ist hoch (Görtz-Dorten et al., 2011). Die Wirksamkeit von Methylphenidat bei komorbiden Angststörungen wird kontrovers diskutiert. Während einige Studien auf verminderte Effekte hinweisen ergab sich in anderen Studien keine verminderte Response bei sorgfältiger Titrierung (Diamond et al., 1999).

Lisdexamphetamin (Vyvanse®) wird als Langzeitstimulanz eingesetzt und hat ein gegenüber konventionellen Amphetaminen geringeres Missbrauchspotenzial. Dextroamphetamin ist an die essenzielle Aminosäure l-Lysin gebunden. Bei oraler Aufnahme wird die Amidbindung Cytochrom P 450 unabhängig im Gastrointestinaltrakt enzymatisch hydrolysiert, woraufhin danach eine Freisetzung von pharmakologisch aktivem Dextroamphetamin erfolgt (Vyvance Prescription Information, 2007). Der therapeutische Effekt setzt etwa 2 Stunden nach der Einnahme ein. Studien zeigen deutliche Effekte sowohl bei Kindern als auch bei Jugendlichen, die über den Effekten von Methylphenidat liegen (Faraone, 2010; Findling et al., 2011).

Lisdexamphetamin

Hinsichtlich der *Langzeiteffekte* von Psychostimulanzien gibt es teilweise widersprechende Ergebnisse. Solange Stimulanzien eingenommen werden, sind Effekte auch über Zeiträume von 14 bis 24 Monaten nachweisbar (Gillberg et al., 1997; MTA Cooperative Group, 1999a, 2004). Allerdings lassen sich in den darauffolgenden Jahren keine besseren Effekte bei kontinuierlich medikamentös behandelten Patienten im Vergleich zu nicht behandelten oder alternativ verhaltenstherapeutisch behandelten Patienten mehr nachweisen. Zudem zeigte sich eine sehr schlechte Behandlungscompliance hinsichtlich der Medikamenteneinnahme (Molina et al., 2009).

Langzeiteffekte unklar

Atomoxetin

Atomoxetin (Strattera®) ist ebenfalls für die Behandlung von Kindern und Jugendlichen mit ADHS ab dem Alter von sechs Jahren zugelassen. Es ist ein selektiver Noradrenalinaufnahmehemmer und bewirkt eine selektive Blockade des Noradrenalintransporters. Darüber hinaus besteht eine geringere indirekte Beeinflussung der Serotonin- und der Dopamintransporter (Witcher et al., 2003). Die Halbwertzeit beträgt fünf bis sieben Stunden. Der therapeutische Effekt tritt erst nach einigen Wochen auf mit optimaler Wirksamkeit nach vier bis acht Wochen. Optimale Wirkstärken werden bei einer zweimaligen Verabreichung am Tag morgens und abends zwischen 1,2 mg/kg Körpergewicht und 1,8 mg/kg Körpergewicht erreicht. Es ließen sich aber auch signifikante Symptomverbesserungen bei einer Einmalgabe der Tagesdosis am Abend oder am Morgen identifizieren (Michelsen et al., 2002). In kontrollierten Studien mit mehr als 1 000 Patienten konnten innerhalb einer sechs- bis zwölfwöchigen Behandlungsphase bei 58 bis 64 % der behandelten Kinder gegenüber Placebo Verbesserungen der Kernsymptome der ADHS und von sozialen Fertigkeiten von 25 % oder mehr identifiziert werden. Die Effektstärken liegen bei etwa 0,7 und damit unter den Effekten von Methylphenidat oder Amphetamin (Faraone et al., 2006), was auch im direkten Vergleich beider Substanzen deutlich wird, wobei dabei auch Hinweise auf differenzielle Effekte gefunden wurden, d. h. dass Patienten, die von einer Substanz weniger profitieren von der zweiten stärker profitieren können (Newcorn et al., 2008).

Noradrenalinaufnahmehemmer

Effekte von Atomoxetin

Guanfacin

In den USA für ADHS zugelassen

Guanfacin ist ein Alpha-2-Adrenorezeptorenagonist, wird als Antihypertensivum eingesetzt und ist in den USA zur Behandlung von Kindern und Jugendlichen mit ADHS zugelassen. In einer achtwöchigen placebokontrollierten Studie konnte die Wirksamkeit von Kernsymptomen der ADHS bei Kindern und Jugendlichen nachgewiesen werden (Biederman et al., 2008). In einer Studie bei Erwachsenen ergaben sich keine Wirkunterschiede zu Dextroamphetamin bei guter Verträglichkeit (Taylor & Russo, 2000).

Bupropion

Unklare Effekte

Bupropion ist ein Antidepressivum und wirkt pharmakologisch als selektiver Noradrenalin- und Dopaminaufnahmehemmer. Kontrollierte Studien zur Behandlung der ADHS im Kindesalter liegen nicht vor. Zwei placebo-kontrollierte Studien bei Erwachsenen konnten einen Wirknachweis erbringen (Wilens et al., 2001, 2003b), bei zwei anderen war dies nicht der Fall (Kuperman et al., 2001; Reimherr et al., 2005). Es liegen zwei ältere Studien über eine positive Beeinflussung aggressiver Verhaltensweisen bei sechs- bis zwölfjährigen Kindern vor (Barrickman et al., 1995; Conners et al., 1996). Die Substanz kann eine Mehrzahl von schwereren Nebenwirkungen nach sich ziehen, u. a. Auslösung zerebraler Anfälle, Depression, Ängste sowie gastrointestinaler Symptome.

Modafinil

Modafinil gehört zur Gruppe der Psychostimulanzien (Morgan et al., 2007). Es wird vigilanzsteigernd eingesetzt zur Behandlung der Narkolepsie, der Schlafapnoe und bei Schlafphasenverschiebungen. Es liegen Nachweise vor, dass Modafinil den zentralnervösen Kathecholaminmetabolismus beeinflusst, aber der genaue Wirkmechanismus ist unbekannt (Minzenberg et al., 2008). Mehrere doppelblind-placebokontrollierte Studien haben im Kindes- und Jugendalter die Wirksamkeit von Modafinil auf die Kernsymptome der ADHS nachgewiesen (Biederman et al., 2005; Greenhill et al., 2006; Swanson et al., 2006; Wigal et al., 2006). Auswirkungen auf Lebensqualität und soziale Funktionen wurden nicht untersucht. In kontrollierten Studien konnten bei guter Verträglichkeit keine Unterschiede zur Wirksamkeit von Methylphenidat (Amiri et al., 2008) festgestellt werden. Wegen schwerer somatischer Komplikationen ist es aber unter dem Alter von 16 Jahren in den USA zur Behandlung der ADHS nicht zugelassen (FDA, 2007). Zudem fehlen Studien über die langfristige Sicherheit der Substanz.

Wirksamkeit im Kindesalter nachgewiesen

Unerwünschte Arzneimittelwirkungen

Die unerwünschten Arzneimittelwirkungen bei ADHS-Medikamenten werden in der Übersicht von Graham et al. (2011) zusammengefasst. Dort können auch Empfehlungen für das Management solcher Nebenwirkungen entnommen werden. Stimulanzien sind in der Regel gut verträglich. In der MTA-Studie (1999) traten bei 11 % stärkere und bei 3 % der mit Methylphenidat behandelten Kinder starke Nebenwirkungen auf. Selten machen die Nebenwirkungen einen Abbruch der Behandlung notwendig. Häufigere unerwünschte Wirkungen sind Appetitminderungen, Einschlafstörungen, Bauch- und Kopfschmerzen sowie Puls- und Blutdrucksteigerungen. Gelegentlich kommt es zu dysphorischen Verstimmungen, Tics und Gewichtsverlust. Generell gilt, dass im Vorschulalter Nebenwirkungen häufiger und in stärkerem Ausmaß auftreten und dies im Unterschied zu Schulkindern häufiger zu Behandlungsabbrüchen führt (Wigal et al., 2006). Die Verträglichkeit von Atomoxetin hat sich ebenfalls als gut erwiesen, wobei Kopfschmerzen und Appetitminderung als häufigste Nebenwirkungem genannt werden (Kratochvil et al., 2003). Daneben können Müdigkeit, Abdominalbeschwerden und Stimmungsschwankungen auftreten.

Methylphenidat: bei ca. 10–15 % Nebenwirkungen

Ähnliche Nebenwirkungen bei Atomoxetin

In Bezug auf ein erhöhtes *kardiovaskuläres Risiko* für Psychostimulanzien und Atomoxetin ergeben die vorliegenden klinischen Studien, dass Pulsanstieg, Hypertonie oder Arrhythmien und QT-Zeit-Verlängerungen auftreten können (Graham et al., 2011). Daher werden Kontrolle von Blutdruck und Puls in den Fachinfomationen vorgeschrieben und bei Indikation sind auch weitere kardiologische Untersuchungen notwendig.

Blutdruck und Puls kontrollieren

Sowohl Atomoxetin als auch Psychostimulanzien können Gereiztheit, dysphorische und traurige Verstimmungen auslösen. Eindeutige Hinweise auf eine erhöhte Suizidaltität liegen bei beiden Substanzklassen jedoch nicht vor (Graham et al., 2011).

Langzeitstudien weisen darauf hin, dass die Behandlung mit Stimulanzien sowohl die *Körpergröße* als auch das *Körpergewicht* vermindern kann. In den ersten drei Jahren beträgt die durchschnittliche Wachstumsverzögerung etwa einen Zentimeter pro Jahr. Meist sind die Effekte geringfügig, doch gibt es eine erhebliche Variabilität. Die initialen Effekte auf das Längenwachstum scheinen sich jedoch mit der Zeit zu vermindern und frühere Studien zeigen, dass die Endgröße nicht beeinflusst wird (vgl. Graham et al., 2011). Die regelmäßige Kontrolle von Körpergewicht und Körpergröße werden daher in den Fachinformationen vorgeschrieben.

Körpergröße und Körpergewicht

Nach Elterneinschätzungen treten *Schlafstörungen* unter Stimulanzientherapie im Vergleich zu Placebo gehäuft auf, doch lassen sich diese mit objektiven Schlafdaten oft nicht belegen (Graham et al., 2011). In manchen Fällen kann durch eine abendliche Gabe von Psychstimulanzien der

Schlafstörungen

Schlaf aber auch verbessert werden (Stein et al., 1996). Unter Atomoxetin scheinen Schlafprobleme weniger stark ausgeprägt zu sein als unter Stimulanzientherapie (Graham et al., 2011).

Tics können verstärkt werden

Bereits bestehende *Tics* können sich in 5 bis 10 % der Fälle unter Stimulanziengabe verschlechtern, diese Verschlechterung ist jedoch nach Absetzen oder Reduktion der Dosierung voll reversibel. Unter erhöhter Stimulanzienmedikation wurde gleichwohl eine Verschlechterung oder Exazerbation der Ticsymptome beobachtet (Castellanos et al., 1997). Mitunter ist jedoch auch eine Verbesserung der Tic-Symptomatik unter Stimulanzientherapie nachweisbar. Auch unter Atomoxetin wurde in Einzelfällen eine Verschlechterung der Tic-Symptomatik beschrieben, wobei in kontrollierten Studien positive Effekte oder keine Effekte von Atomoxetin auf die Tic-Frequenz gefunden wurden (vgl. Graham et al., 2011).

Kein erhöhtes Epilepsie-Risiko

Das Risiko zur Entwicklung *epileptischer Anfälle* ist bei Patienten, die mit Psychostimulanzien oder mit Atomoxetin behandelt werden, nicht erhöht (Graham et al., 2011). Bei gleichzeitig vorliegendem Anfallsleiden weisen offene Studien darauf hin, dass eine Psychostimulanzienmedikation effektiv und sicher ist (Torres et al., 2008). Das Risiko einer Anfallsexazerbation bei stabil medikamentös eingestellter Epilepsie scheint sehr gering zu sein (Gucuyener et al., 2003).

Kein erhöhtes Risiko zu Substanzmissbrauch

Substanzmissbrauch kommt bei Jugendlichen mit ADHS deutlich häufiger vor als bei Jugendlichen ohne ADHS. In Metaanalysen konnte jedoch gezeigt werden, dass durch die Stimulanzientherapie das Risiko eines späteren Medikamentenmissbrauchs oder Drogenkonsums entweder nicht erhöht wird oder sogar sinkt (Biederman et al., 2008; Wilens et al., 2003a).

1.5.4 Multimodale Behandlung

Die unterschiedlichen therapeutischen Ansatzpunkte von Pharmakotherapie und verhaltenstherapeutischen Interventionen haben zu der weit verbreiteten Erwartung geführt, dass jede dieser Behandlungsmodalitäten etwas zu bieten habe, das die Wirksamkeit der anderen Therapieform verbessere. Seit den 1980er Jahren wurde die Wirksamkeit einer Kombination von Pharmakotherapie (meist Stimulanzienbehandlung) mit verhaltenstherapeutischen Interventionen in der Familie und im Unterricht (u. a. Firestone et al., 1981; Kolko et al., 1999; Pelham et al., 1985) oder mit kognitiven Trainings (u. a. Abikoff & Gittelman, 1985; Cohen et al., 1981) oder durch eine Kombination aller drei Interventionsformen (Horn et al., 1991; Ialongo et al., 1993; MTA Cooperative Group, 1999a, b) untersucht.

Geringfügig erhöhte Wirksamkeit multimodaler Therapie

Die Mehrzahl dieser Studien weist auf eine geringfügig erhöhte Wirksamkeit multimodaler Interventionen gegenüber einer ausschließlichen Stimulanzientherapie hin.

Metaanalysen und systematische Übersichtsarbeiten von Studien zur Pharmako-, Verhaltens- und multimodalen Therapie über einen Zeitraum von maximal ein bis zwei Jahren (Banaschewski et al., 2006; Faraone et al., 2006; Pelham & Fabiano, 2008a, b; van der Oord et al., 2008) legen den Schluss nahe,

Alle drei Therapien wirksam

- dass alle drei Therapieformen bei der Reduktion von ADHS-Kernsymptomen und komorbiden Auffälligkeiten effektiv sind,
- dass die multimodale Therapie der Verhaltenstherapie bei der Reduktion von ADHS-Kernsymptomen meist überlegen ist und
- dass die multimodale Therapie im Vergleich zur Pharmakotherapie ebenso wirksam oder geringfügig überlegen ist.

Allerdings weichen zentrale Studien von diesem generellen Bild in wichtigen Details ab. Drei Studien sollen daher exemplarisch zeigen, wie die Kurzzeiteffekte von multimodaler Therapie zu bewerten sind.

MMT-Studie

Die MMT-Studie. In der Multimodal Treatment Study (MMT) der Arbeitsgruppe um Abikoff, Hechtmann und Klein wurden die Effekte einer zweijährigen Behandlung von Kindern mit ADHS ohne aggressive Verhaltensstörungen und ohne Lernstörungen untersucht (Abikoff et al., 2004a, b; Hechtmann et al., 2004a, b). Dabei wurden drei Behandlungsgruppen miteinander verglichen:

- eine Gruppe mit optimaler Methylphenidat-Therapie,
- eine Gruppe mit zusätzlicher Verhaltenstherapie, vor allem Elterntrainings, aber ohne Schulinterventionen und
- eine Gruppe mit Aufmerksamkeitskontrolle zusätzlich zur Methylphenidat-Therapie.

Kurzzeiteffekte: multimodale Therapie nicht durchweg wirksamer

In dieser Studie ließen sich keine Unterschiede zwischen den verschiedenen Behandlungsbedingungen weder bezüglich ADHS-Symptomen oder emotionalen Auffälligkeiten noch hinsichtlich sozialen Funktionsniveaus oder schulischer Leistungsfähigkeiten finden. Ein zusätzlicher Effekt psychosozialer Interventionen konnte also in dieser Studie mit Kindern, die eine relativ isolierte ADHS-Symptomatik hatten und in der keine schulischen Interventionen durchgeführt wurden, nicht gefunden werden.

MTA-Studie

Die MTA-Studie. Die auf Betreiben das US-amerikanischen National Institutes of Mental Health (NIMH) durchgeführte Multisite Multimodal Treatment Study of Children with ADHD (MTA) stellt in vielerlei Hinsicht eine Ausnahmestudie dar (MTA Cooperative Group, 1999a, b). Bei keiner anderen Therapiestudie im Kindes- und Jugendalter, auch nicht an einem anderen Störungsbild wurde ein vergleichbarer Aufwand hinsichtlich Stichprobengröße, Therapieintensität, Mess- und Evaluationsmethodik betrieben, wie in dieser Studie. Die Stichprobe umfasst n = 579 Kinder (20 % Mädchen) im Alter von 7 bis 9,9 Jahren mit der DSM-IV-Diagnose einer Aufmerksamkeitsdefizit-/Hyperaktivitätsstörung vom kombinierten Subtyp. An der Studie nahmen sechs Zentren in den USA teil. Die Behandlungsdauer betrug 14 Monate. Die Kinder wurden per Zufall einer von vier Behandlungsbedingungen zugewiesen:

Methylphenidat-Therapie

- *Pharmakotherapie mit Beratung:* In dieser Bedingungen wurden die Kinder zunächst über einen Zeitraum von 28 Tagen auf die optimale Dosis Methylphenidat eingestellt (titriert) mit drei Gaben (morgens, mittags und einer weiteren halben Dosis der Morgengabe am Nachmittag) täglich. Am Ende der Austestung lag die durchschnittliche Tagesdosis bei 30,5 mg. Wenn Methylphenidat nicht wirkte, wurde ein alternatives Stimulanzium oder ein Antidepressivum ausgetestet. Die Beratung wurde einmal pro Monat durch den Arzt durchgeführt und es gab regelmäßige Rückmeldungen von der Schule, außerdem wurden bei Bedarf auch schriftliche Elternratgeber eingesetzt.

Intensive Verhaltenstherapie

- Die *Verhaltenstherapie* setzte sich aus eltern-, schul- und kindzentrierten Interventionen zusammen. Das Elterntraining wurde in 27 Gruppensitzungen (sechs Eltern/Elternpaare pro Gruppe) und acht Einzelsitzungen anfangs wöchentlich, später einmal pro Monat durchgeführt. Die Interventionen in der Schule umfassten 10 bis 16 Beratungssitzungen mit dem Lehrer des Kindes, zwölf Wochen Arbeit mit dem Kind im Unterricht (Unterstützung bei Verhaltensänderungen durch einen Helfer an insgesamt 60 Schultagen) und home report cards (tägliche Rückmeldung des Verhaltens an die Eltern in Verbindung mit Token-Systemen). Die kindzentrierten Interventionen wurden im Rahmen eines Summer Treatment Programmes acht Wochen lag fünf Tage pro Woche neun Stunden täglich durchgeführt. Basis dieser Interventionen war eine Freizeitpädagogik, während der Token-Systeme, Auszeit und soziale Verstärkung durchgeführt wurden. Weitere Inhalte waren Problemlösetraining, soziales Kompetenztraining sowie Sporttraining zur Verminderung hyperkinetischer und aggressiver Verhaltensweisen, Nachhilfe zur Aufarbeitung schulischer Leistungsdefizite und Aufbau von sozial kompetentem Verhalten.
- Die *kombinierte Therapie* umfasste die Kombination aus Pharmakotherapie mit Beratung und Verhaltenstherapie.

Routinetherapie meist Medikamente

- In der *Routinebehandlung* (Community Care) wurden die Eltern zunächst über die Ergebnisse der Eingangsdiagnostik aufgeklärt und sie erhielten die Empfehlung, eine Behandlung aufzunehmen. Am Ende der 14-monatigen Interventionsphase erhielten 67 % der Kinder eine medikamentöse Therapie.

Die Hauptergebnisse nach einem Zeitraum von 14 Monaten lassen sich wie folgt zusammenfassen:

ADHS-Symptomkombination besser

- Bezogen auf ein kombiniertes Maß der ADHS- und oppositionellen Symptomatik im Eltern- und im Lehrerurteil schneidet nach 14 Monaten die kombinierte Therapie mit einer Normalisierungsrate von 68 % besser ab als die Monotherapien (Verhaltenstherapie 34 %; Pharmakotherapie 56 %) und die alltagsübliche Behandlung (25 %). Bei der kombinierten Therapie ist eine geringere Tagesdosis Methylphenidat notwendig als bei Pharmakotherapie mit Beratung (Swanson et al., 2001).

- Bei der Reduktion aggressiver und internaler Symptome (Angst und Depressivität) und bei der Verbesserung sozialer Kompetenzen, der Eltern-Kind-Beziehungen und der schulischen Leistungen erweisen sich Pharmakotherapie mit Beratung und Verhaltenstherapie als gleichermaßen wirksam und die kombinierte Therapie erbrachte auf den meisten Variablen auch keine höheren Effekte als die Einzeltherapien (Verhaltenstherapie bzw. Pharmakotherapie mit Beratung), jedoch meist bessere Effekte als die Standardtherapie (MTA Cooperative Group, 1999a).

Komorbide Symptome!

Pharmako = Verhaltens-therapie

- Wenn man die verschiedenen Erfolgsmaße zur Messung der Veränderung der ADHS-Symptomatik, der aggressiven Symptome, der internalisierenden Symptome und der sozialen Kompetenzen des Kindes zu einem globalen Effektmaß zusammenfasst, dann lassen sich durch alle vier Behandlungsformen erhebliche Veränderungen im Untersuchungszeitraum belegen. Die kombinierte Therapie ist im Vergleich zur Pharmakotherapie mit Beratung, zur Verhaltenstherapie und zur Routinebehandlung signifikant besser, wobei der Unterschied der Effekte von Kombinationstherapie und Pharmakotherapie mit Beratung eher gering ist (Effektstärke ES = 0,28). Zwischen Kombinationstherapie und Verhaltenstherapie ist eine mittlere Effektstärke (ES = 0,58) und zwischen Kombinationstherapie und Routinetherapie eine größere Effektstärke (ES = 0,70) festzustellen. Pharmakotherapie mit Beratung ist auf diesem globalen Maß der Verhaltenstherapie geringfügig überlegen (ES = 0,26) (Conners et al., 2001).

Effekte auf Global-indikatoren

- In einer Subgruppenanalyse konnte gezeigt werden, dass Verhaltenstherapie besonders wirkungsvoll bei Patienten mit komorbiden Angststörungen ist und die kombinierte Therapie hier der Pharmakotherapie überlegen ist (Jensen et al., 2001).

Insgesamt weisen die Ergebnisse dieser Studie zu den Kurzzeiteffekten darauf hin, dass sowohl Verhaltenstherapie als auch Pharmakotherapie mit Beratung effektive Behandlungsstrategien darstellen und sich in ihrer Wirksamkeit auf den meisten Variablen nicht sehr stark voneinander unterscheiden. Bei der Reduktion der hyperkinetischen Kernsymptomatik erweist sich die Pharmakotherapie mit Beratung gegenüber der Verhaltenstherapie auf den meisten Maßen als überlegen. Die kombinierte Behandlung schneidet zwar insgesamt gesehen etwas besser ab als die beiden Einzelbehandlungen, doch sind die Unterschiede nicht beträchtlich.

Die KAMT-Studie. Die Kölner adaptive multimodale Therapiestudie (KAMT-Studie) schlägt eine andere Strategie als die beiden genannten US-amerikanischen Studien ein, indem sie nicht verschiedene Behandlungsformen vergleichend untersucht, sondern einen schrittweisen, adaptiven Therapieansatz verfolgt (Döpfner et al., 2004a, 2007d). In der Studie wurden 75 Kinder im Alter von sechs bis zehn Jahren mit der Diagnose

Kölner Studie

einer ADHS ambulant behandelt. Nach einer sechswöchigen Phase der Psychoedukation und des Beziehungsaufbaus wurden die Patienten initial entweder verhaltenstherapeutisch (n=45) oder medikamentös mit Psychostimulanzien (n=28) behandelt (Dropout: Zwei Kinder). Je nach individuellem Behandlungsverlauf wurde danach mit der jeweils anderen Interventionsform kombiniert. Dadurch wurde eine multimodale Therapie entsprechend dem jeweiligen Therapieverlauf durchgeführt. Insgesamt konnten bis zu fünf Behandlungsphasen mit jeweils sechs Sitzungen mit den Eltern und/oder dem Kind sowie begleitenden Lehrerkontakten durchgeführt werden (30 Wochen). Von den insgesamt 75 Kindern wurden 37 Kinder ausschließlich verhaltenstherapeutisch behandelt und 38 Kinder erhielten eine Kombinationsbehandlung aus Pharmakotherapie (Psychostimulanzien) und Psychoedukation oder Verhaltenstherapie. Von den nach der initialen Psychoedukation mit Verhaltenstherapie behandelten Patienten erhielten 27 % eine zusätzliche Medikation, weil die Verhaltenstherapie als nicht hinreichend wirksam eingeschätzt wurde. Umgekehrt wechselten 11 % der nach der initialen Psychoedukation mit Pharmakotherapie behandelten Patienten zu Verhaltenstherapie, weil die Pharmakotherapie als nicht wirksam beurteilt wurde oder weil die Nebenwirkungen zu stark ausgeprägt waren.

Adaptive Therapie

Bei 27% Medikation indiziert nach VT

50–60% nach VT keine/ geringe Probleme

62 % der Eltern und 49 % der Lehrer der ausschließlich mit Verhaltenstherapie behandelten Kinder berichten bei Behandlungsende nur noch von geringen individuellen Problemen. Bei der Kombinationsbehandlung lag dieser Anteil bei 66 % im Elternurteil und 76 % im Lehrerurteil. Insgesamt schnitt die kombinierte Behandlung vor allem im Lehrerurteil besser ab als die isolierte Verhaltenstherapie. Dieses Ergebnis wird verständlich, wenn man berücksichtigt, dass die Mehrzahl der medikamentös behandelten Patienten mit einer einfachen Gabe an kurzwirksamem Methylphenidat behandelt wurde, obwohl die Option auch für mehrfache Medikamentengaben bestand. Wenn man das der MTA-Studie nahe kommende Normalisierungskriterium des Anteils der Kinder mit einem Kennwert kleiner eins betrachtet, so beurteilen 49 % der Eltern und 32 % der Lehrer die ausschließlich verhaltenstherapeutisch behandelten Kinder als normalisiert; in der MTA-Studie waren es im kombinierten Eltern- und Lehrerurteil 34 %. Bezogen auf die multimodale Therapie sind es in der KAMT-Studie 45 % der Eltern und 87 % der Lehrer; nach der MTA-Studie waren es in der multimodalen Therapiebedingung 68 % auf dem kombinierten Eltern- und Lehrerurteil. Die Ergebnisse sind also sowohl für Verhaltenstherapie als auch für multimodale Therapie vergleichbar. Allerdings wurde in der KAMT-Studie die Verhaltenstherapie in einer weitaus geringeren Intensität durchgeführt.

Vergleich zu MTA

Effekte auf emotionale Störungen

Im Verlauf der adaptiven multimodalen Therapie nehmen auch emotionale Auffälligkeiten ab. Die Rate der nach Elternurteil völlig unauffälligen Kinder (CBCL: Internalisierende Störungen, $T \leq 60$) steigt von 35 %

bei Behandlungsbeginn auf 61 % bei Behandlungsende. Die Verlaufsanalysen in der KAMT-Studie zeigen zudem, dass sich zusätzliche Effekte von Verhaltenstherapie nach vorausgegangener Stimulanzientherapie nur in geringem Umfang nachweisen lassen und dass bei Kindern, die mit Verhaltenstherapie nicht hinreichend erfolgreich behandelt werden konnten, durch eine zusätzliche Stimulanzientherapie deutliche Symptomminderungen erzielt wurden.

Langzeiteffekte multimodaler Therapie

Die Kurzzeiteffekte der MTA-Studie bezogen sich auf die ersten 14 Monate, in der KAMT-Studie wurden die Patienten maximal neun Monate mit der adaptiven Strategie behandelt. Für beide Studien liegen inzwischen Analysen zu Langzeiteffekten vor. Die Ergebnisse der 36-Monate-Nachuntersuchung der MTA-Studie (Jensen et al., 2007; Swanson et al., 2007) zeigen generell eine Stabilisierung der Therapieeffekte, wobei die bei der Prüfung der Kurzzeiteffekte gefundenen Unterschiede zwischen den Gruppen zunehmend verschwinden. Bei der Interpretation dieser Ergebnisse muss jedoch berücksichtigt werden, dass diese Analysen zunächst in den zugewiesenen Gruppen durchgeführt wurden (sogenannte Intent-to-treat-Analysen) und nicht die realen Behandlungsbedingungen widerspiegeln. Allerdings konnten auch noch 36 Monate nach Therapiebeginn zwischen den einzelnen ursprünglichen Behandlungsgruppen ein höherer Anteil der medikamentös Behandelten bei den ursprünglich pharmakologisch Behandelten nachgewiesen werden, sodass auch in diesen ursprünglichen Gruppen ein Medikamenteneffekt hätte erwartet werden müssen. Weitere Analysen untersuchten potenzielle Selbstselektionseffekte und differenzielle Verläufe, um möglicherweise verdeckte Medikamenteneffekte zu identifizieren (Swanson et al., 2007). Nach der Selbst-Selektionshypothese wurde vermutet, dass bei schwerer gestörten Patienten oder bei Patienten mit einem ungünstigeren Behandlungsverlauf die medikamentöse Therapie in der Folge häufiger eingesetzt werden und dadurch die fehlenden Unterschiede zwischen den Behandlungsgruppen erklärt werden können. Diese Selbst-Selektionshypothese konnte jedoch nicht bestätigt werden, d. h. es war nicht so, dass schwerer gestörte Patienten oder Patienten mit einem ungünstigeren Verlauf sich von den anderen Patienten im Medikationsstatus unterschieden. Eine weitere Hypothese bezog sich auf differenzielle Verläufe. Es wurde analysiert, ob sich Gruppen (sogenannte latente Klassen) mit unterschiedlich günstigen Verläufen identifizieren lassen und ob sich diese Gruppen im Medikationsstatus unterscheiden. Bei diesen Analysen konnten drei Verlaufsgruppen identifiziert werden:

MTA-Studie Langzeiteffekte

Keine Unterschiede zwischen Behandlungen bei Langzeiteffekten

- Patienten, die sich über drei Jahre kontinuierlich verbesserten (34 % der Stichprobe),
- Patienten mit einer starken Verbesserung innerhalb der ersten 14 Monate und einer Stabilisierung der Effekte (52 %) und

- Patienten mit einer starken Verbesserung innerhalb der ersten 14 Monate und einem vollständigen Verlust der Effekte in der Folgezeit (14 %).

Geringe Effekte von Medikation erkennbar

Nur in der Gruppe der sich kontinuierlich verbessernden Patienten konnte gezeigt werden, dass eine medikamentöse Therapie mit einer stärkeren Verbesserung einhergeht. Dieser Effekt war allerdings gering.

In der 8-Jahres-Follow-up-Studie (Molina et al., 2009) konnten ebenfalls keine differenziellen Effekte frühere Behandlungen gefunden werden. Insgesamt konnte eine deutliche Minderung der ADHS-Sympotmatik in allen ursprünglichen Behandlungsgruppen nachgewiesen werden. Dennoch wurde eine deutlich erhöhte ADHS-Symptomatik und auch komorbide Sympotamtik in Relation zu einer unauffälligen Vergleichsgruppe gefunden. Die Mehrzahl der pharmakologisch behandelten Patienten setzte die Pharmakotherapie nicht mehr fort.

KAMT Langzeiteffekte

Die Langzeitverläufe nach adaptiver multimodaler Therapie aus der KAMT-Studie werden gegenwärtig publiziert. Eine Nachuntersuchung 1½ Jahre nach Therapieende an 56 der 75 Patienten zeigte, dass zum Nachuntersuchungszeitpunkt 29 Patienten weiterhin pharmakotherapeutisch behandelt wurden, während 27 Patienten keine Medikamente einnahmen. In beiden Gruppen konnte eine weitgehende Stabilisierung der Therapieeffekte sowohl im Urteil der Eltern als auch der Lehrer belegt werden und beide Gruppen unterschieden sich nicht voneinander (Döpfner et al., 2013a). In einer weiteren Nachuntersuchung 8½ Jahre nach Behandlungsende konnten grundlegende Informationen von allen 75 ehemaligen Patienten eingeholt werden. Weniger als 10 % der Patienten waren zu diesem Zeitpunkt noch in pharmakologischer bzw. psychologischer Behandlung. Hinsichtlich globaler Maße der schulischen und der beruflichen Karriere als auch hinsichtlich der Delinquenzrate zeichnet sich ein überwiegend positives Bild ab. Bei 63 der 75 Patienten konnten Verhaltensauffälligkeiten im Elternurteil erhoben werden. Generell ist dabei eine positive Tendenz zu einer weiteren Verminderung der Verhaltensprobleme in der Gesamtgruppe nachweisbar und bei Patienten, die länger als ein Jahr pharmakologisch behandelt wurden, zeigten sich keine besseren Effekte als bei Patienten, die keine medikamentöse Therapie oder diese weniger als ein Jahr erhielten (Döpfner et al., 2013b).

Effekte überwiegend positiv

1.5.5 Andere Therapien

Eliminationsdiäten

Diät-Behandlung. Es gibt einige begrenzte Hinweise aus älteren methodisch teilweise problematischen Studien darauf, dass individuell angepasste *Eliminationsdiäten*, ausgehend von einer hypoallergenen Basisdiät bestehend aus Nahrungsmitteln mit geringer allergischer Potenz in Einzelfällen einen Einfluss haben können (Egger et al., 1985; Pelsser et al., 2009; Schmidt et al., 1997; Schulte-Körne et al., 1996). In einer neueren

Studie (Pelsser et al., 2011) wurden in der offenen Phase der Studie eine deutliche Verminderung der ADHS-Symptome sowohl im Elternurteil als auch im Lehrerurteil im Vergleich zur Kontrollgruppe nachgewiesen. In der nachfolgenden doppelbinden Phase sind die Ergebnisse nicht eindeutig, so dass weiterhin die Bedeutung einer solchen Eliminationsdiät nicht geklärt ist. Bei der Durchführung von Diäten entstehen meist erhebliche Probleme. Die Behandlung mit der oligoantigenen Diät ist umständlich, aufwändig, kostspielig und sozial einschneidend. Es besteht ein Risiko von Fehlernährungen (Egger, 2000), so dass die Durchführung von Diäten als Regelbehandlung gegenwärtig nicht empfohlen werden kann.

Wirksamkeit fraglich

In jüngerer Zeit wurde daneben auch der Bedeutung von *Spurenelementen* Aufmerksamkeit gewidmet. Mousain Bosc et al. (2006) berichten aus einer offenen Behandlungsstudie über sechs Monate signifikante Symptomverbesserungen im Lehrer und Elternurteil durch eine kontinuierliche Gabe von Magnesium. Zunehmende Beachtung hat daneben das Spurenelement Zink gefunden. Regional unterschiedlich konnten je nach Ernäherungsgewohnheiten Korrelationen zwischen erniedrigten Zinkkonzentrationen im Serum und der Auspägung der ADHS-Symptomatik festgestellt werden (Arnold ct al., 2005). In einer Doppelblind placebokontrollierte Behandlungsstudie von Kindern mit ADHS mit Zinksulfat konnten darüber hinaus nach einigen Wochen im Eltern- und Lehrerurteil signifikante Besserungen von Hyperaktivität und Impulsivität gegenüber Placebo, nicht dagegen der Unaufmerksamkeit beobachtet werden (Bilici et al., 2003).

Magnesium, Zink

Die Bedeutung von Diäten ohne Nahrungsmittelzusätze ist ebenfalls umstritten. Feingold hatte die These, dass Nahrungsmittelzusätze, insbesondere Farbstoffe, ADHS-Symptome auslösen könnten, schon in den 1970er Jahren aufgebracht. Frühere methodisch weniger rigorose Studien zeigten keine klaren Effekte. McCann und Mitarbeiter (2007) zeigten in einer randomisierten Kontrollgruppenstudie dass durch die Einnahme von Nahrungsmittelfarbstoffen und anderen Zusätzen ADHS-Symptome bei Kindern ausgelöst werden können. Allerdings waren die Effekte sehr gering.

Farbstoffe

Ungesättigte Fettsäuren. Einige Befunde deuten darauf hin, dass bei der ADHS erniedrigte Omega-3-Fettsäurespiegel vorliegen, entweder durch eine zu geringe Nahrungszufuhr, eine erhöhte Verstoffwechselungsrate oder durch eine ineffiziente, enzymatisch defiziente Umwandlung der Vorläufersubstanzen in langkettige, mehrfach ungesättigte Fettsäuren (vgl. Frölich & Döpfner, 2008). In mehreren randomisiert-kontrollierten Behandlungsstudien mit einer Mischung spezifischer Omega-3- und Omega-6-Fettsäuren als Nahrungsmittelergänzung konnten innerhalb von drei Monaten Verbesserungen von Kernsymptomen der ADHS im Lehrerzum Teil auch im Elternurteil festgestellt werden (Johnson et al., 2009; Richardson & Montgomery, 2005; Sinn & Bryan, 2007; Sinn et al.,

Omega-3/ Omega-6-Fettsäuren

2007). Die Effektstärken bewegten sich im mittleren Bereich. Weniger ermutigend sind dagegen bislang Studien geblieben, die die Wirkung von mehrfach ungesättigten Fettsäuren als Ergänzung zu einer vorbestehenden Pharmakotherapie untersuchten, da keine zusätzlichen Therapieeffekte identifiziert werden konnten (vgl. Frölich & Döpfner, 2008). Insgesamt gesehen scheint es möglich zu sein, dass eine Subgruppe von Betroffenen mit eher gering ausgeprägter ADHS-Symptomatik, die eine Dysfunktion im Fettsäuremetabolismus aufweist, von einer mindestens dreimonatigen Behandlung profitieren könnte.

Entspannung vermutlich wenig wirksam

Entspannungsverfahren. Die Wirksamkeit von Entspannungsverfahren (autogenem Training, progressiver Muskelentspannung, Biofeedback) wird in Einzelfällen berichtet und ist in einigen Studien belegt worden (Saile, 1996), die allerdings erhebliche methodische Schwächen aufweisen. Die Generalisierung von Effekten auf das Verhalten in der Schule oder in der Familie ist bislang nicht schlüssig nachgewiesen worden. Daher können Entspannungsverfahren allenfalls als ergänzende Interventionen empfohlen werden.

Generalisierungsprobleme

Mototherapie, Psychomotorik, Ergotherapie. Zur Wirksamkeit mototherapeutischer/psychomotorischer Verfahren oder der Ergotherapie bei der Verminderung der ADHS-Symptomatik liegen bislang keine kontrollierten Studien vor, obwohl diese Verfahren häufig eingesetzt werden. Vermutlich besteht das Hauptproblem bei diesen Ansätzen in der Generalisierung von Effekten, die während der Therapiesitzung auftreten, auf die natürlichen Lebensbereiche des Kindes. Möglicherweise sind diese Interventionen zur Verminderung von komorbiden Auffälligkeiten in der Körperkoordination oder der Wahrnehmungsfähigkeit hilfreich; in Einzelfällen wird auch von Effekten auf die ADHS-Symptomatik berichtet. Nach dem gegenwärtigen Kenntnisstand können diese Interventionen als ergänzende Maßnahmen empfohlen werden.

Homöopathie nicht besser als Placebo

Homöopathie. Zur Wirksamkeit homöopathischer Behandlungsansätze liegen nur sehr wenige kontrollierte Studien vor. Klinisch signifikante Verbesserungen traten allerdings gegenüber Placebo entweder gar nicht oder nur in den nicht verblindeten Behandlungsphasen auf (Frei et al., 2005; Jacobs et al., 2005).

2 Leitlinien

2.1 Leitlinien zur Diagnostik und Verlaufskontrolle

Die spezifische Diagnostik von Aufmerksamkeitsdefizit-/Hyperaktivitätsstörungen (ADHS) baut auf einer allgemeinen Diagnostik von Kindern und Jugendlichen mit psychischen Störungen auf, wie sie im Leitfaden zur Diagnostik psychischer Störungen im Kindes- und Jugendalter (Döpfner & Petermann, 2008) beschrieben ist.

Tabelle 6 gibt eine Übersicht über die Leitlinien zur Diagnostik und Verlaufskontrolle von Kindern und Jugendlichen mit ADHS.

Tabelle 6: Übersicht über die Leitlinien zur Diagnostik und Verlaufskontrolle

L1	Exploration der Eltern, des Kindes/Jugendlichen und der Erzieher/Lehrer
L2	Durchführung der Exploration von Kindern und Jugendlichen mit ADHS
L3	*Standardisierte Fragebögen für Eltern, für das Kind/den Jugendlichen und für Erzieher/Lehrer*
L4	*Testpsychologische Untersuchung*
L5	*Körperliche Untersuchung*
L6	Verlaufskontrolle

Anmerkung: Optionale, aber häufig notwendige diagnostische Maßnahmen sind kursiv gesetzt.

Exploration – Kern der Diagnostik

Die *Exploration der Eltern, des Kindes/Jugendlichen und der Erzieher/Lehrer* steht im Zentrum der Diagnostik. Ohne Informationen sowohl von den Eltern als auch von dem Kind/Jugendlichen und von Erziehern/Lehrern ist die Diagnose einer ADHS nicht möglich. Die Exploration des Kindes/Jugendlichen bezieht auch die Verhaltensbeobachtung des Kindes/Jugendlichen während der Exploration und während anderer Untersuchungen (z. B. testpsychologische Untersuchung) sowie seine psychopathologische Beurteilung mit ein. Alle anderen diagnostischen Maßnahmen sind optional, aber häufig indiziert:

Optionale Diagnostik: Fragebogen

- *Standardisierte Fragebögen* für die Eltern, für das Kind/den Jugendlichen und für den Erzieher/Lehrer können die Exploration ergänzen und erleichtern. Falls eine Exploration der Erzieher/Lehrer nicht möglich ist, können Fragebögen diese auch ersetzen. Häufig erleichtern Fragebögen die Exploration, wenn sie vor der Exploration beantwortet werden. Der Untersucher kann dann die Informationen aus den Fragebögen zur gezielten weiterführenden Exploration nutzen.

Testverfahren

- Eine *testpsychologische Untersuchung* der Intelligenz oder des Entwicklungsstandes bzw. der schulischen Leistungsfähigkeit oder der Aufmerksamkeitsleistung und Impulsivität kann unter bestimmten Bedingungen indiziert sein. Eine grundlegende kurze Prüfung der intellektuellen Leistungsfähigkeit ist jedoch meist indiziert.

Körper-liche/neu-rologische Unter-suchung

– Die Bedeutung von *körperlichen und neurologischen Untersuchungen* wird in den Leitlinien der verschiedenen Gesellschaften zurückhaltend bewertet. In den amerikanischen Leitlinien wird eine körperliche Untersuchung und eine spezifische Anamnese körperlicher Erkrankungen innerhalb der letzten 12 Monate als notwendig eingeschätzt. In den deutschen Leitlinien wird darauf hingewiesen, dass eine orientierende internistische und neurologische Untersuchung durchgeführt werden sollte.

2.1.1 Exploration der Eltern und der Erzieher oder Lehrer

Basis: allgemeine Exploration

Leitlinie 1 gibt eine Übersicht über die Empfehlungen zur Exploration der Eltern, des Kindes oder Jugendlichen und der Erzieher oder Lehrer. Wie die Diagnostik von Kindern und Jugendlichen mit ADHS generell, baut auch die Exploration auf den im Leitfaden zur Diagnostik psychischer Störungen im Kindes- und Jugendalter (Döpfner & Petermann, 2008) spezifizierten allgemeinen Explorationsleitlinien bei Kindern und Jugendlichen mit psychischen Störungen auf. Bildet sich im Rahmen der allgemeinen Exploration ein Verdacht auf eine ADHS-Symptomatik, dann sollten die in Leitlinie 1 aufgeführten Aspekte in der Exploration berücksichtigt werden. Die Exploration bezieht sich auf die in Leitlinie 1 dargestellten acht Bereiche (Sektionen).

Exploration der Eltern

Die Eltern werden zu allen Sektionen exploriert, Erzieher oder Lehrer nur zu ausgewählten Bereichen. Die Themenbereiche, die ausschließlich bzw. hauptsächlich für die Exploration der Eltern vorgesehen sind, sind in Leitlinie 1 gekennzeichnet. Die Reihenfolge der Exploration dieser Themenbereiche ist nicht festgelegt, sie ergibt sich aber häufig in der genannten Abfolge.

L1 Leitlinie 1: Exploration der Eltern und der Erzieher/Lehrer[1]

Sektion 1: Aktuelle ADHS-Symptomatik des Kindes/Jugendlichen

– Auftreten der Leitsymptome Hyperaktivität, Impulsivität und Aufmerksamkeitsstörung (Diagnose-Checklisten können dabei hilfreich sein).
– Häufigkeit, Intensität und situativer Variabilität der Symptomatik (z. B. Symptomatik in der Familie, im Kindergarten bzw. in der Schule, in der Gleichaltrigengruppe, bei fremdbestimmten oder bei selbstbestimmten Aktivitäten).
– Grad der Beeinträchtigung und Belastung des Patienten und seines Umfeldes durch die Symptomatik im Kindergarten/in der Schule, der Familie und in der Gleichaltrigengruppe.

1 In Anlehnung an Leitlinien von Fachgesellschaften und speziellen Arbeitsgruppen in den USA, in Europa und in Deutschland (American Academy of Child and Adolescent Psychiatry, 1997; Deutsche Gesellschaft für Kinder- und Jugendpsychiatrie, Psychosomatik und Psychotherapie et al., 2007; Taylor et al., 2004).

Sektion 2: Spezifische psychische Komorbidität und differenzialdiagnostische Abklärung

Erfasst werden sollten vor allem:
- Störungen des Sozialverhaltens,
- Hinweise auf umschriebene Entwicklungsstörungen, schulische Leistungsdefizite und auf Teilleistungsschwächen,
- Hinweise auf Intelligenzminderung (Lernbehinderung oder geistige Behinderung),
- tiefgreifende Entwicklungsstörung,
- Tic-Störungen (einschließlich Tourette-Störung),
- depressive Symptomatik, z. B. negatives Selbstkonzept, mangelndes Selbstvertrauen
- Angststörungen (insbesondere Leistungsängste und generalisierte Angststörung),
- posttraumatische Belastungsstörung und Anpassungsstörung,
- reaktive Bindungsstörung,
- medikamenteninduzierte Störung,
- im Jugendalter zusätzlich: Borderline-Persönlichkeitsstörung, drogeninduzierte Störung, manische Episode, schizophrene Störung,
- beeinträchtigte Beziehungen zu Familienmitgliedern, zu Erziehern/Lehrern und zu Gleichaltrigen.

Sektion 3: Relative Stärken und Interessen des Kindes/Jugendlichen

- Freizeitaktivitäten, sportliche Interessen, Fähigkeiten.
- Humor, Charme, Begeisterungsfähigkeit.

Sektion 4: Störungsspezifische Entwicklungsgeschichte des Kindes/Jugendlichen

Informationen erhoben werden sollten insbesondere hinsichtlich:
- Schwangerschafts-/Geburtskomplikationen, Komplikationen in der Neugeborenenperiode und Verzögerungen in der frühkindlichen Entwicklung (nicht notwendigerweise vorhanden) (Elternexploration),
- ungünstiger Temperamentsmerkmale im Säuglingsalter (nicht notwendigerweise vorhanden) und der Reaktion der Bezugspersonen (Elternexploration),
- Beginn der Leitsymptome der ADHS (muss vor dem Alter von 6 Jahren liegen) und damalige psychosoziale Bedingungen sowie Reaktionen der Bezugspersonen (hauptsächlich Elternexploration),
- Verlauf der Symptomatik (konstant, fluktuierend, Beeinflussung durch andere Belastungen).

Sektion 5: Spezifische medizinische Anamnese

Hauptsächlich Elternexploration, insbesondere hinsichtlich:
- organischer Primärdiagnose, welche die ADHS-Symptomatik verursachen kann (Alkoholembryopathie, Bleiintoxikation, Schilddrüsendysfunktionen, Epilepsie, Migräne, Schädel-Hirn-Trauma, genetische oder metabolische Störung, primäre Schlafstörung) (hauptsächlich Elternexploration),
- Medikamente, die ADHS-Symptome verursachen können (z. B. Antikonvulsiva, Antihistaminika, Theophylllin, Sympathomimetika, Steroide) (hauptsächlich Elternexploration).

Sektion 6: Spezifische Familienanamnese
Hauptsächlich Elternexploration, insbesondere hinsichtlich: – Psychischer Störung bei Familienmitgliedern/erstgradig Verwandten, vor allem hyperkinetischer Störung, Tic-Störung, Drogen-/Medikamentenmissbrauch, Störung des Sozialverhaltens, Persönlichkeitsstörung, Affektstörung oder Angststörung (früher oder aktuelle Störung), – Entwicklungs- oder Lernstörungen bei Familienmitgliedern, – vergangene und gegenwärtige Belastungen und Krisen in der Familie und Veränderungen in der Familienzusammensetzung, – Organisationsgrad der Familie und besondere Ressourcen, – Erziehungsverhalten, spezifischer Bewältigungsstrategien der Eltern in kritischen Erziehungssituationen, – Vernachlässigung oder Misshandlungen, – Qualität der Eltern-Kind-Beziehung.
Sektion 7: Bedingungen im Kindergarten/in der Schule und in der Gleichaltrigengruppe
Informationen sollten eingeholt werden insbesondere hinsichtlich: – Integration des Kindes in Gruppen (Kindergarten, Schule, Gleichaltrige, Freizeitgruppen), – belastender Bedingungen im Kindergarten/in der Schule (z. B. Gruppen-/Klassengröße, Anteil verhaltensauffälliger Kinder), – Ressourcen im Kindergarten/in der Schule (z. B. Kleingruppenunterricht, Kleingruppenbeschäftigung, Integrationsmaßnahmen, Förderunterricht), – Erzieher-/Lehrer-Kind-Beziehung und Erzieher-/Lehrer-Eltern-Beziehung.
Sektion 8: Therapie
– Bewältigungsversuche in der Familie, im Kindergarten/in der Schule und ihre Ergebnisse, – Vorbehandlung (Psycho-, Moto-, Ergo-, Sprachtherapie, andere Übungsbehandlung, Pharmakotherapie mit Dosierung), – Störungskonzepte der Eltern, Erzieher/Lehrer und des Kindes/Jugendlichen (Ursachen der Störung), – Therapieerwartungen der Eltern, Erzieher/Lehrer und des Kindes/Jugendlichen, – Bereitschaft der Eltern, Erzieher/Lehrer und des Kindes/Jugendlichen zur aktiven Mitarbeit, – Behandlungsziele der Eltern, Erzieher/Lehrer und des Kindes/Jugendlichen (Zielsymptome).

Hilfreiche Materialien

Das *Explorationsschema für Hyperkinetische und Oppositionelle Verhaltensstörungen (ES-HOV),* das in Kapitel 4 (siehe M01, S. 133) abgedruckt ist (vgl. auch Band 1 des Kinder-Diagnostik-Systems KIDS zu Aufmerksamkeitsdefizit-/Hyperaktivitätsstörungen, Döpfner et al., 2006), orientiert sich an den in Leitlinie 1 dargestellten Explorationsbereichen. Neben der ADHS-Symptomatik werden durch das Explorationsschema auch oppositionelle und aggressive Störungen differenziert erfragt. Das Explorationsschema dient nicht nur zur Exploration der Eltern, sondern kann auch für die Exploration des Kindes/Jugendlichen und für die Exploration der Erzieher/Lehrer eingesetzt werden, und es erlaubt die Einschätzung des Verhaltens des Kindes/Jugendlichen in der Explorations- und

Untersuchungssituation. Auf der ersten Seite des Explorationsschemas können Grundinformationen über den Patienten, den Vorstellungsanlass und über die Kompetenzen des Patienten notiert werden. Die folgenden Seiten sind in acht Sektionen analog zu den in Leitlinie 1 aufgelisteten acht Explorationsbereichen aufgebaut.

Beziehungsaufbau

Die *Exploration der Eltern* stellt den Kern der Diagnostik dar. Sie dient jedoch nicht nur der Informationsgewinnung; ebenso wichtig ist in dieser Phase der Aufbau einer therapeutischen Beziehung zu den Eltern. Trotz der vielfältigen Informationen, die in dieser Phase erhoben werden müssen, sollte der Therapeut genügend Zeit haben, sich die Sorgen der Eltern in Ruhe anzuhören und ihnen Verständnis für ihre Situation zu signalisieren. In der Regel haben die Eltern einen hohen Leidensdruck, der mitunter dazu führen kann, dass die Problematik dramatisiert wird und es den Eltern schwerfällt, die Verhaltensprobleme differenziert zu beschreiben.

Explorationssituation

Die Exploration wird mit mindestens einem Elternteil durchgeführt, günstiger ist jedoch eine gemeinsame Exploration beider Elternteile, weil so Gemeinsamkeiten und Unterschiede in der Bewertung des Kindes und seines Problemverhaltens sowie anderer familiärer Bedingungen deutlich werden können. Häufig werden Eltern und Kind gemeinsam exploriert. Dies hat bestimmte Vor- und Nachteile. Die Reaktionen des Kindes auf die Angaben der Eltern können wertvolle Hinweise zur Konkordanz oder Diskordanz der Beurteilungen von Problemen durch Eltern und Kind geben. Andererseits kann die Anwesenheit des Kindes dazu führen, dass bestimmte Informationen durch die Eltern vorenthalten werden. Außerdem kann das Kind sehr schnell das Gefühl entwickeln, auf einer Anklagebank zu sitzen, wenn die Eltern über die problematischen Verhaltensweisen und ihre Unzufriedenheit mit dem Verhalten des Kindes berichten. Häufig ist es daher sinnvoll nach einer kurzen orientierenden gemeinsamen Exploration von Eltern und Kind mit einer getrennten Exploration fortzufahren. Auf jeden Fall sollten die Eltern und das Kind/der Jugendliche auch allein exploriert werden, selbst wenn zunächst über alle Themenbereiche eine gemeinsame Exploration erfolgte.

Orientierende Exploration

Üblicherweise beginnt die Exploration der Eltern mit der Frage nach dem Vorstellungsanlass und orientiert sich dann zunächst an den Beschwerden und Bedürfnissen der Eltern. Im Verlauf der weiteren Exploration ist jedoch häufig ein stärker strukturiertes Vorgehen hilfreich, um alle relevanten Informationen zu erhalten. Die Explorationsdauer ist variabel, in der Regel müssen ein bis zwei Stunden für die Exploration der Eltern veranschlagt werden. In Abhängigkeit von der Komplexität der familiären Bedingungen oder der Problemverhaltensweisen sowie von der Fähigkeit der Eltern, gezielt Informationen zu geben, kann dieser Zeitrahmen jedoch auch deutlich überschritten werden.

Die *Exploration der Erzieher/Lehrer* erfolgt mit Einverständnis der Eltern meist telefonisch oder aber im direkten Kontakt. Sie kann durch Berichte, Zeugnisse, Klassenarbeiten, Schulhefte, Beurteilungen im

Rahmen von Sonderschulaufnahmeverfahren und durch Fragebogen ergänzt werden. Fragebogenverfahren werden in Kapitel 2.1.3 ausführlich dargestellt. Die Leitlinien der deutschen und der amerikanischen Fachgesellschaften fordern übereinstimmend, dass für die Diagnose einer ADHS Informationen direkt vom Kindergarten bzw. von der Schule zwingend notwendig sind. Informationen der Eltern über das Verhalten des Kindes im Kindergarten bzw. in der Schule sind in der Regel nicht ausreichend. Wenn das Kind die Schule besucht, wird in der Regel die Klassenlehrerin exploriert. In der Grundschule können Lehrer das Verhalten des Kindes umfassend beurteilen, in den weiterführenden Schulen mit Fachlehrersystem ist dies problematischer.

Information von der Schule zwingend notwendig

Integration von Erziehern/ Lehrern in Therapie

Auch mit den Erziehern/Lehrern sollten zum Ende der Exploration Behandlungsziele definiert und ihre Bereitschaft zur aktiven Mitarbeit exploriert werden. Erzieher/Lehrer leiden häufig unter der ADHS-Symptomatik und erwarten Entlastung durch eine Therapie des Kindes oder Interventionen in der Familie. Die aktive Integration von Erziehern/ Lehrern in die Therapie ist bislang leider immer noch die Ausnahme. Deshalb sollte für eine aktive Mitarbeit dieser Bezugspersonen geworben und die Notwendigkeit von Interventionen vor Ort betont werden. Selbst eine ausschließliche Pharmakotherapie erfordert eine aktive Zusammenarbeit zwischen Arzt und Erzieher/Lehrer.

Wenn möglich, kann eine Verhaltensbeobachtung im Kindergarten/in der Schule durchgeführt werden. Bei komplexen Fällen oder wenn die Therapie nicht die gewünschten Erfolge zeigt, ist eine Verhaltensbeobachtung vor Ort auf jeden Fall empfehlenswert.

Im Folgenden werden Erläuterungen und Kommentare zu den einzelnen in den Leitlinien zur Diagnostik aufgeführten Themenbereichen gegeben und die Umsetzung der Leitlinien im Explorationsschema dargestellt.

Sektion 1: Aktuelle ADHS-Symptomatik des Kindes/Jugendlichen

Leitsymptome

Wie in der Übersicht zur Sektion 1 in Leitlinie 1 beschrieben wird zunächst wird das Auftreten der Leitsymptome Hyperaktivität, Impulsivität und Aufmerksamkeitsstörung erfragt. Diese Symptome müssen mindestens über sechs Monate anhalten und deutlich stärker ausgeprägt sein als bei Kindern gleichen Alters und gleichen Entwicklungsstandes. Bei Kindern mit Intelligenzminderung kann die Einschätzung der Symptomatik besonders schwierig sein, weil die Symptomatik deutlich stärker ausgeprägt sein muss als bei Kindern mit ähnlicher Intelligenzminderung. Hier ist das Urteil der Lehrer besonders wichtig.

Bei der Exploration der Symptomatik ist die Häufigkeit, Intensität und situative Variabilität der Symptomatik zu berücksichtigen. Die Diagnose einer ADHS setzt voraus, dass die Symptomatik in mindestens zwei Lebensbereichen – also in der Familie und im Kindergarten bzw. in der Schule – auftritt. Allerdings kann die Symptomstärke in den verschiedenen Lebensbereichen durchaus variieren. Deshalb ist eine getrennte Erfassung der Symptomatik in den Lebensbereichen notwendig. Bei Kindern, die gering von der Problematik behaftet sind, kann die Symptomatik vor allem im Kindergarten oder in der Schule und nur in geringem Maße in der Familie auftreten, weil im Kindergarten bzw. in der Schule höhere Anforderungen an die Fähigkeit des Kindes gestellt werden, sich ruhig zu beschäftigen, sich selbst zu steuern und die Aufmerksamkeit aufrechtzuerhalten. Typischerweise tritt die Problematik stärker bei fremdbestimmten Aktivitäten zutage. Je stärker die Störung ausgeprägt ist und je jünger das Kind ist, umso deutlicher tritt die Symptomatik jedoch auch bei selbstbestimmten Tätigkeiten zutage. Die Kinder sind dann typischerweise nicht in der Lage, ein selbstgewähltes Spiel zu Ende zu bringen. Die Eltern werden sowohl zur Ausprägung der Symptomatik in der Familie als auch zur Ausprägung in anderen Lebensbereichen exploriert. Diese Angaben der Eltern müssen aber später durch gezielte Explorationen von Erziehern oder Lehrern ergänzt werden. Die Aussage der Eltern, der Lehrer würde über Unruhe des Kindes klagen, reicht nicht aus.

Erfassung der Symptomatik in einzelnen Lebensbereichen

Der Grad der Beeinträchtigung und der Belastung des Kindes und des Umfeldes durch die Symptomatik im Kindergarten/in der Schule, der Familie oder der Gleichaltrigengruppe sollte ebenfalls erhoben werden. Dies lässt sich meist durch die konkreten Schilderungen der Eltern abschätzen.

Beeinträchtigungsgrad

Hilfreiche Materialien

Zur klinischen Beurteilung der aktuellen ADHS-Symptomatik eignen sich vor allem drei Verfahren:

- Sektion 1 des *Explorationsschemas für Hyperkinetische und Oppositionelle Verhaltensstörungen (ES-HOV),* um Grundinformationen über die ADHS- (und oppositionelle sowie aggressive) Symptomatik zu erheben (siehe M01, S. 133 und Döpfner et al., 2006).
- Die *Diagnose-Checkliste für Aufmerksamkeitsdefizit-/Hyperaktivitätsstörungen DCL-ADHS* (Döpfner et al., 2008b), um die Kriterien für eine Diagnose nach ICD-10 oder DSM-IV zu überprüfen (siehe Kap. 3.3, S. 120).
- Das *Elterninterview über Problemsituationen in der Familie, EI-PF* (Döpfner et al., 2006, 2007d), um eine differenzierte Exploration der spezifischen Problemsituationen in der Familie durchzuführen (siehe Kap. 3.4, S. 121).

Im *Explorationsschema* können die Leitsymptome bereits auf dem Deckblatt in der Sektion *Vorstellungsanlass/spontan berichtete Probleme* angesprochen werden. Gezielter wird die Symptomatik unter Sektion *1 Aktuelle hyperkinetische/oppositionelle/aggressive Problematik* erhoben.

Zur klinischen Beurteilung der Diagnosekriterien für hyperkinetische Störungen kann die *Diagnose-Checkliste für Aufmerksamkeitsdefizit-/Hyperaktivitätsstörungen (DCL-ADHS)* herangezogen werden. Diese

DCL-ADHS

Diagnose-Checkliste ist Bestandteil des umfassenden *Diagnostik-Systems für psychische Störungen nach ICD-10 und DSM-IV für Kinder und* **DISYPS-II** *Jugendliche-II, DISYPS-II* (Döpfner et al., 2008b), das aus mehreren Diagnose-Checklisten (DCL) zur klinischen Beurteilung sowie aus Fremdbeurteilungsbögen (FBB) zur direkten Einschätzung durch Eltern, Lehrer oder Erzieher und aus Selbstbeurteilungsbögen (SBB) zur Selbsteinschätzung von Kindern und Jugendlichen im Alter von 10 bis 18 Jahren besteht.

Durchführung DCL-ADHS

Abbildung 7 zeigt eine beispielhafte Beurteilung anhand der *Diagnose-Checkliste für Aufmerksamkeitsdefizit-/Hyperaktivitätsstörungen (DCL-ADHS)* mit dem Entscheidungsbaum für ICD-10-Diagnosen. Da sich die Symptomkriterien nach ICD-10 (Forschungskriterien) und nach DSM-IV weitgehend entsprechen, ist nur eine einzige Checkliste mit den Symptomkriterien notwendig. Die einzelnen Kriterien werden auf einer vierstufigen Antwortskala beurteilt. Die Auswertung der Diagnose-Checklisten erfolgt erstens kategorial mit Hilfe eines Entscheidungsbaumes und zweitens dimensional, wie in Kapitel 3 besprochen (siehe Kap. 3.3, S. 120). Da sich ICD-10 und DSM-IV zwar kaum in den Symptomkriterien, wohl aber in den Regeln zur Kombination dieser Symptomkriterien zu Diagnosen unterscheiden, enthalten die Diagnose-Checklisten für ICD-10 und DSM-IV getrennte Entscheidungsbäume, die an die Liste der Symptomkriterien angelegt werden können.

Ein grundlegender Unterschied zwischen DSM-IV und ICD-10 besteht darin, dass ICD-10 Kombinationsdiagnosen für jene Störungen vorsieht, die gehäuft gemeinsam auftreten, während nach DSM-IV in diesem Fall Mehrfachdiagnosen vergeben werden. Ein Kind, das sowohl die Kriterien für eine hyperkinetische Störung als auch die Kriterien für eine Störung des Sozialverhaltens erfüllt, erhält nach ICD-10 die Diagnose einer „hyperkinetischen Störung des Sozialverhaltens" (F90.1), während nach DSM-IV zwei getrennte Diagnosen zu stellen sind.

Diagnose nach ICD-10

Wie die beispielhafte Beurteilung in Abbildung 7 zeigt, sind zwar die ICD-10-Forschungskriterien für eine Aufmerksamkeitsstörung und für Impulsivität erfüllt, nicht aber die Kriterien für Hyperaktivität. Daher kann nach Forschungskriterien nur eine „Nicht näher bezeichnete hyperkinetische Störung" gestellt werden. Im Unterschied zum DSM-IV liegen für das ICD-10 klinisch-diagnostische Leitlinien (Dilling et al., 2009) und Forschungskriterien (Dilling et al., 2011) vor. In den klinisch-diagnostischen Leitlinien, sind die einzelnen Diagnosen nicht exakt operationalisiert. Sie lassen dem Diagnostiker deshalb einen weitaus größeren Spielraum als die Forschungskriterien. Dennoch ist es sinnvoll, sich auch in der klinischen Diagnostik an den eindeutig operationalisierten Forschungskriterien zu orientieren, wobei der jeweilige Grenzwert für die Vergabe einer Diagnose (z. B. sechs von neun Kriterien müssen zutreffen) in der klinischen Diagnostik unterschritten werden kann. Nach den weicheren klini-

Symptomkriterien nach ICD-10 und DSM-IV

Hinweis: [ ] = nur ICD-10 { } = nur DSM-IV

☐ Dauer der Symptomatik; mindestens 6 Monate

A: Aufmerksamkeitsstörung	nicht vorhanden	leicht ausgeprägt, Kriterium nicht erfüllt	deutlich ausgeprägt, Kriterium erfüllt	sehr stark ausgeprägt	Urteil
1. Beachtet häufig Einzelheiten nicht oder macht Flüchtigkeitsfehler bei den Schularbeiten, bei der Arbeit oder bei anderen Tätigkeiten.	0	1	2	X	Anzahl erfüllter Kriterien (Ausprägung 2 oder 3) ⑦
2. Hat oft Schwierigkeiten, längere Zeit die Aufmerksamkeit bei Aufgaben oder Spielen aufrechtzuerhalten.	0	X	2	3	
3. Scheint häufig nicht zuzuhören, wenn andere ihn/sie ansprechen.	0	X	2	3	
4. Führt häufig Aufträge anderer nicht vollständig durch und kann Schularbeiten, andere Arbeiten oder Pflichten am Arbeitsplatz nicht zu Ende bringen (nicht aufgrund oppositionellen Verhaltens oder Verständnisschwierigkeiten).	0	1	X	3	
5. Hat häufig Schwierigkeiten, Aufgaben und Aktivitäten zu organisieren.	0	1	2	X	
6. Vermeidet häufig oder hat eine Abneigung gegen oder beschäftigt sich häufig nur widerwillig mit Aufgaben, die länger andauernde geistige Anstrengungen erfordern (z. B. im Unterricht, Hausaufgaben).	0	1	X	3	
7. Verliert häufig Gegenstände, die er/sie für bestimmte Aufgaben oder Aktivitäten benötigt (z. B. Spielsachen, Hausaufgabenhefte, Stifte, Bücher oder Werkzeug).	0	1	X	3	
8. Lässt sich oft durch äußere Reize leicht ablenken.	0	1	2	X	
9. Ist bei Alltagstätigkeiten häufig vergesslich.	0	1	X	3	
Kennwert Aufmerksamkeitsstörungen (Summe der Beurteilungen/9):	2,1				

B: Überaktivität					
1. Zappelt häufig mit Händen und Füßen oder rutscht auf dem Stuhl herum.	0	1	X	3	Anzahl erfüllter Kriterien (Ausprägung 2 oder 3) ②
2. Steht {oft} im Unterricht oder in anderen Situationen auf, in denen Sitzenbleiben erwartet wird.	0	X	2	3	
3. Läuft häufig herum oder klettert exzessiv in Situationen, in denen dies unpassend ist. (Bei Jugendlichen oder Erwachsenen kann dies auf ein subjektives Unruhegefühl beschränkt bleiben.)	0	X	2	3	
4. Hat häufig Schwierigkeiten, ruhig zu spielen oder sich mit Freizeitaktivitäten ruhig zu beschäftigen.	0	X	2	3	
5. [Zeigt ein anhaltendes Muster exzessiver motorischer Aktivität, das durch die soziale Umgebung oder durch Anforderungen nicht durchgreifend beeinflussbar ist.] {Ist häufig «auf Achse» oder handelt oftmals, als wäre er/sie «getrieben».}	0	1	X	3	
Kennwert Überaktivität (Summe der Beurteilungen/5):	1,4				

C: Impulsivität					
1. Platzt häufig mit der Antwort heraus, bevor die Frage zu Ende gestellt ist.	0	1	2	X	Anzahl erfüllter Kriterien (Ausprägung 2 oder 3) ③
2. Kann häufig nur schwer warten, bis er/sie an der Reihe ist [bei Spielen oder in Gruppensituationen].	0	1	X	3	
3. Unterbricht oder stört andere häufig (z. B. platzt in die Unterhaltung oder Spiele anderer hinein).	0	1	2	X	
4. Redet häufig übermäßig viel [ohne angemessen auf soziale Beschränkungen zu reagieren] (Im DSM-IV unter Überaktivität).	0	X	2	3	
Kennwert Impulsivität (Summe der Beurteilungen/4):	2,3				

Diagnose nach ICD-10 (Forschungskriterien)

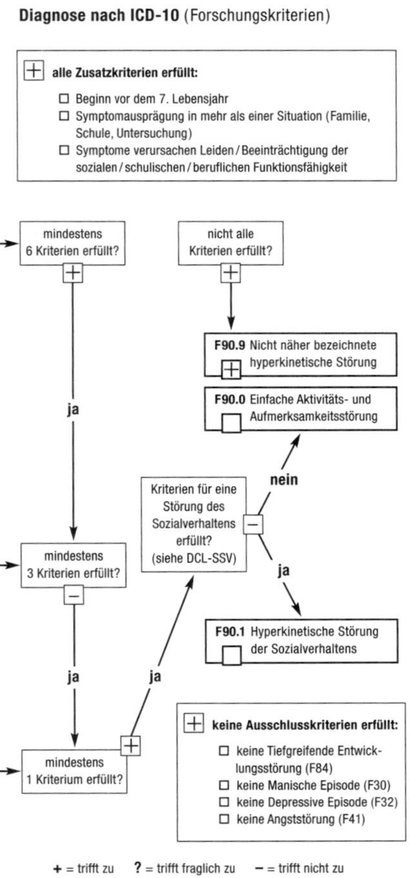

Abbildung 7: Diagnose-Checkliste für Aufmerksamkeitsdefizit-/Hyperaktivitätsstörungen (DCL-ADHS) mit dem Entscheidungsbaum für ICD-10-Diagnosen – Beispiel

schen Kriterien, die lediglich verlangen, dass Aufmerksamkeitsstörungen und Hyperaktivität vorhanden sein sollen, könnte in diesem Beispiel (Abb. 7) durchaus eine einfache Aktivitäts- und Aufmerksamkeitsstörung (F90.0) oder auch eine hyperkinetische Störung des Sozialverhaltens (F90.1) diagnostiziert werden, wenn auch die Kriterien für einen Störung des Sozialverhaltens erfüllt sind.

Diagnose nach DSM-IV

Bei den hyperkinetischen Störungen, die nach DSM-IV als Aufmerksamkeitsdefizit-/Hyperaktivitätsstörung bezeichnet werden, unterscheiden sich ICD-10 und DSM-IV, wie bereits in Kapitel 1 dargestellt, in einem zentralen Punkt. ICD-10 fordert, dass für die Diagnose einer einfachen Aktivitäts- und Aufmerksamkeitsstörung sowohl Aufmerksamkeitsstörungen als auch Hyperaktivität und Impulsivität vorliegen müssen, während DSM-IV drei Diagnosen vorsieht:

- den *Mischtyp einer Aufmerksamkeitsdefizit-/Hyperaktivitätsstörung,* bei dem sowohl Aufmerksamkeitsstörung als auch Hyperaktivität/Impulsivität vorliegen;
- den *vorherrschend unaufmerksamen Typ,* bei dem vor allem Aufmerksamkeitsstörungen vorliegen, während Hyperaktivität/Impulsivität nicht oder nicht hinreichend stark ausgeprägt sind;
- den *vorherrschend hyperaktiv-impulsiven Typ,* bei dem vor allem Hyperaktivität/Impulsivität vorliegt, während Aufmerksamkeitsstörungen nicht oder nicht hinreichend stark ausgeprägt sind.

DSM-IV empfohlen

In dem in Abbildung 7 dargestellten Beispielfall würde mit Hilfe der Diagnose-Checkliste (DCL-ADHS) nach DSM-IV die Diagnose eines vorherrschend unaufmerksamen Typs der Aufmerksamkeitsdefizit-/Hyperaktivitätsstörung diagnostiziert werden. Falls nicht andere (z. B. administrative) Gründe vorliegen, empfiehlt sich für die Praxis die Anwendung der DSM-IV-Diagnosen, weil die Diagnosedefinitionen und die Differenzierungen von gemischten bzw. stärker hyperkinetischen oder stärker aufmerksamkeitsgestörten Formen den Bedürfnissen der Praxis besser gerecht werden.

Sektion 2: Spezifische psychische Komorbidität und differenzialdiagnostische Abklärung

Hilfreiche Materialien

Die differenzialdiagnostische Abklärung und die Erhebung komorbider psychischer Störungen und anderer Bedingungen können mit Hilfe von Sektion 2 des *Explorationsschemas* erfolgen. Außerdem können im Rahmen der allgemeinen Diagnostik psychischer Störungen im Kindes- und Jugendalter (siehe Leitfaden Diagnostik psychischer Störungen; Döpfner & Petermann, 2008) weitere Instrumente zur klinischen Exploration eingesetzt werden, z. B.:

- das *Psychopathologische Befund-System für Kinder und Jugendliche, CASCAP-D* (Döpfner et al., 1998);

- weitere Diagnose-Checklisten aus dem *Diagnostik-Systems für psychische Störungen nach ICD-10 und DSM-IV für Kinder und Jugendliche-II, DISYPS-II* (Döpfner et al., 2008b).
- Zusätzlich geben Elternfragebögen, Selbsturteilsfragebögen für Kinder/Jugendliche und Fragebögen für Erzieher oder Lehrer weitere spezifische Hinweise auf komorbide Symptome oder differenzialdiagnostische Aspekte (siehe Kap. 2.1.3).

Die in den Leitlinien zur Exploration aufgeführten Punkte sind in das Explorationsschema übernommen worden. Es gilt die folgenden, in der Übersicht von Leitlinie 1 zu Sektion 2 bereits aufgelisteten Aspekte, zu berücksichtigen:

Störungen des Sozialverhaltens

- *Störungen des Sozialverhaltens* stellen die am häufigsten auftretende komorbide Störung bei Kindern und Jugendlichen mit ADHS dar. Sie werden bereits in Sektion 1 des Explorationsschemas zusammen mit der ADHS-Symptomatik erhoben. Wenn entsprechende Hinweise auf eine solche Störung vorliegen, dann sollte auch die *Diagnose-Checkliste für Störungen des Sozialverhaltens, DCL-SSV* eingesetzt werden. Liegen beide Störungen vor, dann wird nach ICD-10 eine hyperkinetische Störung des Sozialverhaltens (F90.1) diagnostiziert. Nach DSM-IV werden in diesem Fall zwei Diagnosen vergeben. Störungen des Sozialverhaltens können aber auch als Differenzialdiagnose in Erwägung gezogen werden. Kinder mit oppositionellen Verhaltensauffälligkeiten können gegen Arbeiten oder schulische Aufgaben Widerstand leisten, die Anstrengung und Aufmerksamkeit verlangen, da sie Forderungen anderer prinzipiell verweigern, und Kinder mit oppositionellem oder aggressivem Verhalten zeigen auch impulsive Verhaltenstendenzen, vor allem in sozialen Situationen. Manchmal dominiert die Störung des Sozialverhaltens das klinische Bild, während hyperkinetische Symptome deutlich schwächer ausgeprägt sind. Das ist vor allem bei älteren Kindern und Jugendlichen der Fall. Weitere Informationen zur Diagnostik von Störungen des Sozialverhaltens finden sich in dem entsprechenden Leitfaden-Band (Petermann et al., 2007).

Komorbide Störung versus Differenzialdiagnose

Diagnose bei Intelligenzminderungen

- *Intelligenzminderungen* in Form von Lernbehinderung oder geistiger Behinderung kommen ebenfalls sowohl als komorbide Störung oder als Differenzialdiagnose in Betracht. Bei Kindern mit Intelligenzminderung treten üblicherweise Aufmerksamkeitsschwächen, aber auch erhöhte Unruhe und Impulsivität auf. Dennoch kann auch bei lernbehinderten und bei geistig behinderten Kindern eine hyperkinetische Störung diagnostiziert werden. Die Symptome müssen in diesen Fällen jedoch deutlich stärker ausgeprägt sein als bei Kindern gleicher Intelligenz. Dies ist für den klinischen Beurteiler oft schwer zu entscheiden. Wenn das Kind/der Jugendliche eine Sondereinrichtung besucht (Sonderkindergarten/Sonderschule), dann ist in solchen Fällen das Urteil der Erzieher/Lehrer von besonderer Bedeutung, da diese das Verhalten des Kindes mit dem anderer Kinder mit ähnlicher intellektueller Beeinträchtigung vergleichen können. Nach ICD-10 wird die Diagnose einer hyperkinetischen Störung bei Kindern mit einem IQ

Geistig Behinderte

unter 50 nicht gestellt. Bei geistig behinderten Kindern mit schwerer motorischer Hyperaktivität und ausgeprägt repetitivem und stereotypem Verhalten kann nach ICD-10 die Diagnose einer *überaktiven Störung mit Intelligenzminderung und Bewegungsstereotypien* (F84.4) gestellt werden. Im DSM-IV ist diese Diagnose nicht vorgesehen. Weitere Informationen und Materialien zur Diagnostik von geistiger Behinderung und schwerer Entwicklungsstörung finden sich im Band 2 des Kinder-Diagnostik-Systems – KIDS (Sarimski & Steinhausen, 2007).

– *Umschriebene Entwicklungsstörungen, schulische Leistungsdefizite und Teilleistungsschwächen* treten häufig als komorbide Störungen auf. Allerdings können Kinder, die schulisch überfordert sind, im Unterricht als leicht ablenkbar, konzentrationsschwach und unruhig wirken. Deshalb ist in der Regel eine Intelligenzdiagnostik bei Kindern mit ADHS-Symptomen zum Ausschluss von schulischer Überforderung und zur Abklärung von schulischen Leistungsdefiziten und Teilleistungsschwächen unabdingbar (siehe Kap. 2.1.4).

Intelligenzdiagnostik oft notwendig

– *Schulische Unterforderung.* Bei weit überdurchschnittlich begabten Schülern, die schulisch unterfordert sind, können Symptome einer ADHS auftreten. Bei Steigerung der schulischen Anforderungen verschwinden diese Symptome jedoch meist rasch. Da Hochbegabung selten ist, sind solche Unterforderungsphänomene eher selten die Ursache für ADHS-Symptome.

Hochbegabung

– *Tiefgreifende Entwicklungsstörung.* Autistische Störungen oder tiefgreifende Entwicklungsstörungen zeichnen sich durch eine grundlegende qualitative Beeinträchtigung der sozialen Interaktion, der Kommunikation und durch begrenzte, repetitive und stereotype Verhaltensmuster, Interessen und Aktivitäten aus. Bei diesen Störungen sind im Kindesalter häufig auch ADHS-Symptome zu beobachten. In diesen Fällen wird nach ICD-10 und DSM-IV die autistische Störung diagnostiziert und keine ADHS (Poustka et al., 2008). Allerdings wird aller Voraussicht nach im DSM-V die Möglichkeit eröffnet werden, beide Störungen nebeneinander zu diagnostizieren.

Autismus schließt ADHS aus

– *Tics* sind unwillkürliche, rasche, wiederholte, nicht rhythmische motorische Bewegungen, die umschriebene Muskelgruppen betreffen (motorische Tics) oder vokale Produktionen, die plötzlich einsetzen und keinem offensichtlichen Zweck dienen (vokale Tics). Wenn sowohl motorische als auch vokale Tics auftreten, dann liegt eine Tourette-Störung vor. Tics lassen sich von motorischer Unruhe bei Kindern mit einer ADHS gut abgrenzen, weil motorische Tics immer wieder die gleichen und umschriebenen Bewegungsabläufe beinhalten, während motorische Unruhe sehr variabel ist und jede Bewegung einbezieht. Allerdings treten Tics gehäuft als komorbide Störung bei Kindern mit einer ADHS auf und etwa die Hälfte der Kinder mit Tic-Störungen zeigt auch ADHS (Döpfner et al., 2010).

Tics gehäuft komorbide

– *Depressive Symptome*, wie negatives Selbstkonzept oder mangelndes Selbstvertrauen und traurige Verstimmung sind sehr häufig bei Kindern und Jugendlichen mit ADHS festzustellen, vermutlich hauptsächlich als Folge der durch die ADHS-Symptomatik ausgelösten Frustrationen und Misserfolge in fast allen Lebensbereichen. Häufig werden diese Symptome übersehen, weil die wesentlich auffälligere ADHS-Symptomatik im Mittelpunkt steht. Allerdings sind psychomotorische Erregung und Konzentrationsstörungen auch bei depressiven Störungen festzustellen. Diese Symptome lassen sich manchmal nur schwer von der Hyperaktivität und den Aufmerksamkeitsstörungen einer ADHS unterscheiden. Ein Unterscheidungsmerkmal kann der Verlauf sein: ADHS haben einen kontinuierlichen Verlauf mit Beginn im Vorschulalter, affektive Störungen und Angststörungen treten meist später auf und verlaufen üblicherweise weniger kontinuierlich.

Aufmerksamkeitsstörung bei Depression

- *Angststörungen* treten ebenfalls gehäuft bei Kindern und Jugendlichen mit ADHS auf, insbesondere in Form von Leistungsängsten und generalisierten Angststörung (die sich u. a. durch vielfältige Ängste und Sorgen auszeichnet, durch Angespanntheit, Müdigkeit und Schlafprobleme). Wie bei depressiven Störungen können allerdings auch bei Angststörungen psychomotorische Erregung und Konzentrationsstörungen vorkommen. Bei Angststörungen treten die Symptome jedoch in der Regel ausschließlich in den ängstigenden Situationen auf. Außerdem haben Angststörungen meist nicht den über Jahre hinweg kontinuierlichen Verlauf, wie das bei ADHS der Fall ist.

Aufmerksamkeitsstörung bei Angst

- *Schlafstörungen* treten bei Kindern und Jugendlichen mit ADHS am häufigsten in Form von Einschlafstörungen auf. Sie sind entweder bedingt durch eine gegenüber unauffälligen Kindern verringerte Müdigkeit am Abend oder durch Widerstände gegen das Zubettgehen im Rahmen oppositionellen Verhaltens. Verminderter Nachtschlaf in Form von Schlafunterbrechungen oder früh morgendliches Erwachen werden ebenfalls beobachtet. Ob sich der gestörte Nachtschlaf symptomverstärkend auf die zugrunde liegende ADHS auswirkt ist bislang ungeklärt.
- *Borderline-Persönlichkeitsstörungen* treten frühestens im Jugendalter auf und sind durch ein tiefgreifendes Muster von Instabilität in zwischenmenschlichen Beziehungen, im Selbstbild und in den Affekten sowie von deutlicher Impulsivität gekennzeichnet. Jugendliche mit Persönlichkeitsstörungen klagen häufig auch über Unruhe und Angespanntheit und können sich häufig nur kurz auf eine Sache konzentrieren. In solchen Fällen wird eine Borderline-Persönlichkeitsstörung diagnostiziert. Wenn jedoch in der Vorgeschichte eindeutige Hinweise auf eine ADHS zu eruieren sind, die vor dem Alter von sechs Jahren bereits begonnen hat, dann kann auch zusätzlich eine ADHS (möglicherweise teilremittiert) vorliegen.

Ähnliche Symptome bei Borderline

- *Medikamenteninduzierte Störung.* Verschiedene Medikamente, z. B. Antikonvulsiva (Barbiturate, Vigabatrin), Antihistaminika, Schilddrüsenhormonpräparate, Steroide, Sympathomimetika und Theophyllin können Symptome einer ADHS auslösen. Nach Absetzen der Medikamente sistieren diese Symptome. Bei Dauermedikationen (z. B. Antikonvulsiva) sind medikamenteninduzierte Symptome schwer von originärer ADHS-Symptomatik zu unterscheiden.

- *Drogeninduzierte Störung.* Im Jugendalter muss differenzialdiagnostisch auch eine psychische Störung im Zusammenhang mit einem Missbrauch psychotroper Substanzen (z. B. Alkohol, Amphetamine, Cannabis, Halluzinogene, Kokain) gedacht werden. In solchen Fällen ist jedoch der für ADHS typische frühe Beginn der Symptomatik und relativ kontinuierliche Verlauf nicht vorhanden. Allerdings kommt Drogenkonsum auch als komorbide Problematik bei Jugendlichen mit ADHS gehäuft vor.
- *Manische Episode oder schizophrene Störung.* Schizophrene Störungen und Manie treten sehr selten und fast ausschließlich im Jugendalter auf; sie gehen häufig auch mit Symptomen von Unruhe und Antriebssteigerung sowie Impulsivität und Aufmerksamkeitsstörungen einher. **Psychose schließt ADHS aus** Werden diese Störungen diagnostiziert, die durch andere charakteristische Symptome gekennzeichnet sind, dann entfällt die Diagnose einer ADHS. Es gibt jedoch einige Hinweise, dass Jugendliche mit einer manischen Störung gehäuft im Kindesalter eine ADHS entwickelten. Weitere Informationen zur Diagnostik von Schizophrenie finden sich in dem entsprechenden Leitfaden-Band (Huppert & Kienzle, 2010).
- *Bindungsstörung.* Bei einer Bindungsstörung des Kindesalters mit Enthemmung (ICD-10: F94.2) kommen häufig auch ADHS-Symptome vor, allerdings ist die Symptomatik nicht so umfassend wie bei der ADHS. Auf der anderen Seite zeigen Kinder mit einer ADHS-Symptomatik oft auch aufmerksamkeitsheischendes, distanzgemindertes Verhalten, wie dies bei Kindern mit einer Bindungsstörung typisch ist. Wenn sowohl die Kriterien einer Bindungsstörung als auch einer ADHS erfüllt sind, dann sollten beide Diagnosen gestellt werden.
- *Posttraumatische Belastungsstörungen* und *Anpassungsstörungen.* Bei einer posttraumatischen Belastungsstörung sind Konzentrationsprobleme häufig, allerdings setzen die Symptome erst nach dem Trauma ein und haben nicht die typische Kontinuität vom frühen Kindesalter an, wie dies bei ADHS typisch ist. **Anpassungsstörung nachrangig diagnostizieren** ADHS-Symptome können auch im Rahmen einer Anpassungsstörung auftreten, häufiger sind jedoch depressive, aggressive oder Angstreaktionen. Auch hierbei ist der für die ADHS typische frühe Beginn und kontinuierliche Verlauf nicht vorhanden. Kinder mit ADHS leben allerdings auch häufiger unter psychosozial belastenden Bedingungen. Wenn bei andauernder psychosozialer Belastung die Kriterien für eine hyperkinetische Symptomatik erfüllt sind, sollte eine ADHS und keine Anpassungsstörung diagnostiziert werden. Weitere Informationen zur Diagnostik von Posttraumatischen Belastungsstörungen finden sich in dem entsprechenden Leitfaden-Band (Steil & Rosner, 2009).

- *Beeinträchtigte Beziehungen* zu Familienmitgliedern, zu Erziehern/Lehrern und zu Gleichaltrigen sind die Regel. Gegenüber Gleichaltrigen verhalten sich Kinder mit ADHS oft zudringlich und kaspernd-albern zugleich. Sie unterbrechen die Aktivitäten anderer und wirken wie Plagegeister. Viele Kinder mit ADHS versuchen, andere zu dominieren und zu kontrollieren. Das negative Interaktionsverhalten gegenüber Geschwistern ist bei Kindern mit ADHS deutlich erhöht. Es wundert daher nicht, dass Kinder mit ADHS häufig abgelehnt werden. Zu Eltern und zu Erziehern/Lehrern sind die Beziehungen ebenfalls häufig extrem belastet. Die Eltern-Kind- sowie die Erzieher-/Lehrer-Kind-Beziehungen sind durch ein hohes Maß an negativen, bestrafenden und kontrollierenden Interaktionen gekennzeichnet.

Beziehungsstörungen sind üblich

- *ADHS-Symptome als Folge chaotischer psychosozialer Bedingungen.* In extrem desorganisierten Familien oder bei massivster Vernachlässigung können Kinder auch ADHS-Symptome entwickeln. Sie zeigen diese Symptomatik jedoch nicht, wenn sie sich in strukturierten Umgebungen aufhalten. Allerdings sind inkonsistente Erziehungsmethoden in Familien mit Kindern mit ADHS häufig.

Entscheidungsbaum

Abbildung 8 zeigt zusammenfassend einen differenzialdiagnostischen Entscheidungsbaum (vgl. Deutsche Gesellschaft für Kinder- und Jugendpsychiatrie, Psychosomatik und Psychotherapie et al., 2007), dem die wichtigsten *differenzialdiagnostischen Gesichtspunkte* entnommen werden können.

Differenzialdiagnostische Abgrenzungen

Wenn bei älteren Kindern und bei Jugendlichen nicht alle Kriterien für die Diagnose einer ADHS erfüllt sind, dann sollte überprüft werden, ob zu einem früheren Zeitpunkt alle Kriterien erfüllt waren. In diesem Fall kann die Diagnose einer ADHS in partieller Remission gestellt werden. In den beiden nächsten Schritten wird ausgeschlossen, dass die Symptomatik ausschließlich durch pharmakologische Wirkungen oder durch organische Primärstörungen erklärbar ist. Wenn die Symptomatik erst deutlich nach dem Alter von sechs Jahren auftritt, dann sollten differenzialdiagnostisch die Störungsbilder von Angststörungen, depressiven Störungen, Psychosen (insbesondere manischer Episoden) oder Anpassungsstörungen (z. B. in Folge der Trennung der Eltern oder schulischer Überforderung) überprüft werden. Wenn sich im nächsten Schritt tiefgreifende Entwicklungsstörungen ausschließen lassen, dann kann überprüft werden, ob die Symptomatik ausschließlich durch Intelligenzminderung erklärt werden kann. Wenn (bei Jugendlichen) das Vorliegen einer Psychose ausgeschlossen werden kann und wenn die Symptomatik nicht besser durch eine Borderline-Persönlichkeitsstörung, eine Angststörung oder eine depressive Episode erklärbar ist, dann kann nach ICD-10 die Diagnose einer hyperkinetischen Störung gestellt werden, entweder als einfache Aktivitäts- und Aufmerksamkeitsstörung (F90.0) oder als hyperkinetische Störung des Sozialverhaltens (F90.1), wenn zusätzlich die Kriterien für die Diagnose einer Störung des Sozialverhaltens erfüllt sind.

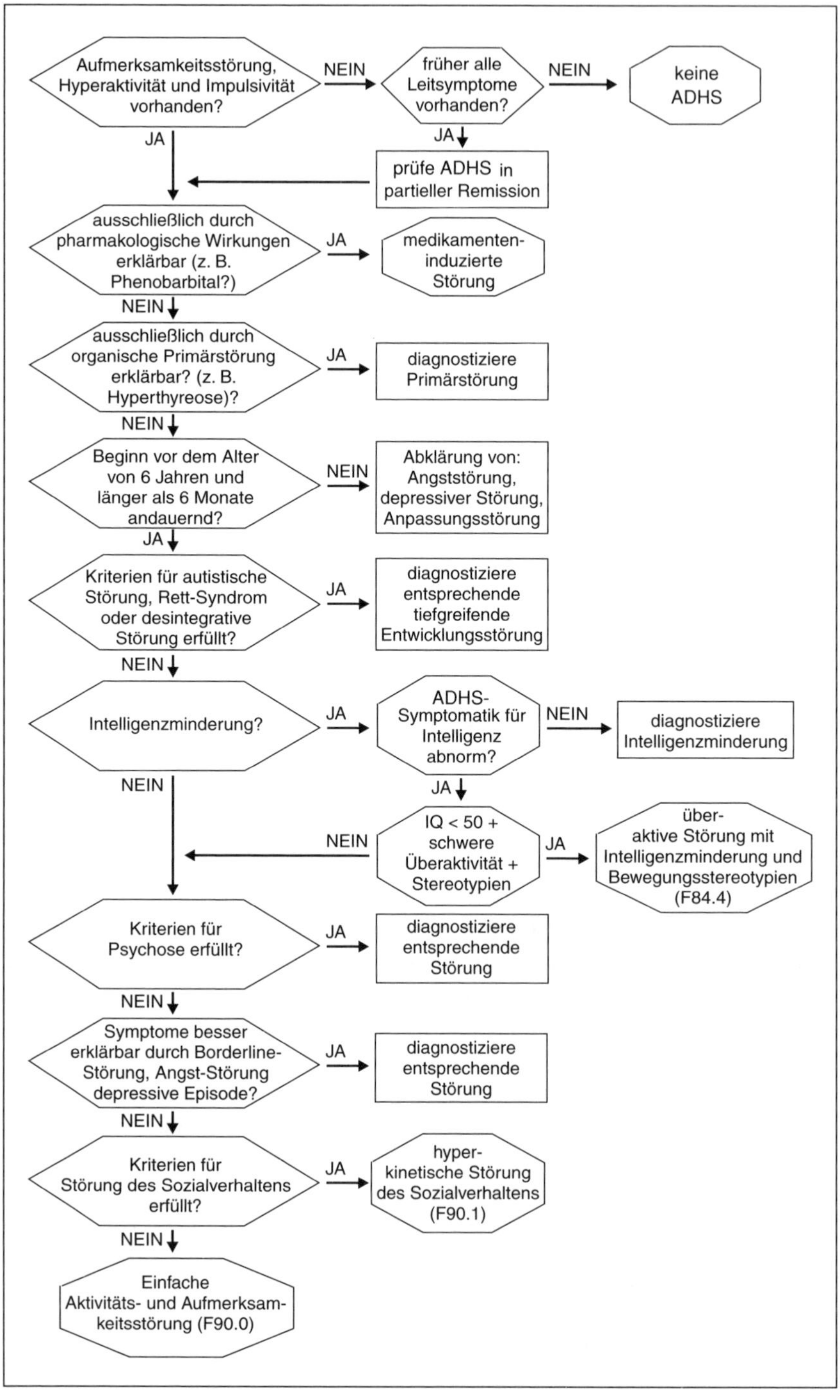

Abbildung 8: Differenzialdiagnostischer Entscheidungsbaum (aus Deutsche Gesellschaft für Kinder- und Jugendpsychiatrie, Psychosomatik und Psychotherapie et al., 2007)

Nach DSM-IV könnte noch weiter danach differenziert werden, ob ein vorwiegend unaufmerksamer Typ, ein vorwiegend hyperaktiv-impulsiver Typ oder ein Mischtyp vorliegt.

Sektion 3: Relative Stärken und Interessen des Kindes/Jugendlichen

Es empfiehlt sich, die relativen Stärken und Interessen des Kindes oder Jugendlichen nicht erst in dieser Phase der Exploration, sondern bereits früher anzusprechen, vor allem dann, wenn Eltern und Kind/Jugendlicher gemeinsam exploriert werden. Dadurch kann verhindert werden, dass die Eltern ausschließlich klagend über die Probleme des Kindes/Jugendlichen berichten. Deshalb ist die entsprechende Sektion im Explorationsschema bereits auf der ersten Seite angegeben. Explorieren Sie die Eltern bezüglich Freizeitaktivitäten, sportlichen Interessen, besonderen Fähigkeiten und positiven Eigenschaften, wie Humor, Charme oder Begeisterungsfähigkeit. Je weniger Eltern über positive Eigenschaften ihres Kindes/Jugendlichen berichten können, umso stärker ist in der Regel die Eltern-Kind-Beziehung beeinträchtigt.

Kompetenzen und Interessen früh explorieren

Sektion 4: Störungsspezifische Entwicklungsgeschichte des Kindes/Jugendlichen

Die Erfassung der störungsspezifischen Entwicklungsgeschichte des Kindes/Jugendlichen baut auf der allgemeinen Anamnese auf, wie sie im Rahmen des Leitfadens zur Diagnostik psychischer Störungen im Kindes- und Jugendalter beschrieben werden (Döpfner & Petermann, 2008). Bei Kindern oder Jugendlichen mit ADHS sind folgende Aspekte besonders zu beachten (vgl. auch die Kurzübersicht zu Sektion 4 in Leitlinie 1):

Frühe Auffälligkeiten nicht notwendig

- Schwangerschafts-/Geburtskomplikationen (z. B. Frühgeburtlichkeit, Sauerstoffmangel unter der Geburt – Asphyxie, Hirnblutungen) und Komplikationen in der Neugeborenenperiode (z. B. Neugeborenenkrämpfe); treten bei diesen Kindern nicht notwendigerweise auf. Sie stellen auch nicht einen entscheidenden Faktor bei der Genese der Störung dar, dennoch können Sie bei der Entwicklung der Störung eine Rolle spielen (für genauere Angaben siehe Döpfner & Petermann, 2008).
- Verzögerungen in der frühkindlichen Entwicklung (z. B. beim Sitzen, Krabbeln, Laufen, erste Worte, Sauberkeit) müssen ebenfalls nicht notwendigerweise vorkommen. Sie treten jedoch häufiger bei Kindern mit ADHS auf und können Hinweise auf mögliche aktuelle Entwicklungsstörungen geben, die genauer abgeklärt werden müssen (für genauere Angaben siehe Döpfner & Petermann, 2008).

Regulationsstörungen häufig

- Ungünstige Temperamentsmerkmale und Regulationsstörungen können im Säuglingsalter häufiger auftreten. Auch sie müssen nicht notwendigerweise vorhanden sein, sie stellen aber häufig den Beginn von Eltern-Kind-Interaktionsproblemen dar, welche wiederum die Ausprägung der ADHS-Symptomatik beeinflussen können. Daher sollten Schlafprobleme, Störungen der Nahrungsaufnahme, häufiges Schreien, Koliken, Unruhe im Säuglingsalter und die Belastungen der Eltern dadurch differenziert erhoben werden.

Zunahme der Symptomatik mit Einschulung

– Der Beginn der Leitsymptome der ADHS sollte gezielt erfragt werden. Nach den Klassifikationssystemen muss er vor dem Alter von sechs Jahren, also noch vor der Einschulung liegen. Bei Kindern, die weniger stark von der Symptomatik behaftet sind, beschreiben die Eltern häufig, dass die Symptome mit der Einschulung auftraten. Bei genauer Nachfrage wird jedoch meist deutlich, dass bereits im Vorschulalter das Kind besonders aufgeweckt, quirlig und anstrengend war, dass aber die Bezugspersonen damit noch ganz gut zurechtgekommen sind. Mit der Einschulung werden an das Kind plötzlich deutlich höhere Anforderungen gestellt, die dann eine erhebliche Zunahme der Problematik bewirken. Wenn die Symptomatik erst deutlich nach der Einschulung beginnt, dann sollten psychosoziale Belastungen (Trennung der Eltern, Geburt eines Geschwisters, schulische Überforderung auf weiterführender Schule) oder auch andere Störungen (depressive Störungen, Angststörungen) als mögliche Ursachen der Symptomatik eruiert werden. In jedem Falle müssen spezifische Belastungen im Zusammenhang mit dem Beginn der Symptomatik und die damaligen Reaktionen der wichtigsten Bezugspersonen auf die Symptomatik erhoben werden.

Symptomatik im Kindesalter konstant

– Die Exploration des Verlaufs der Symptomatik gibt weitere wichtige Hinweise. Typischerweise ist die Symptomatik im Vorschul- und Grundschulalter relativ konstant, kann aber bei stärkerer psychosozialer Belastung (schulische Anforderung, Trennung der Eltern) auch noch einmal zunehmen. Eine deutliche Verminderung der motorischen Unruhe beginnt in der Regel erst mit dem Eintritt in die Pubertät; bei Kindern mit weniger stark ausgeprägter Symptomatik manchmal auch schon etwas früher.

Sektion 5: Spezifische medizinische Anamnese

Die spezifische medizinische Anamnese wird von einem Arzt erhoben, vor allem dann, wenn Hinweise in der Anamnese vorliegen, die von einem psychologischen Psychotherapeuten/Kinder- und Jugendlichenpsychotherapeuten nicht eingeordnet werden können. Die somatische Anamnese dient der Abklärung komorbider internistischer oder neurologischer Erkrankungen sowie der differenzialdiagnostischen Abgrenzung zu körperlichen Erkrankungen (und Medikamentennebenwirkungen), die Symptome einer ADHS imitieren können. Neben der Familienanamnese (siehe Sektion 6) und der Schwangerschafts- und Geburtsanamnese (siehe Sektion 4) sollten folgende Aspekte beachtet werden (vgl. auch die Kurzübersicht zu Sektion 5 in Leitlinie 1):

1. *Kinderkrankheiten:*
- Neurologisch: Schädelhirntraumata, Meningitis, Enzephalitis, Anfallsleiden, Migräne, raumfordernde oder neurodegenerative Prozesse, intrakranielle Blutungen.
- Internistisch: angeborene Stoffwechselstörungen, Allergien, Asthma, Schlafapnoe, Schilddrüsenüberfunktion, Intoxikationen (z. B. Blei).

2. *Medikamentenanamnese:*
Insbesondere ist zu achten auf Medikamente, die Symptome einer ADHS auslösen können: Antikonvulsiva (Barbiturate, Vigabatrin), Antihistaminika, Schilddrüsenhormonpräparate, Steroide, Sympathomimetika, Theophyllin.

Sektion 6: Spezifische Familienanamnese

Die Leitlinien zur spezifischen Familienanamnese sind in Sektion 6 des Explorationsschemas aufgenommen. Bei Kindern/Jugendlichen mit hyperkinetischen Störungen sollten in der Familienanamnese insbesondere folgende Aspekte beachtet werden (siehe auch die Kurzübersicht zu Sektion 6 in Leitlinie 1):

Gehäuft auftretende Störungen in der Familie

- Frühere oder aktuelle *psychische Störungen* bei den *Eltern* oder *Geschwistern* des Patienten, vor allem ADHS, Tic-Störung, Drogen-/Medikamentenmissbrauch, Störung des Sozialverhaltens, Persönlichkeitsstörung, Affektstörung oder Angststörung, Schizophrenie sowie Entwicklungsstörungen oder Lernstörungen. Diese Störungen treten gehäuft bei Familienmitgliedern von Kindern/Jugendlichen mit ADHS auf.
- Vergangene und vor allem gegenwärtige *Belastungen und Krisen* in der Familie (z. B. Eheprobleme, Probleme mit anderen Familienmitgliedern oder mit Verwandten und Nachbarn) sowie Veränderungen in der Familienzusammensetzung. Dabei sollte auch die Reaktion des Kindes auf diese Belastungen exploriert werden.
- Der *Organisationsgrad* der Familie lässt sich beispielsweise durch Fragen nach der Aufgabenteilung zwischen den Eltern, nach Aufgaben der Kinder in der Familie oder durch Erfragen des typischen Tagesablaufes in der Familie einschätzen. Weitere Ressourcen innerhalb und außerhalb der Familie, die zur Bewältigung der Problematik genutzt werden oder genutzt werden können, sind beispielsweise Großeltern oder andere Bezugspersonen, Strukturiertheit der Eltern, finanzielle Möglichkeiten oder besonders herzliche Eltern-Kind-Beziehungen.

Klarheit von Familienregeln

Das *allgemeine Erziehungsverhalten,* insbesondere die Klarheit der Eltern in der Festlegung von Familienregeln, die Anwendung von positiver Zuwendung und von Belohnung sowie von negativen Konsequenzen in der Erziehung sollte genau exploriert werden. Besonders wichtig ist der Umgang der Eltern mit kritischen Erziehungssituationen.

Hilfreiche Materialien

Für eine differenzierte Exploration dieses Bereiches kann das bereits vorgestellte Elterninterview über Problemsituationen in der Familie (EI-PF) (siehe Kap. 3.4, S. 121 und Döpfner et al., 2006, 2007d) genutzt werden.

Exploration von Vernachlässigung

Ob eine ausgeprägte *Vernachlässigung* oder eine *Misshandlung* vorliegt, lässt sich meist aus der bisherigen Exploration, vor allem zum Erziehungsverhalten abschätzen, kann aber auch gezielt erfragt werden (Wie viel Zeit haben Sie für Ihr Kind? Haben Sie den Eindruck, dass Sie sich nicht genügend um Ihr Kind kümmern können? Haben Sie das Kind schon einmal so sehr bestraft, dass es Ihnen später leid tat? Welche körperlichen Strafen wenden Sie an?).

Hinweise auf die *Qualität der Eltern-Kind-Beziehung* lassen sich einerseits aus der Beobachtung der Eltern-Kind-Interaktion während der Exploration erschließen und auch aus der Art und Weise, in der die Eltern über die Problematik ihres Kindes berichten. Andererseits kann die Wärme in den familiären Beziehungen auch direkt exploriert werden (z. B.: Gibt es Situationen, in denen Sie sich über Ihr Kind freuen können? Erleben Sie das Kind fast nur noch als belastend?).

Sektion 7: Bedingungen im Kindergarten/in der Schule und in der Gleichaltrigengruppe

Elternangaben als erste Orientierung

Zur Exploration der Bedingungen im Kindergarten/in der Schule und in der Gleichaltrigengruppe sind vor allem die Angaben der Erzieher/Lehrer sowie des Kindes/Jugendlichen selbst von Bedeutung (siehe Kap. 2.1.1 und 2.1.2). Aber auch die Eltern sollten hierzu befragt werden, vor allem um noch ein weiteres Urteil einzuholen und weil Informationen direkt vom Kindergarten oder von der Schule gelegentlich nicht so leicht zu erheben sind oder erst mit einer zeitlichen Verzögerung eingeholt werden können.

Häufig belastete Beziehungen

Neben der *Integration* des Kindes in Gruppen, *belastenden Bedingungen* im Kindergarten/in der Schule, Ressourcen im Kindergarten/in der Schule sollte die Erzieher-/Lehrer-Kind-Beziehung und Erzieher-/Lehrer-Eltern-Beziehung angesprochen werden. Häufig haben Eltern, deren Kinder mit Problemen im Kindergarten/Schulproblemen kämpfen, das Gefühl, dass die Erzieher/Lehrer ihr Kind nicht mögen und nicht selten entwickelt sich neben der belasteten Eltern-Kind- und Lehrer-Kind-Beziehung auch noch eine angespannte Lehrer-Eltern-Beziehung.

Sektion 8: Therapie

Die Fragen zu bisherigen Bewältigungsversuchen und therapeutischen Interventionen sind in Sektion 8 des Explorationsschemas zusammengefasst und beziehen sich auf folgende Aspekte:

- Bisherige *Bewältigungsversuche* in der Familie, im Kindergarten oder in der Schule und ihre Ergebnisse (z. B. Belohnungen, Strafen, Umschulungsmaßnahmen). Häufig berichten Eltern, sie hätten schon alles probiert und nichts habe geholfen. Allerdings werden solche Interventionen häufig nur unsystematisch oder zu kurz durchgeführt.

Meist unsystematische Bewältigungsversuche

- *Vorbehandlungen* zur Verminderung der Problematik, z. B. Psycho-, Moto-, Ergo-, Sprachtherapie oder andere Übungsbehandlungen (Lese-/Rechtschreibtraining) sowie Pharmakotherapie, bei der auch die Dosierung erfragt werden sollte.
- Vorstellungen der Eltern über die Ursachen der Störung *(Störungskonzepte),* sind für die Behandlungsplanung von Bedeutung. Die Vorstellungen können von organischen Konzepten (Hirnschädigung, Vererbung) bis zu ausschließlich psychosozialen Verursachungskonzepten (falsche Erziehung, Eheprobleme) reichen. Störungskonzepte können mehr oder weniger verfestigt sein; manche Eltern haben sehr klare Vorstellungen, andere antworten auf die Frage, woher die Probleme wohl kommen könnten, dass sie keine genaue Vorstellung dazu haben und eben dies vom Therapeuten wissen möchten.

Organische versus psychosoziale Störungskonzepte

- Aus den Störungskonzepten und den bisherigen Therapieerfahrungen lassen sich häufig die *Therapieerwartungen* ableiten. Diese können von medikamentöser Therapie, über Übungsbehandlung des Kindes, bis zu Elternberatung, und Familientherapie oder Beratung der Erzieher/Lehrer reichen. Die Exploration der Therapieerwartungen ist für die Therapieplanung von besonderer Bedeutung, weil starke Diskrepanzen zwischen den Therapieerwartungen der Eltern (z. B. Pharmakotherapie) und der Therapieplanung des Therapeuten (z. B. Durchführung von Familiengesprächen) zu Therapieabbruch führen können, wenn sie nicht angesprochen und vermindert werden.

Therapieerwartungen beachten

- Die Bereitschaft der Eltern zur aktiven Mitarbeit *(Therapiemotivation)* bei verschiedenen Interventionsmöglichkeiten (Pharmakotherapie, Beratung der Eltern und Interventionen in der Familie, Psychotherapie des Kindes, Übungsbehandlung) sollte abschließend erfragt werden.
- Die *Behandlungsziele* der Eltern sollten zum Abschluss der diagnostischen Phase unter Einbeziehung aller diagnostischen Ergebnisse (neben Exploration also auch Fragebogenverfahren, testpsychologische Untersuchung usw.) mit den Eltern gemeinsam formuliert werden. Die Behandlungsziele beziehen sich meist auf die Verminderung von umschriebenen Zielsymptomen, sie können aber auch beispielsweise die Verbesserung familiärer Beziehungen umfassen. Wichtig ist, dass die Ziele so formuliert sind, dass sie konkret überprüfbar sind. Die Konkretisierung sollte sich auf die Situation und auf die Häufigkeit und/oder Intensität beziehen, mit der das Verhalten in den Situationen auftritt. Eine Konkretisierung der Situation gelingt nicht immer, sollte aber nach Möglichkeit angestrebt werden, weil situationsunabhängig definierte Verhaltensprobleme im Allgemeinen schwieriger zu behandeln sind. Der folgende Kasten zeigt eine Liste der häufigsten Verhal-

Möglichst konkrete Ziele definieren

Maximal 4 Probleme herausgreifen

tensprobleme des Kindes in der Familie und gibt Beispiele für konkrete Formulierungen. In der Regel sollten nicht mehr als vier Verhaltensprobleme für die Behandlung definiert werden. Falls Sie mehr als vier Problembereiche vorläufig definiert und abgegrenzt haben, besprechen Sie mit den Eltern, welche der problematischen Verhaltensweisen am stärksten belastend sind und welche diejenigen sind, die es vordringlich zu verändern gilt.

Beispiele für die Formulierung konkreter Verhaltensprobleme des Kindes, deren Verminderung Ziel der Behandlung sein soll (aus Döpfner et al., 2007d)

- Ist fast den ganzen Tag auf Achse und kann sich selten länger als 10 Minuten beschäftigen.
- Reagiert auf fast keine Aufforderung unmittelbar, sondern nur manchmal nach mehrfacher Wiederholung und wenn die Mutter laut wird.
- Beachtet folgende Regeln in der Familie so gut wie nie: Straßenschuhe ausziehen, Hände vor dem Essen waschen, Spielsachen nicht im Wohnzimmer und der Küche liegen lassen.
- Ärgert und traktiert die kleine Schwester jeden Tag mindestens viermal, so dass sie heulend zu mir kommt.
- Ist beim Essen sehr unruhig. Steht mindestens zweimal auf, häufig fallen Dinge auf den Boden.
- Trödelt morgens extrem, reagiert auch nicht auf mehrfache Anweisungen sich anzuziehen, zu waschen, zum Frühstück zu kommen.
- Platzt ständig in die Unterhaltungen anderer Familienmitglieder.
- Schreit sofort, wenn er etwas nicht bekommt oder tun darf (z. B. abends nicht mehr auf die Straße darf; keine Süßigkeiten bekommt).
- Bekommt jeden Tag mindestens zwei heftige Wutausbrüche, wirft dann mit Gegenständen um sich und schreit bis zu eine halbe Stunde lang.
- Braucht für die Hausaufgaben bis zu 3 Stunden, beschäftigt sich immer wieder mit anderen Dingen oder starrt Löcher in die Luft.

Hilfreiche Materialien

Die definierten Verhaltensprobleme können in eine individuelle Problemliste *Verhaltensprobleme des Kindes* eingetragen werden, die von den Eltern regelmäßig beurteilt wird. Diese Problemliste ist ein zentrales Instrument zur Verlaufskontrolle (siehe Kap. 3.9, S. 125).

2.1.2 Exploration, Verhaltensbeobachtung und psychopathologische Beurteilung des Kindes/Jugendlichen

Exploration in Anwesenheit der Eltern oder allein

Exploration. Je älter das Kind ist, umso wichtiger ist die Exploration des Kindes/Jugendlichen. Ab dem Schulalter ist eine altersgemäße Exploration durchaus möglich. Die Exploration kann in Anwesenheit der Eltern oder auch mit dem Kind/Jugendlichen allein erfolgen. Bei einer Exploration des Kindes/Jugendlichen in Anwesenheit der Eltern können Diskrepanzen in der Beurteilung einzelner Aspekte unmittelbar erkannt und angesprochen werden. Andererseits wird der Patient in einer solchen Situation bestimmte Informationen nicht geben (z. B. hinsichtlich seines Verhaltens in Gleichaltrigengruppen). Häufig ist es günstig, zunächst den Patienten in Anwesenheit der Eltern zu explorieren und anschließend noch einmal allein kurz zu befragen. Wenn die Eltern-Kind-Beziehung sehr angespannt ist, empfiehlt es sich zunächst, die Eltern oder den Patienten allein zu explorieren. Leitlinie 2 fasst die wichtigsten Hinweise zur Durchführung der Exploration von Kindern und Jugendlichen mit ADHS zusammen und gibt einige Explorationsbeispiele. Die Nummerierungen beziehen sich auf die in Leitlinie 1 aufgelisteten Sektionen der Explorationsleitlinien.

Angespannte Eltern-Kind-Beziehung

L2 Leitlinie 2: Exploration der Kinder und Jugendlichen (etwa ab dem Schulalter)

Bereich/Sektion	Explorationsbeispiele (Einstiegsfragen)
A) Beziehungsaufbau – durch gemeinsames Spiel – durch Exploration des Alltags des Kindes/Jugendlichen, seiner Interessen und Lieblingsaktivitäten, seiner Stärken	– Was machst du, wenn du die Hausaufgaben gemacht hast? – Hast du ein Hobby? – Machst du gerne Sport? – Was kannst du besonders gut?
B) Hinführung zur Exploration der Verhaltensprobleme – durch Kapitel 1 aus Wackelpeter und Trotzkopf – durch Exploration der Sorgen, Veränderungswünsche des Patienten	– Was stört dich zu Hause am meisten? – Wenn du einen Wunsch frei hättest, was sollte sich zu Hause ändern? – Was stört dich am meisten in der Schule?
Sektion 1: Aktuelle ADHS-Symptomatik insbesondere: – Umfang, in dem ADHS-Symptome vom Patienten wahrgenommen werden – Belastungen und Beeinträchtigungen, die der Patient durch die Symptomatik erlebt	– Hast du selbst das Gefühl, dass du unruhiger und zappeliger bist als andere? Wie/wann merkst du das? – Hast du selbst das Gefühl, dass du dich nicht so gut konzentrieren kannst und dich leicht ablenken lässt? Woran merkst du das? – Hast du selbst das Gefühl, dass du schlechter abwarten kannst als andere oder dass du häufiger Dinge machst, ohne lange genug darüber nachzudenken? Woran merkst du das?
Sektion 2: Spezifische psychische Komorbidität und differenzialdiagnostische Abklärung insbesondere: – depressive Symptomatik, z. B. negatives Selbstkonzept, mangelndes Selbstvertrauen	– Hast du das Gefühl, die anderen können fast alles besser als du? – Bist du häufiger traurig oder hoffnungslos? – Hast du Angst, vor Dingen, vor denen man eigentlich keine Angst zu haben braucht? – Hast du Angst vor all dem, was noch auf dich zukommt?

– Angststörungen (insbesondere Leistungsängste und generalisierte Angststörung) – aggressives und dissoziales Verhalten, vor allem in der Gleichaltrigengruppe – Drogengebrauch bei Jugendlichen	– Machst du dir Sorgen wegen deiner Leistungen in der Schule? – Hast du mehr Streit und Auseinandersetzungen als andere? – Hast du schon einmal Alkohol oder Drogen ausprobiert?
Sektion 6: Familiäre Bedingungen und Beziehungen insbesondere – Beziehungen zu den Eltern aus der Perspektive des Patienten – Erziehungsverhalten der Eltern aus der Perspektive des Patienten – Beziehungen zu Geschwistern und anderen Familienmitgliedern	– Wie kommst du mit deinen Eltern aus? – Findest du, dass deine Eltern strenger sind als andere Eltern oder dass sie dir mehr erlauben? – Was stört dich bei deinen Eltern am meisten? – Wie kommst du mit deinen Geschwistern aus?
Sektion 7: Bedingungen in der Schule und in der Gleichaltrigengruppe insbesondere: – Integration des Kindes/Jugendlichen in Gruppen (Schule, Gleichaltrige, Freizeitgruppen) – belastende Bedingungen in der Schule (z. B. Gruppen-/Klassengröße, andere verhaltensauffällige Kinder, Ausgrenzungen, Cliquen-Bildungen) – Beziehungen zu Lehrern	– Was gefällt dir in der Schule und was nicht? – Hast du Freunde? Wie heißen sie mit Vornamen? Was machst du mit ihnen zusammen? – Wie gut kommst du mit deinen Klassenkameraden aus? – Hast du Feinde? – Gibt es in deiner Klasse eine Clique/Bande? – Wie kommst du mit deinen Lehrern aus?
Sektion 8: Therapie – bisherige eigene Bewältigungsversuche – bisherige Therapie-Erfahrungen – Störungskonzepte des Kindes/Jugendlichen (Ursachen der Störung) – Therapieerwartungen des Kindes/Jugendlichen – Bereitschaft des Kindes/Jugendlichen zur aktiven Mitarbeit – Behandlungsziele des Kindes/Jugendlichen (Zielsymptome)	– Hast du schon einmal versucht, die Probleme (benennen) in den Griff zu bekommen? – Warst du deshalb schon einmal bei einem Arzt oder Psychologen? Wie war es da? – Was soll sich verändern? – Was möchtest du erreichen? – Was kannst du dazu beitragen? – Was müssen andere tun?

Hilfreiche Materialien

Die Exploration der Probleme kann bei Kindern im Schulalter durch das erste Kapitel aus der Geschichte von *Wackelpeter und Trotzkopf* eingeleitet werden, die im Rahmen des Therapieprogrammes für Kinder mit hyperkinetischem und oppositionellem Problemverhalten (THOP) entwickelt wurde (Döpfner et al., 2007d). In diesem Kapitel wird Peter, ein Junge mit ADHS, vorgestellt, der von all seinen Schwierigkeiten und Problemen erzählt, die im Zusammenhang mit der ADHS-

Problematik auftreten. Am Ende schreibt Peter eine Ärgerliste und fordert den Leser auf, für sich selbst eine solche Liste anzulegen. Diese Geschichte kann dem Kind vorgelesen werden, oder es kann die Geschichte auch selbst lesen. Danach ergeben sich meist genügend Anhaltspunkte, um mit dem Kind über dessen eigene Probleme zu sprechen. Ältere Kinder und Jugendliche können zur Exploration der Verhaltensprobleme hingeführt werden, indem ihre Sorgen und Veränderungswünsche angesprochen werden.

Zur weiteren Exploration des Patienten kann das *Explorationsschema für Hyperkinetische und Oppositionelle Verhaltensstörungen (ES-HOV)* (siehe M01, S. 133 und Döpfner et al., 2006) verwendet werden, wobei nicht alle Sektionen vollständig exploriert werden.

Am Anfang des Kontaktes mit dem Kind/Jugendlichen ist vor allem der *Beziehungsaufbau* zu beachten. Häufig möchte der Patient am liebsten alles schnell beenden, weil er fürchtet, dass der Therapeut, wie zuvor schon die Eltern und möglicherweise auch die Erzieher/Lehrer, ihn als den „Schuldigen" entlarvt bzw. die Unzufriedenheit der Eltern/Erzieher/Lehrer mit seinen Leistungen, seinem Verhalten, seiner ganzen Person bestätigt. Häufig leiden die Patienten unter ihrer Problematik oder zumindest unter den Reaktionen des Umfeldes, sie können diesen Leidensdruck aber in der Regel nicht in eine entsprechende Therapiemotivation umsetzen. Probleme werden zunächst eher verdrängt oder externalisiert. Daher sollte man zunächst das Gespräch mit dem Kind/Jugendlichen auf dessen Interessen und bevorzugte Tätigkeiten lenken und erst danach die Probleme des Patienten ansprechen. Bei jüngeren Kindern sollte der Exploration eine spielerische Beschäftigung von etwa 15 bis 20 Minuten vorangehen.

Probleme werden häufig externalisiert

Bei der Exploration der *aktuellen ADHS-Symptomatik des Kindes/Jugendlichen* (Sektion 1) sollte insbesondere beachtet werden, in welchem Umfang der Patient die ADHS-Symptomatik berichten kann (Problembewusstsein). Häufig werden Symptome vom Patienten im Vergleich zur Einschätzung von Eltern und Lehrern nur in geringem Maße beschrieben. Dies kann durch eine verzerrte Selbstwahrnehmung oder durch aktive Dissimulationen des Patienten begründet sein. Außerdem sollte das Ausmaß an Belastungen und Beeinträchtigungen erfragt werden, die der Patient durch die Symptomatik erlebt.

Kann der Patient Symptome schildern?

Bei der *Exploration der spezifischen psychischen Komorbidität und der differenzialdiagnostischen Abklärung* (Sektion 2) sollten beim Patienten insbesondere depressive Symptome (z. B. negatives Selbstkonzept, mangelndes Selbstvertrauen) und Angststörungen (insbesondere Leistungsängste und generalisierte Angststörung) eruiert werden, da diese verdeckten Symptome oft von den Bezugspersonen kaum wahrgenommen werden. Außerdem sollten Verhaltensprobleme angesprochen werden, die von Eltern und Lehrern nur begrenzt beobachtet werden können, wie aggressives und dissoziales Verhalten in der Gleichaltrigengruppe und Drogengebrauch bei Jugendlichen.

Vor allem emotionale Symptome explorieren

Hinsichtlich der *Therapie* (Sektion 8) sind weniger die objektiven Daten zum bisherigen Therapieverlauf als die bisherigen Erfahrungen des Patienten mit Therapie, seine Einstellungen zur Problematik und seine Motivation zur aktiven Mitarbeit von Bedeutung:

Erfahrungen mit Problembewältigung oder Therapie

- *Bisherige Therapieerfahrungen* können die Einstellung des Patienten zur aktuellen Therapie entscheidend prägen. Wenn Vortherapien stattgefunden haben, sollte der Patient daher kurz zu seinen Erfahrungen befragt werden.
- Bisherige *eigene Bewältigungsversuche* können wichtige Ansatzpunkte für die Therapie darstellen. Der Patient sollte gefragt werden, ob er denn selbst schon etwas unternommen hat, um die Probleme in den Griff zu bekommen.
- *Störungskonzepte* des Kindes/Jugendlichen, d. h. seine Vorstellungen über die Ursachen der Probleme sollten vor allem bei älteren Kindern und Jugendlichen erfragt werden. Dabei sollte vor allem überprüft werden, ob die Ursachen external (die anderen verursachen die Probleme; Pech), labil internal (mangelnde Anstrengung) oder stabil internal (mangelnde eigene Fähigkeiten) attribuiert werden.
- Die *Therapieerwartungen* des Kindes/Jugendlichen und seine *Bereitschaft* zur aktiven Mitarbeit bzw. das Ausmaß des Widerstandes bei verschiedenen Interventionsmöglichkeiten (z. B. Pharmakotherapie, Selbstmanagementtherapie, Einbeziehung der Eltern und der Familie oder der Schule) sollten erfragt werden.

Ziele des Patienten sind wichtig

- Die *Behandlungsziele* des Kindes/Jugendlichen können von denen der Eltern differieren. Je älter der Patient ist, umso wichtiger ist seine aktive Mitarbeit und umso wichtiger ist es auch, mit ihm Behandlungsziele zu vereinbaren, die ebenfalls möglichst konkret formuliert sein sollten.

Verhaltensbeobachtung und psychopathologische Beurteilung des Kindes/Jugendlichen. Das Verhalten des Patienten wird während der Exploration der Eltern, während der Exploration des Patienten selbst, während Spielsituationen und während anderer Untersuchungen (z. B. testpsychologische Untersuchung, körperliche Untersuchung) beobachtet und psychopathologisch beurteilt.

ADHS-Symptome oft nicht beobachtbar

Symptome einer ADHS müssen jedoch nicht unbedingt in der Untersuchungssituation beobachtbar sein. In neuen Situationen und in Situationen, in denen das Kind nur mit einer anderen Person zusammen ist, lassen sich ADHS-Symptome häufig nicht beobachten. Je jünger die Patienten sind und je massiver sie von der Symptomatik behaftet sind, umso eher tritt diese allerdings auch in der Untersuchungssituation auf. Es sollte beobachtet werden, ob sich die Symptomatik durch die Variation der Situation verändern lässt. Bei vielen Kindern treten in selbstbestimmten Situationen (Spielsituationen) die Probleme kaum zutage, während in fremdbestimmten Situationen (z. B. bei testpsychologischen Untersuchungen) oder auch in langweiligen Situationen (z. B. während der Exploration der Eltern) diese Auffälligkeiten eher zu beobachten sind.

Hilfreiche Materialien

- In Sektion 9 des *Explorationsschemas für Hyperkinetische und Oppositionelle Verhaltensstörungen (ES-HOV)* (siehe M01, S. 133 und Döpfner et al., 2006) sind die wichtigsten Merkmale für eine Beurteilung aufgeführt.
- Eine differenziertere psychopathologische Beurteilung ist anhand des *Psychopathologischen Befund-Systems für Kinder und Jugendliche, CASCAP-D* (Döpfner et al., 1998) möglich.
- Das Verhalten während testpsychologischer Untersuchungen lässt sich genauer durch den Beurteilungsbogen *Verhalten während der Untersuchung* (VWU) (Döpfner et al., 2007d) einschätzen (siehe Kap. 3.8, S. 124).

Falls die Eltern ADHS-Symptome bei der Durchführung der Hausaufgaben beschreiben, ist eine Durchführung der Hausaufgaben in der Untersuchungssituation unter optimalen Rahmenbedingungen indiziert. Damit kann überprüft werden, inwiefern das Kind in der Lage ist, seine Hausaufgaben unter günstigen Randbedingungen zügig und konzentriert zu erledigen und in welchem Ausmaß die von den Eltern geschilderten Verhaltensprobleme sich auch in dieser Situation einstellen. Optimale Rahmenbedingungen werden hergestellt, indem der Untersucher angemessene Verhaltensweisen kontinuierlich positiv verstärkt und für eine erfolgreiche Aufgabenbewältigung in einer gegebenen Zeit eine besondere Belohnung in Aussicht stellt. Der Untersucher vereinbart also mit dem Kind eine Zeit, in der es seine Aufgaben macht, sowie eine Belohnung, die unmittelbar danach erfolgt, wenn das Kind in der vereinbarten Zeit und mit angemessener Qualität die Aufgaben beendet.

Verhaltensbeobachtung während der Hausaufgaben

2.1.3 Standardisierte Fragebögen

Die Leitlinie 3 gibt eine Übersicht über die Empfehlungen zur Anwendung von standardisierten Fragebogenverfahren, die optional ist, aber eine wesentliche Erleichterung bei der Diagnostik von ADHS darstellen kann. Selbstbeurteilungsfragebögen zur Erfassung der ADHS-Symptomatik können nützlich sein, vor allem um das Problembewusstsein des Patienten zu erfassen. Die Fremdbeurteilungen durch Eltern und Erzieher/Lehrer sind jedoch im Allgemeinen valider.

Fremdbeurteilung wichtiger als Selbstbeurteilung

Fragebogenverfahren lassen sich in Basisverfahren und störungsspezifische Verfahren unterteilen. *Basisverfahren* erfassen ein breites Spektrum psychischer Störungen während *störungsspezifische Verfahren* ein umgrenztes Störungsbild ausführlicher erheben. Tabelle 7 gibt eine Übersicht über Fragebogenverfahren, die als Basisverfahren und als störungsspezifische Verfahren für ADHS eingesetzt werden können. Die Basisverfahren sind im Rahmen des Leitfadens zur Diagnostik psychischer Störungen im Kindes- und Jugendalter (Döpfner & Petermann, 2008) ausführlich dargestellt.

L3 Leitlinie 3: Standardisierte Fragebögen für Eltern, für das Kind/den Jugendlichen und für Erzieher/Lehrer[2]

1. Standardisierte Fragebögen für Eltern, für ältere Kinder/Jugendliche und für Erzieher/Lehrer zur Erfassung der ADHS-Symptomatik und komorbider Symptome und Probleme können nützlich sein.
2. Bei der Erfassung der ADHS- (und auch der aggressiven) Symptome sind Eltern- und Erzieher-/Lehrerfragebögen im Allgemeinen valider als Selbstbeurteilungsverfahren.
3. Bei der Erfassung komorbider emotionaler Symptome können Selbstbeurteilungsverfahren sensitiver sein.

Hilfreiche Materialien

Tabelle 7: Übersicht über Fragebogenverfahren zur Basisdiagnostik psychischer Störungen und zur spezifischen Diagnostik von ADHS

Elternurteil	Erzieherurteil/Lehrerurteil	Selbsturteil (ab 10–11 Jahre)
Basisdiagnostik		
VBV-EL (3–6 J.)[1)] Verhaltensbeurteilungsbogen für Vorschulkinder – Elternfragebogen	**VBV-ER (3–6 J.)**[1)] Verhaltensbeurteilungsbogen für Vorschulkinder – Erzieherfragebogen	
CBCL 11/2-5 (2–5 J.)[2)] Elternfragebogen für Klein- und Vorschulkinder	**CTRF 11/2-5 (2–5 J.)**[3)] Fragebogen für Erzieher von Klein- und Vorschulkindern (CTRF/1½-5)	
CBCL/6-18R (6–18 J.)[4)] Elternfragebogen über das Verhalten von Kindern und Jugendlichen	**TRF-R/6-18R (6–18 J.)**[5)] Lehrerfragebogen über das Verhalten von Kindern und Jugendlichen	**YSR/11-18R**[6)] Fragebogen für Jugendliche
Störungsspezifische Diagnostik		
FBB-ADHS/FBB-ADHS-V Fremdbeurteilungsbogen für Aufmerksamkeitsdefizit-/Hyperaktivitätsstörungen (siehe Kap. 3.5, S. 122)	**FBB-ADHS/FBB-ADHS-V** Fremdbeurteilungsbogen für Aufmerksamkeitsdefizit-/Hyperaktivitätsstörungen (siehe Kap. 3.5, S. 122)	**SBB-ADHS** Selbstbeurteilungsbogen für Aufmerksamkeitsdefizit-/Hyperaktivitätsstörungen (siehe Kap. 3.5, S. 122)

2 In Anlehnung an Leitlinien von Fachgesellschaften und speziellen Arbeitsgruppen in den USA, in Europa und in Deutschland (American Academy of Child and Adolescent Psychiatry, 1997; Deutsche Gesellschaft für Kinder- und Jugendpsychiatrie, Psychosomatik und Psychotherapie et al., 2007; Taylor et al., 2004).

Tabelle 7: (Fortsetzung)

Elternurteil	Erzieherurteil/Lehrerurteil	Selbsturteil (ab 10–11 Jahre)
	Störungsspezifische Diagnostik	
EF-PF Elternfragebogen über Problemsituationen in der Familie (siehe Kap. 3.6, S. 123 und Döpfner et al., 2006)		
FVH Fragebogen über Verhaltensprobleme bei den Hausaufgaben (siehe Kap. 3.7, S. 124 und Döpfner et al., 2006)		

Anmerkungen: [1] Döpfner et al., 1993; [2] Arbeitsgruppe Deutsche Child Behavior Checklist, 2002a; [3] Arbeitsgruppe Deutsche Child Behavior Checklist, 2002b; [4] Arbeitsgruppe Deutsche Child Behavior Checklist, 2012a; Döpfner et al., 2013c; [5] Arbeitsgruppe Deutsche Child Behavior Checklist, 2012b; Döpfner et al., 2013c; [6] Arbeitsgruppe Deutsche Child Behavior Checklist, 2012c; Döpfner et al., 2013c.

Die Basisverfahren werden im Leitfaden zur Diagnostik psychischer Störungen (Döpfner & Petermann, 2008) sowie im Band 3 des Kinder-Diagnostik-Systems (KIDS; Döpfner & Steinhausen, 2012) näher dargestellt.

Störungsspezifische Verfahren

- Im Rahmen der störungsspezifischen Diagnostik kann der *Fremdbeurteilungsbogen für Aufmerksamkeitsdefizit-/Hyperaktivitätsstörungen (FBB-ADHS)* eingesetzt werden, der sowohl von den Eltern als auch von den Erziehern/Lehrern beurteilt werden kann. Dieser Fragebogen ist Bestandteil des umfassenden *Diagnostik-Systems für psychische Störungen nach ICD-10 und DSM-IV für Kinder und Jugendliche-II, DISYPS-II* (Döpfner et al., 2008b). Der Bogen enthält wie die entsprechende Diagnose-Checkliste, DCL-ADHS (siehe Kap. 3.3, S. 120) die Diagnosekriterien für ADHS (siehe Kap. 3.5, S. 122). Wenn der Bogen vor der Exploration der Eltern oder der Erzieher bzw. Lehrer ausgefüllt wird, dann kann die Exploration sehr gezielt erfolgen und der Untersucher kann sich sein eigenes Urteil durch Nachfragen bilden, das er dann auf der Diagnose-Checkliste dokumentieren kann.
- *Im Elternfragebogen über Problemsituationen in der Familie, EF-PF* (siehe Kap. 3.6, S. 123 und Döpfner et al., 2006) schätzen die Eltern ein, wie problematisch sie das Verhalten des Kindes in 16 alltäglichen familiären Situationen erleben. Der Fragebogen ist parallel zum *Elterninterview über Problemsituationen in der Familie (EI-PF)* (siehe Kap. 3.4, S. 121 und Döpfner et al., 2006, 2007d) aufgebaut. Wenn der Fragebogen vor dem Elterninterview über Problemsituationen in der Familie (EI-PF) ausgefüllt wird, kann dieses Interview zielgerichteter und schneller durchgeführt werden.

Der *Fragebogen über Verhaltensprobleme bei den Hausaufgaben, FVH* (siehe Kap. 3.7, S. 124 und Döpfner et al., 2006) erfragt Verhaltensprobleme, die bei der Durchführung der Hausaufgaben auftreten können. Diese Checkliste kann bei Eltern von Schulkindern dann eingesetzt werden, wenn die Hausaufgabensituation als besonders problematisch erlebt wird. Die inhaltliche Auswertung auf Itemebene ist für klinische Zwecke ausgesprochen informativ und kann wertvolle Anhaltspunkte für eine Vertiefung der Exploration der Eltern geben.

2.1.4 Testpsychologische Untersuchung

Psychologische Tests oft notwendig

Leitlinie 4 fasst die Empfehlungen für die Durchführung testpsychologischer Untersuchungen zusammen. Eine testpsychologische Untersuchung ist optional. Sie stellt jedoch häufig eine unverzichtbare Ergänzung dar. Allerdings gibt es kein testpsychologisches Verfahren, mit dem eine ADHS definitiv festgestellt werden kann. Die Diagnose einer ADHS ist eine klinische Diagnose. Neuropsychologische Tests können bei der Erfassung umschriebener Defizite hilfreich sein, sie sind aber nicht so wichtig, dass sie routinemäßig bei der Diagnose der Störung eingesetzt werden müssen (American Academy of Child and Adolescent Psychiatry, 1997). Gute Testleistungen schließen die Diagnose einer ADHS nicht aus. Computerbasierte Tests der Aufmerksamkeit (z. B. Continuous Performance Tests, CPTs; deutsche Fassung: Knye et al., 2003; Testbatterie zur Aufmerksamkeitsprüfung TAP; Zimmermann & Fimm, 2009) sind im Allgemeinen bei der Diagnosefindung nicht nützlich, da sie eine geringe Spezifität und Sensitivität haben (American Academy of Child and Adolescent Psychiatry, 1997; Lovejoy & Rasmussen, 1990; Trommer et al., 1988). Als Forschungsinstrumente können sie jedoch nützlich sein. Anhand der Verhaltensbeobachtung während der Durchführung eines CPT lassen sich Kinder mit ADHS genauso gut oder besser erkennen als anhand der CPT-Werte (Barkley, 1991). Eine Korrespondenz zwischen Impulsivitätsfehlern im CPT und Verhaltensbeobachtungen der Impulsivität konnte nicht bestätigt werden (Abikoff & Klein, 1992). Aufmerksamkeitstests sollten auch nicht als Maß für die Wirksamkeit medikamentöser Therapie verwendet werden, da die Übertragbarkeit der Ergebnisse auf Effekte in der natürlichen Umgebung des Kindes nicht belegt (Aman & Turbott, 1991; Cohen et al., 1989) oder sogar widerlegt (Elia et al., 1991) wurde. CPTs sind nicht durchgängig sensitiv gegenüber Stimulanzieneffekten (Fischer & Newby, 1991). Instrumente zur Messung des Aktivitätsniveaus (z. B. Aktometer) sind nur von begrenztem klinischen Nutzen, da die Hyperaktivität per se nicht die Ursache für die Beeinträchtigung des Patienten darstellt, sondern die Situationsangemessenheit des Aktivitätsniveaus (American Academy of Child and Adolescent Psychiatry, 1997; Tryon & Pinto, 1994).

Vorsicht bei Aufmerksamkeitstests

Intelligenz- und Leistungsdiagnostik wichtig

Testpsychologische Untersuchungen sind vor allem zur Überprüfung der Intelligenz, von Entwicklungsstörungen oder schulischen Leistungsdefiziten indiziert. Eine umfassende Darstellung dieser Verfahren und ihres Einsatzes ist dem Leitfaden zur Diagnostik psychischer Störungen im Kindes- und Jugendalter (Döpfner & Petermann, 2008) zu entnehmen. Konzentrationstests oder Tests zur Erfassung von kognitiver Impulsivität, wie der Matching Familiar Figures Test (deutsche Fassung: Dortmunder Aufmerksamkeitstest DAT; Lauth, 2003), können ergänzende Hinweise auf den Schweregrad von Aufmerksamkeitsstörungen liefern, sie eignen sich jedoch nicht zur Diagnose dieser Störung. Der Zusammenhang zwischen diesen Testleistungen und dem Verhalten in natürlichen Situationen (Schule) ist eher gering.

L4 Leitlinie 4: Testpsychologische Untersuchung[3]

- Zumindest eine orientierende Intelligenzdiagnostik wird bei allen Schulkindern empfohlen.
- Bei Schulkindern ist immer dann eine ausführliche testpsychologische Untersuchung der Intelligenz und von schulischen Teilleistungen notwendig, wenn Hinweise auf Leistungsprobleme (Noten, Klassenwiederholung, Sonderbeschulung) oder auf schulische Unterforderung vorliegen.
- Bei Vorschulkindern wird eine ausführliche Entwicklungsdiagnostik wegen der hohen Komorbiditätsraten von Entwicklungsstörungen und wegen der meist fehlenden zuverlässigen Angaben zum Entwicklungsstand grundsätzlich empfohlen.

Gründe für testpsychologische Untersuchung

Eine zumindest orientierende Intelligenz-, Leistungs- und Entwicklungsdiagnostik ist bei Kindern mit ADHS aus drei Gründen unverzichtbar:

1. weil die Symptomatik erstens auch einen Hinweis auf eine schulische Überforderung darstellen kann (generelle Überforderung, Überforderung in Teilbereichen aufgrund von Teilleistungsschwächen);
2. weil ADHS gehäuft mit Leistungs- und Entwicklungsdefiziten einhergehen;
3. weil die Verhaltensbeobachtung während der Leistungsdiagnostik Hinweise auf den Generalisierungsgrad der ADHS-Symptomatik liefert.

Hilfreiche Materialien

Bei Schulkindern gibt die Einschätzung der schulischen Leistungen durch den Lehrer (exploriert oder im *Lehrerfragebogen über das Verhalten von Kindern und Jugendlichen* TRF) einen Überblick über die schulische Leistungsfähigkeit des Kindes.

Lese-/Rechtschreibstörungen häufig

Als orientierende Testverfahren sollten Intelligenztests durchgeführt werden, die die weitgehend sprach- und bildungsunabhängige intellektuelle Leistungsfähigkeit des Kindes überprüfen. Bei Kindern mit schulischen Leistungsdefiziten sollte ein differenziertes Intelligenztestverfahren sowie ein klassenspezifischer Schulleistungstest durchgeführt werden. Am häufigsten treten umschriebene Lese- und Rechtschreibstörungen auf. Eine detaillierte Beschreibung von Verfahren zur Intelligenz- und Schulleistungsdiagnostik wird im Leitfaden zur Diagnostik psychischer Störungen im Kindes- und Jugendalter (Döpfner & Petermann, 2008) gegeben.

Bei Kindern im Kindergartenalter ist eine Entwicklungsdiagnostik umso wichtiger, weil eine Beurteilung der Leistungsfähigkeit durch die Lehre-

3 In Anlehnung an Leitlinien von Fachgesellschaften und speziellen Arbeitsgruppen in den USA, in Europa und in Deutschland (American Academy of Child and Adolescent Psychiatry, 1997; Deutsche Gesellschaft für Kinder- und Jugendpsychiatrie, Psychosomatik und Psychotherapie et al., 2007; Taylor et al., 2004).

rin, die das Kind in einer relativ standardisierten Situation beobachten kann, entfällt. Die Erzieherin kann jedoch natürlich auch wertvolle Hinweise auf Entwicklungsdefizite geben. Bei Kindergartenkindern mit ADHS sollte daher auf jeden Fall eine differenzierte Entwicklungsdiagnostik erfolgen. Eine detaillierte Beschreibung von Verfahren zur Entwicklungsdiagnostik wird im Leitfaden zur Diagnostik psychischer Störungen im Kindes- und Jugendalter (Döpfner & Petermann, 2008) gegeben.

Entwicklungsdiagnostik im Kindergartenalter

Die Beobachtung des Testverhaltens gibt Hinweise auf eine ADHS-Symptomatik in einer Leistungssituation.

Hilfreiche Materialien

Das Testverhalten kann mit dem *Beobachtungsbogen-Verhalten während der Untersuchung* (VWU) beurteilt werden (siehe Kap. 3.8, S. 124).

Testbedingungen und Interpretation der Ergebnisse

Die Tests sollten für das Kind unter optimalen Bedingungen durchgeführt werden. Dazu gehören auch eine entsprechende Motivierung des Kindes und eine Verstärkung für konzentriertes Leistungsverhalten. Bei ausgeprägt aufmerksamkeitsschwachen Kindern kann es auch notwendig werden, den Rahmen zu sprengen, der durch die Testanweisungen vorgegeben ist, und das Kind bei der Bearbeitung stärker zu leiten und impulsive Handlungstendenzen zu begrenzen. Erfolgt keine stärkere Lenkung und Stützung des Kindes oder gelingt diese nur begrenzt (was bei Kindern mit ausgeprägter Symptomatik die Regel ist), so ist bei der Interpretation der Ergebnisse zu berücksichtigen, dass nicht die grundlegende Leistungsfähigkeit, sondern das aktuelle Leistungsverhalten erfasst worden ist, das möglicherweise durch die ADHS-Symptomatik beeinträchtigt ist. Allerdings darf auch nicht jedes unterdurchschnittliche Testergebnis bei einem für ADHS typischen Testverhalten ausschließlich auf die ADHS-Symptomatik zurückgeführt werden. Es besteht nämlich durchaus die Möglichkeit, dass das Kind sowohl Probleme im Bereich ADHS als auch intellektuelle Schwächen/Leistungsdefizite hat. Gelingt die Steuerung in der Testsituation, dann sollte ebenso bedacht werden, dass das Ergebnis nicht das aktuelle Leistungsniveau, sondern eher die maximale Leistungsfähigkeit des Kindes abbildet. Die Verhaltensbeobachtung während der Testsituation ist für die Therapieplanung von besonderer Bedeutung, weil sich damit erkennen lässt, ob die ADHS-Symptomatik auch unter optimalen Bedingungen auftritt bzw. gut beeinflussbar ist oder nicht.

Symptome treten nicht immer auf

Bei älteren Kindern und bei Kindern mit weniger massiv ausgeprägter ADHS-Symptomatik treten diese Symptome während der Leistungsdiagnostik in der Regel allerdings kaum oder nur in abgeschwächter Intensität auf. Dies darf jedoch nicht als ein Hinweis auf Simulationstendenzen bei Eltern oder Lehrern fehlinterpretiert werden.

2.1.5 Körperliche und neurologische Untersuchung

Eine internistische und neurologische Untersuchung sowie der Kontakt zum Haus- oder Kinderarzt sollen Hinweise auf zugrunde liegende oder begleitende körperliche Erkrankungen geben und können zu weiterführenden körperlichen Untersuchungen Anlass geben.

L5 Leitlinie 5: Körperliche Untersuchung[4]

- Eine orientierende internistische und neurologische Untersuchung sollte durchgeführt werden.
- Kontakt und Kooperation mit dem Haus-/Kinderarzt.
- Weitergehende medizinische Untersuchungen, falls indiziert.
- Bei medikamentöser Therapie sind weitere spezifische Untersuchungen nötig (siehe Leitlinie L14).

Bedeutung körperlicher Untersuchung

Spezifische körperliche Untersuchungsmerkmale einer ADHS existieren jedoch nicht. Dennoch kommt der Erhebung eines neurologischen und internistischen Status eine Bedeutung zu, um Hinweise auf das Vorliegen einer organischen Erkrankung zu erhalten, die ebenfalls ADHS-Symptome auslösen kann (z. B. Schlafapnoe). Zum anderen kann die ADHS mit komorbiden neurologischen (z. B. Anfallsleiden, statomotorische Entwicklungsdefizite) oder internistischen (Neurodermitis, Asthma) Erkrankungen einhergehen, die ihrerseits oder durch die notwendigen Medikamente zu einer Symptomverstärkung führen können. Die wichtigsten Parameter der orientierenden körperlichen Untersuchung sind Größe, Gewicht, Blutdruck, Puls, Dysmorphiesyndrome, Seh- und Hörfähigkeit, Hirnnerven und Reflexstatus, Feinmotorik und Koordination, Schilddrüsenfunktion, kardiale Funktionen und Leberstoffwechsel.

2.1.6 Verlaufskontrolle

Leitlinie 6 sind die Empfehlungen für die Durchführung der Verlaufskontrolle zu entnehmen. Bei einer medikamentösen Behandlung sind darüber hinaus spezifische Verlaufskontrollen nötig, die in Leitlinie L 14 dargestellt sind.

4 In Anlehnung an Leitlinien von Fachgesellschaften und speziellen Arbeitsgruppen in den USA, in Europa und in Deutschland (American Academy of Child and Adolescent Psychiatry, 1997; Deutsche Gesellschaft für Kinder- und Jugendpsychiatrie, Psychosomatik und Psychotherapie et al., 2007; Taylor et al., 2004).

L6 Leitlinie 6: Verlaufskontrolle[5]

Überprüfung des Verlaufs hinsichtlich:
- Aufmerksamkeitsstörung, Impulsivität und Hyperaktivität (insbesondere Zielsymptome) in der Familie und im Kindergarten/in der Schule;
- anderer Verhaltensauffälligkeiten und emotionale Entwicklung (insbesondere Zielsymptome) in der Familie und im Kindergarten/in der Schule;
- Leistungen in der Schule/Entwicklungsstand (Verminderung von Defiziten);
- Beziehungen zu Gleichaltrigen und Freizeitaktivitäten;
- familiärer Interaktionen und familiärer Beziehungen.

Bei medikamentöser Therapie sind weitere spezifische Verlaufskontrollen nötig (siehe Leitlinie L14).

Folgende Bereiche sollten bei einer Verlaufskontrolle berücksichtigt werden:

Alle Beurteiler einbeziehen

- Der Verlauf der Symptome der *Aufmerksamkeitsstörung, Impulsivität und Hyperaktivität* sollte kontinuierlich exploriert werden. Die Exploration sollte sowohl die Eltern als auch das Kind/den Jugendlichen und die Erzieherin/Lehrerin einbeziehen.
- *Andere Verhaltensauffälligkeiten* und die emotionale Entwicklung sollten vor allem dann regelmäßig exploriert werden, wenn komorbide Symptome bei Therapiebeginn bestanden haben.

Überprüfung schulischer Leistungen

- Der *Entwicklungsstand* bei Vorschulkindern und die *Leistungen in der Schule* bei Schulkindern sollten vor allem dann kontrolliert werden, wenn bei Behandlungsbeginn entsprechende Auffälligkeiten und Defizite vorlagen. Die schulischen Leistungen können exploriert werden (Klassenarbeiten, Zeugnisse); bei Kindern mit ausgeprägten schulischen Teilleistungsschwächen (z. B. Lese- und Rechtschreibstörung) und bei Vorschulkindern mit ausgeprägten Entwicklungsdefiziten (z. B. Sprachstörungen) können auch in größeren Abständen (sechs Monate oder mehr) testpsychologische Untersuchungen zur Kontrolle notwendig sein.
- Die Beziehungen zu Gleichaltrigen und Freizeitaktivitäten sollten über die Eltern und über den Patienten selbst exploriert werden, ebenso die familiären Interaktionen und Beziehungen.

Hilfreiche Materialien

Sektion 11 des *Explorationsschemas für Hyperkinetische und Oppositionelle Verhaltensstörungen (ES-HOV)* (siehe M01, S. 133 und Döpfner et al., 2006) kann zur Verlaufskontrolle benutzt werden und ist entsprechend den Leitlinien gegliedert.

5 In Anlehnung an Leitlinien von Fachgesellschaften und speziellen Arbeitsgruppen in den USA, in Europa und in Deutschland (American Academy of Child and Adolescent Psychiatry, 1997; Deutsche Gesellschaft für Kinder- und Jugendpsychiatrie, Psychosomatik und Psychotherapie et al., 2007; Taylor et al., 2004).

- Für eine Verlaufskontrolle in kurzen Abständen (in der Regel zu jedem Therapiekontakt) kann die *Problemliste: Verhaltensprobleme des Kindes* (siehe Kap. 3.9, S. 125) benutzt werden, die zum Abschluss der diagnostischen Phase mit den Eltern bzw. der Erzieherin/Lehrerin entwickelt wurde. Sie enthält die mit der entsprechenden Bezugsperson vereinbarten Kernprobleme des Kindes/Jugendlichen, deren Verminderung Gegenstand der Therapie sein soll. Mithilfe der Problemliste ist eine kontinuierliche Verlaufskontrolle auf eine ökonomische Weise möglich. Abbildung 9 zeigt ein Beispiel einer solchen Problemliste. Diese Problemliste findet auch bei der Überprüfung der Wirksamkeit einer medikamentösen Therapie und einer Titrierung der Dosis Anwendung (siehe Kap. 2.3.5, S. 103).
- In größeren Abständen (mehrere Monate) können zur Überprüfung der ADHS-Symptomatik der *Fremdbeurteilungsbogen für Aufmerksamkeitsdefizit-/Hyperaktivitätsstörungen (FBB-ADHS)* (siehe Kap. 3.5, S. 122) von den Eltern und von der Erzieherin/Lehrerin beurteilt werden.

Problemliste: Verhaltensprobleme des Kindes *in der Familie*

Name des Kindes: **Christian P.**
heutiges Datum:
Beurteiler: **Mutter**

Beurteilen Sie bitte für die vergangene Woche:
1. wie häufig das beschriebene Problemverhalten aufgetreten ist
2. wie belastend oder beeinträchtigend Sie das Problem empfunden haben

Problemverhalten	Wie häufig trat das Problemverhalten auf? nie / einmal / 2-3 Mal / täglich / mehrm. tägl. / ständig	Wie belastend war das Problem? Kein Problem … Es hätte nicht schlimmer sein können
1. Wird beim Anziehen morgens schnell ungeduldig und brüllt los.	0 1 2 X 4 5	1 2 3 X 5 6 7 8 9
2. Quengelt, weint und schimpft bei den Hausaufgaben.	0 1 2 3 X 5	1 2 3 4 5 6 X 8 9
3. Läßt sich bei den Hausaufgaben leicht ablenken und braucht sehr lange, bis sie beendet sind.	0 1 2 3 X 5	1 2 3 4 5 6 7 X 9
4. Wird bei Grenzsetzungen schnell weinerlich, schimpft und mault.	0 1 2 X 4 5	1 2 3 4 X 6 7 8 9
5. Wie problematisch war das Verhalten des Kindes insgesamt?		1 2 3 4 5 6 X 8 9

Arbeitsblatt T03 | Problemliste: Verhaltensprobleme des Kindes

Abbildung 9: Individuelle Problemliste (nach Döpfner et al., 2007d) – Beispiel

- Bei Jugendlichen kann auch der *Selbstbeurteilungsbogen für Aufmerksamkeitsdefizit-/Hyperaktivitätsstörungen (SBB-ADHS)* (siehe Kap. 3.5, S. 122) eingesetzt werden.
- Falls komorbide Symptome auch als Zielsymptome ausgewählt wurden (z. B. Verminderung von Wutausbrüchen), kann auf die bereits beschriebene *Problemliste: Verhaltensprobleme des Kindes* (siehe Kap. 3.9, S. 125) zurückgegriffen werden.
- Darüber hinaus können in größeren Abständen Basisverfahren eingesetzt werden, die ein breites Spektrum psychischer Störungen abdecken (z. B. *Verhaltensbeurteilungsbogen für Vorschulkinder; Elternfragebogen; Erzieherfragebogen;* VBV-EL; VBV-ER; *Elternfragebogen über das Verhalten von Kindern und Jugendlichen,* CBCL 4-18; *Lehrerfragebogen über das Verhalten von Kindern und Jugendlichen;* TRF; *Fragebogen über das Verhalten von Jugendlichen;* YSR).

2.2 Leitlinien zu Behandlungsindikationen

Tabelle 8 gibt eine Übersicht über die Leitlinien für die Indikationen einzelner Behandlungskomponenten.

Tabelle 8: Übersicht über die Leitlinien zu Behandlungsindikationen

L7	Indikationen für eine stationäre oder teilstationäre Therapie
L8	Indikationen für eine multimodale Behandlung bei Schulkindern und Jugendlichen
L9	Besonderheiten in der multimodalen Behandlung von Kindern im Kindergarten- und Vorschulalter

Die Behandlung von Kindern mit ADHS erfolgt in der Regel ambulant. Unter besonderen Bedingungen, die in Leitlinie 7 spezifiziert sind, kann jedoch eine stationäre Therapie indiziert sein.

L7 Leitlinie 7: Indikationen für eine stationäre oder teilstationäre Therapie[6]

Die Behandlung kann meist ambulant durchgeführt werden. Eine stationäre oder teilstationäre Therapie kann unter folgenden Bedingungen indiziert sein:
- bei besonders schwer ausgeprägter ADHS-Symptomatik,
- bei besonders schwer ausgeprägten komorbiden Störungen (z. B. Störungen des Sozialverhaltens), bei mangelnden Ressourcen in der Familie oder im Kindergarten bzw. in der Schule oder besonders ungünstigen psychosozialen Bedingungen,
- nach nicht erfolgreicher ambulanter Therapie.

Bei dauerhaft unzureichenden Ressourcen in der Familie oder extrem ausgeprägter Symptomatik (einschließlich komorbider Symptome) können auch längerfristige stationäre oder teilstationäre Maßnahmen der Jugendhilfe indiziert sein.

6 In Anlehnung an Leitlinien von Fachgesellschaften und speziellen Arbeitsgruppen in den USA, in Europa und in Deutschland (American Academy of Child and Adolescent Psychiatry, 1997; Deutsche Gesellschaft für Kinder- und Jugendpsychiatrie, Psychosomatik und Psychotherapie et al., 2007; Taylor et al., 2004).

Ist die ADHS-Symptomatik und/oder die komorbide Symptomatik so stark ausgeprägt, dass die Familie oder der Kindergarten/die Schule vollkommen überfordert sind, und kann auch eine medikamentöse Behandlung keine kurzfristige Entlastung schaffen bzw. nicht kontrolliert durchgeführt werden, dann kann eine stationäre oder teilstationäre Behandlung indiziert sein. Eine weitere Indikation stellt eine nicht erfolgreiche ambulante Therapie dar. Die stationäre Therapie dauert in der Regel mehrere Wochen bis einige Monate. Eine ambulante Therapie ist im Anschluss an eine stationäre Behandlung so gut wie immer indiziert, wobei besonders darauf zu achten ist, dass Veränderungen sich stabilisieren, die während der stationären Therapie erzielt wurden. Eine enge Verschränkung von stationärer und ambulanter Therapie ist daher nötig. Können auch langfristig keine hinreichenden Kompetenzen im Umfeld des Kindes aufgebaut werden oder ist die Symptomatik änderungsresistent, dann können auch längerfristige teilstationäre oder stationäre Maßnahmen der Jugendhilfe indiziert sein. Bei teilstationärer und stationärer Behandlung können Mototherapie und Ergotherapie als ergänzende Behandlung indiziert sein. Der Transfer von Verhaltensänderungen auf das natürliche soziale Umfeld des Kindes (Familie, Schule) ist bei diesen Behandlungsformen oft schwierig und muss deshalb besonders beachtet werden.

Ambulante und stationäre Therapie verschränken

Die ambulante, teilstationäre oder stationäre Behandlung wird in der Regel als multimodale Therapie durchgeführt. Die Behandlung bezieht sich sowohl auf die ADHS- als auch auf die komorbide Symptomatik. Die *multimodale Behandlung der ADHS-Symptomatik* kann folgende Interventionen umfassen:

Elemente der multimodalen Therapie

- *Aufklärung und Beratung (Psychoedukation)* der Eltern, des Kindes/Jugendlichen und des Erziehers bzw. des Klassenlehrers.
- *Elterntraining und Interventionen in der Familie* (einschließlich Familientherapie) zur Verminderung der Symptomatik in der Familie.
- *Interventionen im Kindergarten/in der Schule* (einschließlich Platzierungsinterventionen) zur Verminderung der Symptomatik im Kindergarten/in der Schule.
- *Kognitive Therapie* des Kindes/Jugendlichen (ab dem Schulalter) zur Verminderung von impulsiven und unorganisierten Aufgabenlösungen und zur Verbesserung der Konzentrationsfähigkeit (Selbstinstruktionstraining, Aufmerksamkeitstraining, Neurofeedback) oder zur Anleitung des Kindes/Jugendlichen zur Modifikation des Problemverhaltens (Selbstmanagement).
- *Pharmakotherapie* zur Verminderung der ADHS-Symptome in der Schule (im Kindergarten), in der Familie oder in anderen Umgebungen.

Außerdem können *diätetische Behandlungen* (vor allem mit ungesättigten Fettsäuren) hilfreich sein. Weitere Studien sind jedoch notwendig, um die Wirksamkeit und die Indikation dieser Intervention genauer abschätzen zu können (siehe Kap. 1.5.5).

Grundlage: Psychoedukation Eltern/ Patient

Leitlinie 8 fasst die Empfehlungen für die Behandlungsindikationen bei *Schulkindern und bei Jugendlichen* zusammen. Grundlage der multimodalen Behandlung ist die Aufklärung und Beratung der Eltern und des Kindes/Jugendlichen (ab dem Schulalter), die immer durchgeführt wird. Die anderen Interventionen werden bei entsprechenden Indikationen durchgeführt. Abbildung 10 stellt anhand eines Entscheidungsbaumes die Indikationen dar.

L8 Leitlinie 8: Indikationen für eine multimodale Behandlung bei Schulkindern und Jugendlichen[7]

Grundlage der multimodalen Behandlung ist die Aufklärung und Beratung (Psychoedukation) der Eltern und des Kindes/Jugendlichen. Auf dieser Basis werden folgende Indikationen für die einzelnen Behandlungskomponenten einer multimodalen Therapie gestellt (siehe Entscheidungsbaum, vgl. Abb. 10):

- Eine primäre Pharmakotherapie ist meist dann indiziert, wenn eine stark ausgeprägte situationsübergreifende ADHS-Symptomatik mit einer erheblichen Beeinträchtigung des Patienten oder seines Umfeldes und einer ausgeprägten Einschränkung der psychosozialen Anpassung (z. B. drohende Umschulung in Sonderschule, massive Belastung der Eltern-Kind-Beziehung) vorliegt.
- Liegt eine solche stark ausgeprägte Störung nicht (mehr) vor und treten ADHS-Symptome oder oppositionelle/aggressive Verhaltensstörungen (externale Auffälligkeiten) (weiterhin) im Unterricht auf, dann können Interventionen in der Schule (einschließlich Aufklärung und Beratung der Lehrer und Platzierungsinterventionen) in Kombination mit kognitiver Therapie des Patienten indiziert sein. Sind diese Interventionen nicht oder nicht hinreichend erfolgreich, dann kann alternativ oder ergänzend eine Pharmakotherapie indiziert sein.
- Treten ADHS-Symptome oder oppositionelle/aggressive (externale) Auffälligkeiten des Patienten in der Familie auf, dann können Elterntrainings mit Interventionen in der Familie einschließlich kognitiver Therapie des Patienten indiziert sein. Sind diese Interventionen nicht oder nicht hinreichend erfolgreich, dann kann alternativ oder ergänzend eine Pharmakotherapie indiziert sein. Dies erscheint jedoch nur dann angezeigt, wenn ADHS-Symptome auch in der Schule auftreten. Ist das nicht der Fall, wird die Störung vermutlich durch spezifische familiäre Bedingungen aufrechterhalten, die es mit anderen Interventionen zu behandeln gilt.
- Wenn Auffälligkeiten sowohl in der Familie als auch in der Schule auftreten, sollten Interventionen in der Familie und in der Schule parallel durchgeführt werden, da Generalisierungen von einem Lebensbereich auf den anderen nicht von vornherein erwartet werden können.
- Liegen nach der Behandlung der ADHS-Symptomatik komorbide Störungen weiterhin vor, dann kann eine Behandlung dieser Störung indiziert sein.

7 In Anlehnung an Leitlinien von Fachgesellschaften und speziellen Arbeitsgruppen in den USA, in Europa und in Deutschland (American Academy of Child and Adolescent Psychiatry, 1997; Deutsche Gesellschaft für Kinder- und Jugendpsychiatrie, Psychosomatik und Psychotherapie et al., 2007; Taylor et al., 2004).

Indikation für primäre Pharmakotherapie

Die Wirksamkeit von Pharmakotherapie mit Psychostimulanzien ist von allen Interventionen empirisch am besten belegt (siehe Kap. 1.5.3). Wenn eine stark ausgeprägte situationsübergreifende ADHS-Symptomatik mit einer erheblichen Beeinträchtigung des Patienten oder seines Umfeldes und einer ausgeprägten Einschränkung der psychosozialen Anpassung vorliegt, dann sind nach klinischer Erfahrung verhaltenstherapeutische Interventionen in der Regel nicht ausreichend, schon allein deshalb, weil diese Interventionen eine gewissen Zeit benötigen, um durchgeführt zu werden und um eine Wirksamkeit zu entwickeln. Dies ist in der Regel bei einer extrem zugespitzten Symptomatik nicht der Fall. Außerdem liegen einige Hinweise dafür vor, dass bei sehr enger Definition von ADHS, d.h. bei stark ausgeprägter Symptomatik, die Wirksamkeit von Psychostimulanzien eindeutiger ist.

Indikation für Interventionen in Schule/Kindergarten

Indikation für Selbstinstruktionstraining

Eine kognitive Therapie des Kindes/Jugendlichen sollte immer nur in Kombination mit Intervention in der Schule/Familie durchgeführt werden. Insbesondere ein Selbstinstruktionstraining, ein Aufmerksamkeitstraining oder ein Neurofeedback-Verfahren ist nicht immer indiziert und die Wirksamkeit ist insgesamt nur teilweise bestätigt worden (siehe Kap. 1.5.2, S. 23). Solche Interventionen sollten nur dann in Betracht gezogen werden, wenn ausgeprägte Aufmerksamkeitsstörungen und Impulsivität auch unter optimalen Arbeitsbedingungen in der Untersuchungssituation bzw. Trainingssituation zu beobachten sind. Das Kind ist dann typischerweise nicht in der Lage, auch bei dem Angebot von attraktiven Belohnungen, Hausaufgaben über eine der Klassenstufe des Kindes angemessene Zeit mit angemessenem Arbeitstempo organisiert durchzuführen. Häufig ist auch schon im Rahmen der testpsychologischen Untersuchung erkennbar, dass das Kind durchaus die Fähigkeiten zu einem konzentrierten Arbeitsverhalten besitzt. In solchen Fällen sollte kein Training durchgeführt werden, da das Kind bereits das beherrscht, was in einem solchen Training aufgebaut werden soll. Offensichtlich sind in diesen Fällen keine grundlegenden Defizite vorhanden, sondern das Kind ist nicht in der Lage, sich unter den Rahmenbedingungen und motivationalen Bedingungen der Schule aufmerksam zu verhalten. Auch wenn ein kindzentriertes Verfahren durchgeführt wird, sollte dies nur in Kombination mit Interventionen in der Schule erfolgen, da nicht erwartet werden kann, dass durch das Training allein die meisten Auffälligkeiten in der Schule vermindert werden können. Das Hauptproblem bei diesen Trainings stellt die Generalisierung von Verhaltensänderungen aus der Trainingssituation auf natürliche Situationen in der Schule und der Familie dar. Deshalb sind gezielte Maßnahmen zur Unterstützung der Generalisierung einzuplanen.

Selbstmanagement-Verfahren können etwa gegen Ende der Grundschulzeit eingesetzt werden und leiten das Kind/den Jugendlichen an, sein eigenes Problemverhalten wahrzunehmen, sich Ziele zu setzen und sein Problemverhalten zu verändern.

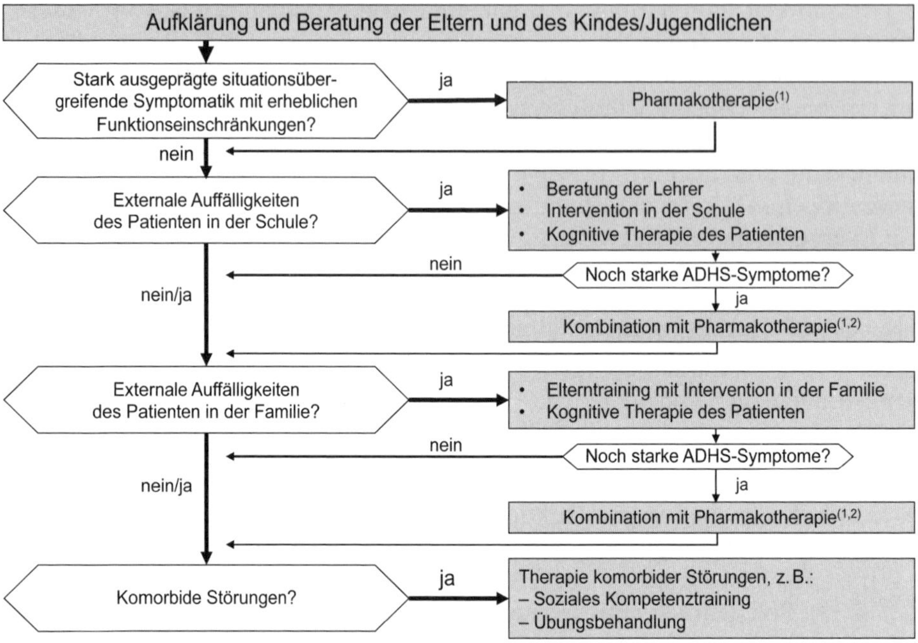

Anmerkungen: [1] Soweit keine Kontraindikation vorliegt; [2] Wenn ADHS-Symptomatik nicht auf familiären Kontext beschränkt ist.

Abbildung 10: Entscheidungsbaum zur Planung einer multimodalen Therapie bei Schulkindern mit ADHS

Indikation für Elterntraining

Treten ADHS-Symptome oder oppositionelle/aggressive Auffälligkeiten des Kindes/Jugendlichen in der Familie auf, dann können Elterntrainings mit Interventionen in der Familie einschließlich kognitiver Therapie des Patienten indiziert sein. Sind diese Interventionen nicht oder nicht hinreichend erfolgreich, dann kann alternativ oder ergänzend eine Pharmakotherapie indiziert sein, wenn diese nicht schon als primäre Intervention durchgeführt wurde. Die Pharmakotherapie wird dann so durchgeführt, dass die Wirkung auch am Nachmittag und an Wochenenden eintritt. Eine Pharmakotherapie, die auf die Verminderung der ADHS-Symptome in der Familie abzielt, erscheint jedoch nur dann angezeigt, wenn die ADHS-Symptome auch in der Schule auftreten. Ist das nicht der Fall, wird die Störung vermutlich durch spezifische familiäre Bedingungen aufrechterhalten, die es mit anderen Interventionen zu behandeln gilt.

Interventionen parallel durchführen

Wenn Auffälligkeiten sowohl in der Familie als auch in der Schule auftreten, sollten Interventionen in der Familie und in der Schule parallel durchgeführt werden, da Generalisierungen von einem Lebensbereich auf den anderen nicht von vornherein erwartet werden können.

Zur *Behandlung der komorbiden Störungen* können ergänzend Interventionen durchgeführt werden, vor allem:

- *Soziales Kompetenztraining* bei sozialen Kompetenzdefiziten und aggressiven Verhaltensstörungen.
- *Einzel- und/oder Gruppenpsychotherapie* (auf tiefenpsychologischer, nondirektiver oder verhaltenstherapeutischer Basis) zur Verminderung von geringem Selbstwertgefühl und/oder Problemen mit Gleichaltrigen.
- *Übungsbehandlungen* zur Verminderung von umschriebenen Entwicklungsstörungen (Teilleistungsschwächen).

Komorbide Störungen nachrangig behandeln

Die Behandlung komorbider Störungen wird aus folgenden Gründen in der Regel nach Beginn der Behandlung der ADHS-Symptomatik durchgeführt:

- Komorbide Störungen sind häufig Folgen der ADHS und werden durch die ADHS-Symptomatik zumindest teilweise aufrechterhalten. Durch die Behandlung der ADHS-Symptome können sich daher häufig auch komorbide Störungen vermindern. Dies gilt meist für emotionale Störungen und häufig für aggressive Störungen. Bei Jugendlichen mit dissozialer Symptomatik und ADHS-Residualsymptomatik steht allerdings häufig die Behandlung der dissozialen Symptome im Vordergrund, weil diese sich auch bei Verminderung der ADHS-Symptomatik nicht automatisch vermindern. In solchen Fällen kann aber umgekehrt die Behandlung der ADHS-Restsymptomatik eingeleitete Interventionen zur Verminderung der Dissozialität unterstützten.
- Die Verminderung der ADHS-Symptomatik kann die Behandlung komorbider Störungen erleichtern. Dies gilt vor allem für umschriebene Störungen der schulischen Fertigkeiten (z. B. Lese-/Rechtschreibstörung).

Behandlung bei komorbiden Tics

Bei Kindern und Jugendlichen mit komorbiden Tic-Störungen (einschließlich Tourette-Störung) sind spezielle Indikationen zu beachten. Bis zu 30 % der Kinder mit ADHS entwickeln Tics. Wenn die Tic-Symptomatik sehr stark ausgeprägt ist und eindeutig im Vordergrund der Störung steht, dann sollte in der Regel zunächst die Tic-Störung behandelt werden. Andernfalls sollte die Behandlung der ADHS-Symptomatik zunächst im Zentrum stehen. Eine medikamentöse Therapie mit Psychostimulanzien ist bei Kindern und Jugendlichen mit ADHS und Tic-Störungen zwar nicht kontraindiziert, doch kann in Einzelfällen die Tic-Symptomatik durch die Stimulanzienbehandlung verstärkt werden (siehe Kap. 1.5.3). Deshalb sollten bei Kindern und Jugendlichen, die beide Störungen aufweisen, vermehrt verhaltenstherapeutische Interventionen im Vordergrund stehen und eine Psychostimulanzienbehandlung erst dann erwogen werden, wenn sich die anderen Interventionen als nicht hinreichend erfolgreich erwiesen haben.

Kindergarten-/Vorschulalter

Die Leitlinie 9 gibt einen Überblick über Besonderheiten in der multimodalen Behandlung von Kindern im Kindergarten- und Vorschulalter. Sie unterscheidet sich von den Interventionen im Schulalter erstens in der

Behandlung im Kindergartenalter

Indikation für Pharmakotherapie. Bei Kindergartenkindern sollten Elterntraining, flankierende Maßnahmen und Platzierung in speziellen Vorschuleinrichtungen in erster Linie durchgeführt werden. Eine medikamentöse Therapie sollte erst erwogen werden, wenn diese Interventionen nicht ausreichen. Die vorliegenden Studien lassen den Schluss zu, dass Pharmakotherapie bei Kindergartenkindern mit ADHS weniger wirkungsvoll ist als im Schulalter. Außerdem liegt bei Kindergartenkindern zwar häufiger eine ausgeprägte situationsübergreifende ADHS-Symptomatik vor als im Schulalter; eine krisenhafte Zuspitzung in der Schule und der Familie, wie sie bei Schulkindern zu beobachten ist, findet jedoch weniger häufig statt. Dies liegt sicher daran, dass die Anforderungen und Erwartungen an das Kindergartenkind hinsichtlich seiner Selbststeuerungsfähigkeit weitaus geringer sind als im Schulalter. Kindergärten können darüber hinaus in der Regel flexibler auf die Probleme external auffälliger Kinder reagieren als Schulen. Falls sich dennoch eine solche krisenhafte Entwicklung einstellt, sind zunächst Platzierungen in Sondereinrichtungen oder teilstationäre Interventionen zu erwägen.

Kognitive Methoden bei Kindergartenkindern nicht möglich

Außerdem können bestimmte Interventionen im Kindergartenalter aufgrund des Entwicklungsstandes der Kinder nicht durchgeführt werden. Dies gilt vor allem für die kognitive Therapie (Selbstinstruktionstrainings, Selbstmanagementmethoden). Sind ausgeprägte motorische Unruhe, Aufmerksamkeitsstörungen und Impulsivität auch in Spielsituationen mit dem Therapeuten zu beobachten, dann ist nach der Aufklärung und Beratung der Eltern ein Spieltraining angezeigt, das darauf abzielt, intensiveres und ausdauernderes Spielverhalten aufzubauen. Auch beim Spieltraining kann nicht von vornherein erwartet werden, dass sich dadurch die meisten Auffälligkeiten in der Familie/im Kindergarten bewältigen lassen. Deshalb ist es sinnvoll, parallel weitere Interventionen durchzuführen, die direkt in der Familie und im Kindergarten ansetzen.

L9 Leitlinie 9: Besonderheiten in der multimodalen Behandlung von Kindern im Kindergarten- und Vorschulalter[8]

- In erster Linie werden Elterntrainings mit Interventionen in der Familie und Interventionen im Kindergarten sowie flankierende Maßnahmen und Platzierung in speziellen Einrichtungen durchgeführt.
- Eine medikamentöse Therapie sollte erst erwogen werden, wenn diese Interventionen nicht ausreichen.
- Kognitive Therapie des Kindes ist altersbedingt nicht durchführbar. Interventionen zur Steigerung von Spielintensität und Spielausdauer können hilfreich sein.

8 In Anlehnung an Leitlinien von Fachgesellschaften und speziellen Arbeitsgruppen in den USA, in Europa und in Deutschland (American Academy of Child and Adolescent Psychiatry, 1997; Deutsche Gesellschaft für Kinder- und Jugendpsychiatrie, Psychosomatik und Psychotherapie et al., 2007; Taylor et al., 2004).

Nicht erfolgversprechende Therapien

Andere als die genannten Behandlungsverfahren sind in der Regel nicht für die Therapie von ADHS indiziert. Dies gilt insbesondere für folgende Verfahren:

- Die Wirksamkeit phosphatarmer Diät ist nicht belegt. Sie sollte auf keinen Fall eingesetzt werden.
- Die Wirksamkeit von Festhaltetherapie ist nicht belegt. Einzelfälle zeigen, dass sie schädlich sein kann.
- Die Wirksamkeit nondirektiver oder tiefenpsychologischer Therapie zur Behandlung der ADHS-Symptomatik ist nicht belegt. Zur Behandlung begleitender emotionaler Störungen können diese Methoden hilfreich sein, jedoch erst nachdem die ADHS-Symptomatik erfolgreich behandelt wurde.
- Die Wirksamkeit von Mototherapie, Krankengymnastik, Psychomotorik und Ergotherapie zur Behandlung der ADHS-Symptomatik ist nicht hinreichend belegt. Zur Behandlung von Entwicklungsdefiziten oder zur begleitenden Behandlung können diese Methoden indiziert sein. Es sollte jedoch nicht erwartet werden, dass durch diese Behandlungen die direkte ADHS-Symptomatik in der Familie oder im Kindergarten/in der Schule vermindert werden kann. In Einzelfällen können Kinder zu einem ausdauernderen Spiel- und Beschäftigungsverhalten angeleitet werden. Bei Durchführung im Gruppenformat können hilfreiche Gruppenerfahrungen gemacht werden.

  Gruppenerfahrungen
- Die Wirksamkeit von Entspannungsverfahren (einschl. autogenem Training) bei der Behandlung der ADHS-Symptomatik ist nicht hinreichend belegt.

Ungesättigte Fettsäuren

Die Wirksamkeit von mehrfach ungesättigten Fettsäuren ist umstritten. Es liegen jedoch einige gut kontrollierte Studien vor, die Effekte belegen (siehe Kap. 1.5.5). Daher kann ein Behandlungsversuch indiziert sein. Allerdings sollte darauf geachtet werden, dass dadurch andere notwendige Interventionen nicht zu lange zurückgestellt werden,

2.3 Leitlinien zur Therapie

Tabelle 9 gibt eine Übersicht über die Leitlinien zur Therapie von Kindern und Jugendlichen mit ADHS.

Tabelle 9: Übersicht über die Leitlinien zur Therapie

L10	Beratung der Eltern, der Erzieher/Lehrer und des Kindes/Jugendlichen (Psychoedukation)
L11	Elterntraining und Interventionen in der Familie
L12	Interventionen im Kindergarten/in der Schule
L13	Kognitive Verhaltenstherapie des Kindes/Jugendlichen
L14	Medikamentöse Behandlung

2.3.1 Beratung der Eltern, der Erzieher/Lehrer und des Kindes/Jugendlichen (Psychoedukation)

Psychoedukation immer durchführen

Die Empfehlungen zur Aufklärung und Beratung (Psychoedukation) der Eltern, der Erzieher/Lehrer und des Kindes/Jugendlichen sind in Leitlinie 10 zusammengefasst. Die Aufklärung und Beratung der Eltern wird immer durchgeführt. Sie stellt die Basis aller nachfolgenden Interventionen dar und sollte daher auch mit entsprechender Sorgfalt durchgeführt werden. Die Aufklärung und Beratung des Kindes kann etwa ab dem Schulalter in altersangemessener Form durchgeführt werden. Die Beratung der Erzieher oder Lehrer sollte mit Einverständnis der Eltern immer dann durchgeführt werden, wenn im Kindergarten/in der Schule behandlungsbedürftige Auffälligkeiten auftreten.

L10 **Leitlinie 10: Beratung der Eltern, der Erzieher/Lehrer und des Kindes/Jugendlichen (Psychoedukation)[9]**

Die Aufklärung und Beratung der Eltern wird immer durchgeführt. Die Aufklärung und Beratung des Kindes kann etwa ab dem Schulalter in altersangemessener Form durchgeführt werden. Die Beratung der Erzieher oder der Lehrer wird mit Einverständnis der Eltern immer dann durchgeführt, wenn im Kindergarten/in der Schule behandlungsbedürftige Auffälligkeiten auftreten.

Aufklärung und Beratung der Eltern und der Erzieher/Lehrer oder anderer wichtiger Bezugspersonen

Diese umfasst:
- Information hinsichtlich der Symptomatik, der vermuteten Ätiologie und des vermutlichen Verlaufes sowie der Behandlungsmöglichkeiten;
- Beratung hinsichtlich pädagogischer Interventionen zur Bewältigung konkreter Problemsituationen, insbesondere
  - Strukturierung der Abläufe in der Familie, im Kindergarten/in der Schule,
  - durch positive Zuwendung bei angemessenem Verhalten,
  - durch angemessene Aufforderungen und Grenzsetzungen in einer eindeutigen Weise,
  - durch angemessene negative Konsequenzen bei auffälligem Verhalten.

Bei der Beratung der Eltern müssen die konkreten familiären Bedingungen und Belastungen berücksichtigt werden.

Aufklärung und Beratung des Kindes/Jugendlichen

Diese wird ab dem Schulalter entsprechend dem Entwicklungsstand des Kindes/Jugendlichen durchgeführt und umfasst:
- Information hinsichtlich der Symptomatik, der vermuteten Ätiologie und des vermutlichen Verlaufes sowie der Behandlungsmöglichkeiten,
- Anleitung zur Selbstbeobachtung und Selbststeuerung.

9 In Anlehnung an Leitlinien von Fachgesellschaften und speziellen Arbeitsgruppen in den USA, in Europa und in Deutschland (American Academy of Child and Adolescent Psychiatry, 1997; Deutsche Gesellschaft für Kinder- und Jugendpsychiatrie, Psychosomatik und Psychotherapie et al., 2007; Taylor et al., 2004).

Eltern, Erzieher/Lehrer oder andere wichtige Bezugspersonen sollten *Informationen* hinsichtlich der Symptomatik, der vermuteten Ätiologie und des vermutlichen Verlaufes sowie der Behandlungsmöglichkeiten erhalten. Ausgangspunkt dieser Psychoedukation sollten die *Störungskonzepte* der Bezugspersonen sein (welche Vorstellungen haben die Bezugspersonen hinsichtlich der Ursachen der Probleme?), die in der Exploration (siehe *Explorationsschema für Hyperkinetische und Oppositionelle Verhaltensstörungen (ES-HOV,* siehe M01, S. 133 und Döpfner et al., 2006) erhoben wurden. Dann können zunächst die wichtigsten *diagnostischen Befunde* mitgeteilt werden und in Zusammenhang mit der Diagnose interpretiert werden.

ES-HOV

Daran schließt sich in der Regel die Frage nach den *Ursachen der Symptomatik* an. Diese sollte ausgehend von den individuellen Vorstellungen der Bezugspersonen über die Ursachen der Symptomatik ausführlich besprochen werden. Dabei sollte ein „bio-psycho-soziales Modell" zugrunde gelegt werden, nach dem biologische (vor allem genetische) Faktoren eine wesentliche Grundlage für die Entwicklung der Störung darstellen (im Sinne einer Prädisposition) und psychosoziale Faktoren sekundär zur Ausprägung und Aufrechterhaltung der Problematik sowie zur Entwicklung komorbider Störungen beitragen. Bezugspersonen, die selbst ein psychosoziales Krankheitskonzept haben (z. B.: Die Symptomatik ist durch Erziehungsfehler oder Partnerschaftsprobleme bedingt.), sollten so auf die Rolle biologischer Faktoren aufmerksam gemacht werden und können dadurch auch entlastet werden. Bezugspersonen, die selbst ein biologisches Krankheitskonzept haben (z. B.: Die Störung ist vererbt oder bedingt durch Geburtskomplikationen.), kann die Bedeutung psychosozialer Einflüsse nahe gebracht werden. Wenn es gelingt, ein solches bio-psycho-soziales Krankheitsverständnis zu verankern, dann ist eine gute Basis für weitergehende pharmakologische sowie psychologische Interventionen gegeben.

Bio-psycho-soziales Modell als Grundlage

Bei der Erarbeitung der psychosozialen Faktoren sollten einerseits auf einer globalen Ebene mögliche Belastungen in der Familie (z. B. psychische oder körperliche Gesundheitsprobleme anderer Familienmitglieder, Eheprobleme, finanzielle Schwierigkeiten, Probleme am Arbeitsplatz) oder auch im Kindergarten/in der Schule (Gruppen-/Klassengröße, andere Kinder mit Auffälligkeiten, Belastung der Erzieherin/Lehrerin) berücksichtigt werden. Andererseits sollten auf der Ebene der alltäglichen Eltern-Kind- oder Erzieher-Kind-/Lehrer-Kind-Interaktionen die typischen „Interaktionsfallen" dargestellt werden, die zur Aufrechterhaltung und zur Verschärfung der Symptomatik beitragen. Dabei kann der in Abbildung 11 dargestellte Teufelskreis benutzt werden.

Psychosoziale Einflüsse durch Teufelskreis erklären

Danach beachten aufmerksamkeitsgestörte und impulsive Kinder Aufforderungen und Grenzsetzungen von Eltern (aber auch von anderen Bezugspersonen) selten. Im Allgemeinen wiederholen Eltern ihre Aufforderungen dann mehrfach. Die Wahrscheinlichkeit, dass aufmerksamkeitsgestörte Kinder die Aufforderung wiederum nicht beachten, ist er-

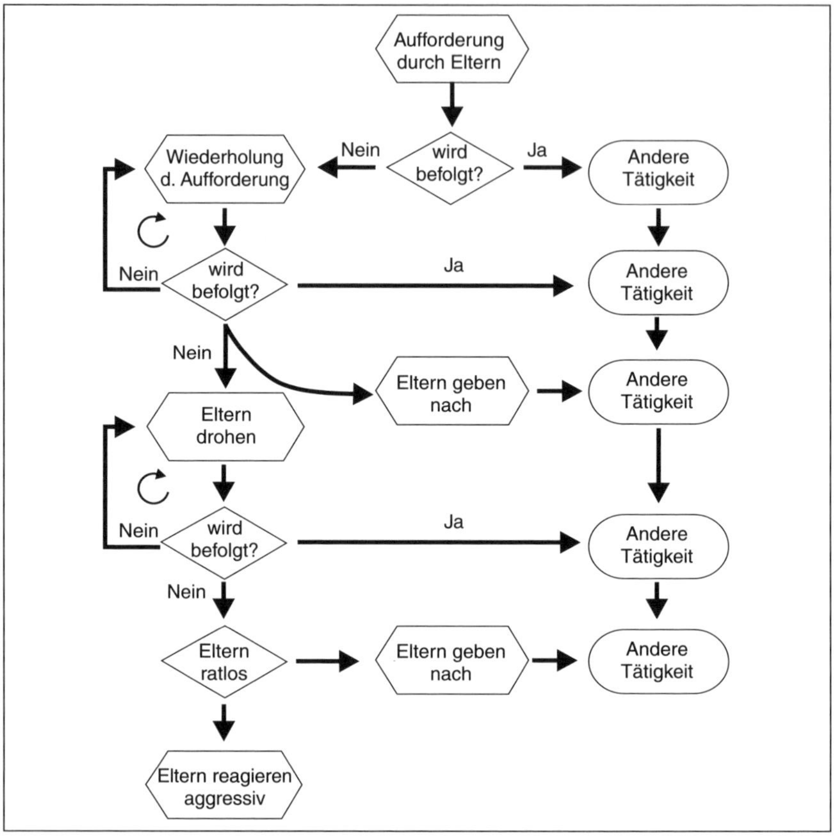

Abbildung 11: Entwicklung negativ kontrollierender Interaktionen mit Kindern mit ADHS (aus Döpfner et al., 2007d)

höht. Kommt es aber einmal dazu, dass das Kind eine Aufforderung befolgt, dann beachten die Eltern dies nicht, entweder weil sie meinen, das folgsame Verhalten ihres Kindes sei schließlich mehr als selbstverständlich oder weil sie einfach endlich das tun wollen, was durch die Auseinandersetzungen mit dem Kind liegengeblieben ist. Auffälliges, nämlich nicht folgsames Verhalten des Kindes hat jedenfalls vermehrte, wenn auch negativ getönte Aufmerksamkeit zur Folge, während angemessenere Handlungen kaum beachtet werden. Die Spirale des familiären Konfliktes dreht sich noch weiter: Die Eltern beginnen zu drohen, das Kind reagiert wieder nicht, die Eltern werden schließlich ratlos und geben entweder nach oder werden ziellos aggressiv. Beides hat zur Folge, dass mangelnde Regelbefolgung und oppositionelles wie aggressives Verhalten des Kindes eher noch zunehmen. Das Kind wird durch das Nachgeben der Eltern für sein oppositionelles Verhalten belohnt (negativ verstärkt) oder durch das Vorbild der Eltern zu aggressivem Verhalten (zumindest außerhalb der Familie) angeregt. Dieser Teufelskreis sollte den Eltern anhand der konkreten familiären Situation nahegebracht werden.

Spirale des familiären Konfliktes

Konkrete Situationen wählen

Nach der Klärung der Ursachen der Symptomatik können Fragen zum *weiteren Verlauf der* Störung und zu *den Behandlungsmöglichkeiten* besprochen werden. Bei der Besprechung des Verlaufes sollten die Sorgen und Ängste der Eltern und Bezugspersonen berücksichtigt werden. Eltern, die sich sehr große Sorgen machen, sollten besonders auf die Chancen einer Therapie aufmerksam gemacht werden. Eltern, die eher sorglos sind, sollten auf die langfristigen Folgen hingewiesen werden. Prinzipiell sollten die verschiedenen Behandlungsmöglichkeiten angesprochen sowie die Notwendigkeit zur Kooperation dargestellt werden.

Sorgen der Eltern

Hilfreiche Materialien

Zur Information der Eltern, Erzieher/Lehrer oder anderer wichtiger Bezugspersonen hinsichtlich der Symptomatik, der vermuteten Ätiologie und des vermutlichen Verlaufes sowie der Behandlungsmöglichkeiten können folgende Materialien eingesetzt werden:

- Der *Ratgeber ADHS,* Informationen für Betroffene, Eltern, Lehrer und Erzieher zu Aufmerksamkeitsdefizit-/Hyperaktivitätsstörungen (Döpfner et al., 2007b) informiert in kompakter Weise zum Störungsbild, zu Ursachen und zum Verlauf von ADHS.
- Umfassendere Informationen können Eltern, aber auch Erzieher oder Lehrer direkt aus dem Buch mit dem Titel *Wackelpeter und Trotzkopf* (siehe Kap. 3.11, S. 127) oder auch aus anderen Ratgebern (siehe Kap. 3.15, S. 130) entnehmen. *Wackelpeter und Trotzkopf kann* sowohl als Selbsthilfeprogramm als auch im Rahmen der medikamentösen und/oder psychologischen Behandlung bei einem Arzt oder Psychotherapeuten eingesetzt werden. Das Buch enthält ein Kapitel „Fragen und Antworten", in dem die Leser über die wichtigsten Aspekte des Störungsbildes informiert werden. Im zweiten Kapitel dieses Buches, dem Elternleitfaden, der in mehreren Stufen aufgebaut ist, werden vergleichbar zum *Therapieprogramm THOP* die individuellen Bedingungen, die zur Störung beitragen, einschließlich des Teufelskreises dargestellt.
- In den ersten vier Behandlungsbausteinen des *Therapieprogrammes für Kinder mit hyperkinetischem und oppositionellem Problemverhalten (THOP)* (siehe Kap. 3.10, S. 126) wird mit den Eltern u. a. ein gemeinsames Konzept über die Ursachen des Problemverhaltens erarbeitet. Im Rahmen dieser Behandlungsbausteine erhalten die Eltern auch ein Informationsblatt zur Symptomatik, den Ursachen, dem Verlauf und der Therapie dieses Störungsbildes
- Das Informationsportal des zentralen adhs-netzes (www.adhs.info) gibt spezifische Informationen für Eltern und für Pädagogen, die sich gut zur Psychoedukation einsetzen lassen (siehe Kap. 3.16).

Die *Beratung der Eltern* hinsichtlich *pädagogischer Interventionen* zur Bewältigung konkreter Problemsituationen in der Familie bezieht sich insbesondere auf die Notwendigkeit der Strukturierung von Abläufen in der Familie, der positiven Zuwendung bei angemessenem Verhalten, von angemessenen Aufforderungen und Grenzsetzungen sowie von negativen Konsequenzen bei auffälligem Verhalten.

Strukturierung von Abläufen

Durch eine solche Beratung sollen sowohl ADHS-Symptome als auch oppositionelle und aggressive Verhaltensauffälligkeiten vermindert werden. Ansatzpunkte für diese Interventionen können mit den Eltern anhand des Teufelskreises (vgl. Abb. 11) erarbeitet werden:

Mehr Außensteuerung!

- *Strukturierung der Abläufe in der Familie:* Da ein Grundproblem des Kindes/Jugendlichen mit ADHS die mangelnde Fähigkeit zur Selbststeuerung darstellt, sind Strukturierungen von außen besonders notwendig. Deshalb sollten die Eltern auf die Bedeutung fester Tagesabläufe (aufstehen, zu Mittag essen, Hausaufgaben machen, zu Bett gehen) hingewiesen werden. Überlegen Sie mit den Eltern, wer wann für das Kind Zeit hat.

- *Positive Zuwendung:* Der Teufelskreis zeigt, dass negative Eltern-Kind-Interaktionen in der Beziehung zwischen Eltern und Kind überwiegen und positive Reaktionen der Eltern auf angemessene Verhaltensweisen des Kindes eher selten sind. Sowohl die Eltern als auch das Kind gewinnen den Eindruck, dass fast ausschließlich Ermahnungen, Grenzsetzungen, Verbote und Bestrafungen erfolgen. Wenn das Kind einmal positives und angemessenes Verhalten zeigt, dann reagieren die Eltern selten positiv, sondern empfinden dieses Verhalten als selbstverständlich oder bestrafen ihr Kind noch mit Äußerungen wie: „Warum denn nicht gleich so?“ Die Eltern sollten im Beratungsgespräch erkennen können, wie wichtig es ist, dass sie ganz bewusst positive Verhaltensansätze ihres Kindes anerkennen und loben und generell darauf achten, dass sie mit ihrem Kind vermehrt positive Erfahrungen machen können.

Positive Verhaltensansätze erkennen

Hilfreiche Materialien

Der *Ratgeber Aufmerksamkeitsdefizit-/Hyperaktivitätsstörungen (ADHS)* enthält einige kurze Hinweise zu diesem Thema. Sowohl im *Therapieprogramm THOP* als auch im *Wackelpeter und Trotzkopf* und im *Präventionsprogramm PEP* sind entsprechende Bausteine enthalten, die für Kinder im Alter von etwa drei bis zwölf Jahren anwendbar sind. Ähnliche Informationen gibt das Informationsportal des zentralen adhs-netzes (siehe Kap. 3.16). Tabelle 10 zeigt eine Kurzfassung der Regeln zur Fokussierung der Aufmerksamkeit auf positive Erlebnisse mit dem Kind und zum Loben bei angemessenem Verhalten. In beiden Büchern werden diese Regeln ausführlich erläutert und im *Therapieprogramm THOP* werden für den Therapeuten zusätzlich weitere Hinweise zur Umsetzung gegeben.

Tabelle 10: Regeln zum Aufbau positiver Eltern-Kind-Beziehungen und zum gezielten Loben von Kindern bei angemessenem Verhalten (aus *Therapieprogramm THOP* und *Wackelpeter und Trotzkopf*)

Was mögen Sie an Ihrem Kind?	1. Achten Sie auf das, was Ihnen an Ihrem Kind gefällt. 2. Beachten Sie auch Kleinigkeiten und „Selbstverständlichkeiten“. 3. Achten Sie darauf, wenn üblicherweise schwierige Situationen besser laufen als sonst. 4. Zeigen Sie Ihrem Kind, wenn Sie etwas gut finden. 5. Schreiben Sie abends auf, was gut gelaufen ist (Positiv-Tagebuch). 6. Sprechen Sie mit Ihrem Kind über die positiven Ereignisse des Tages. 7. Erwarten Sie keine Wunder.
Loben Sie Ihr Kind, wenn es Aufforderungen und Regeln befolgt!	1. Denken Sie daran, wirkungsvolle Aufforderungen zu stellen. 2. Loben Sie Ihr Kind, sobald es eine Aufforderung befolgt! 3. Besprechen Sie abends zusammen mit Ihrem Kind noch einmal, welche Aufforderungen und Regeln es tagsüber befolgt hat. 4. Loben Sie Ihr Kind ganz besonders, wenn es eine Aufgabe erfüllt hat, ohne dass Sie es darum direkt gebeten haben. 5. Konzentrieren Sie sich zunächst nur auf wenige Aufforderungen.

– *Angemessene Aufforderungen und Grenzsetzungen:* Der Teufelskreis macht auch deutlich, dass ein Hauptproblem die Vielzahl von Aufforderungen und Grenzsetzungen der Eltern darstellt, die zudem von dem Kind kaum beachtet werden. Deshalb ist es meist wichtig, die Eltern hinsichtlich angemessener und eindeutiger Aufforderungen und Grenzsetzungen zu beraten. Die Beratung muss sich an konkreten Alltagssituationen orientieren.

Eindeutige Grenzen

Hilfreiche Materialien

Der *Ratgeber Aufmerksamkeitsdefizit-/Hyperaktivitätsstörungen (ADHS)* enthält einige kurze Hinweise zu diesem Thema. Sowohl im *Therapieprogramm THOP* als auch *im Wackelpeter und Trotzkopf* und im *Präventionsprogramm PEP* sind ausführlich entsprechende Bausteine enthalten. Tabelle 11 zeigt eine Kurzfassung der Hinweise zur Entwicklung von Familienregeln sowie zum Äußern wirkungsvoller Aufforderungen. In diesen Büchern werden diese Regeln ausführlich erläutert und im *Therapieprogramm THOP* werden für den Therapeuten zusätzlich weitere Hinweise zur Umsetzung gegeben.

Tabelle 11: Hinweise zur Entwicklung von Familienregeln sowie zum Äußern wirkungsvoller Aufforderungen – Kurzfassung (aus: *Therapieprogramm THOP* und *Wackelpeter und Trotzkopf*)

Stellen Sie Familienregeln auf.	1. Unterscheiden Sie zwischen Regeln bzw. Aufforderungen und Bitten. 2. Erstellen Sie eine Liste der Regeln, die in letzter Zeit zu Auseinandersetzungen führten. 3. Überlegen Sie, für welche Familienmitglieder die Regel gilt. 4. Überlegen Sie, warum Ihnen diese Regel wichtig ist. 5. Können Sie für die Einhaltung der Regel sorgen? Sind Sie bereit, Konsequenzen folgen zu lassen, wenn die Regeln nicht eingehalten werden? 6. Beschränken Sie sich auf wenige Familienregeln, die Ihnen wirklich wichtig sind. 7. Gehen Sie mit Ihrer Familie die Familienregeln gemeinsam durch und erklären Sie Ihren Kindern, warum die Regeln wichtig sind.
Geben Sie wirkungsvolle Aufforderungen!	1. Stellen Sie nur dann Aufforderungen, wenn Sie bereit sind, sie auch durchzusetzen. 2. Sorgen Sie dafür, dass Ihr Kind aufmerksam ist, wenn Sie die Aufforderung geben. 3. Äußern Sie die Aufforderung eindeutig und nicht als Bitte. 4. Geben Sie immer nur eine Aufforderung. 5. Überprüfen Sie, ob Ihr Kind der Aufforderung nachkommt. 6. Konzentrieren Sie sich zunächst nur auf wenige Aufforderungen.

– *Angemessene negative Konsequenzen:* Ein letztes Kernproblem, das anhand des Teufelskreises verdeutlicht werden kann, stellen die fehlenden angemessenen negativen Konsequenzen bei auffälligem Verhalten dar. Diese sollten anhand konkreter Problemsituationen in der Familie zusammen mit den Eltern exemplarisch erarbeitet werden.

Negative Konsequenzen erarbeiten

Hilfreiche Materialien

Abbildung 12 zeigt ein Arbeitsblatt aus *Wackelpeter und Trotzkopf,* anhand dessen mit den Eltern zunächst die wichtigsten Regeln in der Familie und danach für jede einzelne Regel sowohl positive Konsequenzen (wenn die Regel befolgt wird) als auch negative Konsequenzen (wenn die Regel nicht befolgt wird) erarbeitet werden können.

Liste der Familienregeln

		Kann ich dafür sorgen, dass die Regel eingehalten wird?			
Familienregel	Für wen gilt die Regel?	Warum wichtig?	?	Konsequenzen: Wenn Regel befolgt wird	Konsequenzen: Wenn Regel nicht befolgt wird
nach dem Wecken sofort aufstehn	Jonas Thomas	damit sie rechtzeitig in die Schule kommen	ja	Extra-Tasse Kakao zum Frühstück	am nächsten Tag 1/2 Stunde früher ins Bett

Abbildung 12: Liste der Familienregeln (aus Döpfner et al., 2006) – Beispiel

Der Kasten zeigt eine Kurzfassung der Regeln, die den Eltern helfen sollen, natürliche negative Konsequenzen zu setzen, wenn das Kind Aufforderungen und Regeln nicht beachtet. In beiden Büchern werden diese Regeln ausführlich erläutert, und im *Therapieprogramm THOP* werden für den Therapeuten zusätzlich weitere Hinweise zur Umsetzung gegeben.

Regeln zur Durchführung natürlicher negativer Konsequenzen, wenn das Kind Aufforderungen und Regeln nicht befolgt

1. Wählen Sie zwei Aufforderungen oder Familienregeln aus.
2. Loben Sie Ihr Kind, wenn es Aufforderungen und Regeln einhält.
3. Führen Sie die natürliche Konsequenz wie folgt durch, wenn Ihr Kind sich nicht an die Regel/Aufforderung hält:
   - Benennen Sie die Regelverletzung und kündigen Sie die negative Konsequenz an.
   - Geben Sie Ihrem Kind eine Chance, falls das Problemverhalten noch andauert. Kommt Ihr Kind jetzt der Aufforderung nach, so loben Sie es dafür.
   - Geben Sie Ihrem Kind die Möglichkeit, sich zu der Regelverletzung zu äußern.
   - Begründen Sie, wenn nötig, noch einmal kurz die Regel.
   - Führen Sie die negative Konsequenz durch.
4. Führen Sie keine langen Diskussionen mit Ihrem Kind.
5. Führen Sie die negative Konsequenz möglichst ruhig durch.

Lehrerberatung

Die Beratung der *Erzieher/Lehrer* hinsichtlich *pädagogischer Interventionen* zur Bewältigung konkreter Problemsituationen orientiert sich an den gleichen Prinzipien wie die Beratung der Eltern. Auch hier gilt es, sowohl ADHS-Symptome als auch oppositionelle und aggressive Verhaltensweisen durch klare Strukturierung der Situation, durch positive Zuwendung bei angemessenem Verhalten, durch angemessene Aufforderungen und Grenzsetzungen in einer eindeutigen Weise und durch angemessene negative Konsequenzen bei auffälligem Verhalten zu beeinflussen. Allerdings muss die besondere Situation des Kindergartens bzw. der Schule berücksichtigt werden, vor allem die Gruppensituation, die höhere Anforderungen an die Aufmerksamkeitsleistung und Ausdauer von Kindern stellt, sowie die begrenzten Ressourcen von Erziehern und Lehrern, auf das Kind individuell einzugehen. Ausgangspunkt der Gespräche kann auch der Teufelskreis (vgl. Abb. 11) sein, der sich in Gruppensituationen besonders häufig einstellt. Aufgrund der erhöhten Anforderungen in der Gruppensituation fällt es der Bezugsperson besonders schwer, kontinuierlich positiv auf angemessene Verhaltensansätze des Kindes einzugehen und negative Konsequenzen auf ein Problemverhalten frühzeitig und kontinuierlich erfolgen zu lassen.

Gruppensituation beachten

- Bei Schulkindern sollte mit der Lehrerin die Zusammensetzung der Klasse, ungünstige Einflüsse durch andere auffällige Kinder, Sitzposition des Kindes (möglichst vorne sitzen), stärkere Betonung von strukturiertem Lernen als von Freiarbeit, Wechsel von Unterrichtsaktivitäten, Festlegen von Verhaltensregeln für die ganze Klasse und entsprechende positive bzw. negative Konsequenzen besprochen werden. Dabei ist darauf zu achten, dass die Kompetenz der Lehrerin nicht infrage gestellt wird, sondern eher ein gemeinsames Erarbeiten der besten Lösungen angestrebt wird. Bei Kindern im Kindergartenalter können entsprechende Überlegungen mit der Erzieherin angestellt werden. Möglichkeiten zur Anleitung des Kindes zum Spiel in einem bestimmten Spielbereich und zu ausdauerndem Spiel sollten diskutiert werden. Falls die ADHS-Symptomatik sehr stark ausgeprägt ist und der Kindergarten/die Schule mit der Bewältigung der Problematik überfordert ist, sollte eine Platzierung in einer Sondereinrichtung/Sonderschule diskutiert werden (siehe Leitlinie L10).

Kompetenzen nicht anzweifeln

- Wenn negative Erzieher/Lehrer-Kind-Interaktionen dominieren, sollten zunächst Möglichkeiten zur Steigerung der positiven Aufmerksamkeit und Zuwendung der Bezugspersonen zum Kind diskutiert werden (z.B. regelmäßige, kurze positive Rückmeldung nach Ende des Unterrichtes; kurze Spielzeiten mit dem Kind; Herausarbeiten positiver Eigenschaften des Kindes).
- Diskussion von Möglichkeiten zum wirkungsvollen Äußern von Aufforderungen und von Grenzsetzungen sowie von Zuwendung, wenn Aufforderungen und Grenzen beachtet werden, vor allem unter Berücksichtigung des Gruppenkontextes. Erarbeitung von angemessenen negativen Konsequenzen bei auffälligem Verhalten des Kindes.

Hilfreiche Materialien

Die bereits angesprochenen Therapiebausteine aus dem *Therapieprogramm THOP* sowie auch aus dem Buch *Wackelpeter und Trotzkopf* können auch in der Arbeit mit Erziehern und Lehrern eingesetzt werden.

Im *Therapieprogramm THOP* werden zusätzliche Hinweise zur Anwendung im Kindergarten und in der Schule gegeben. Das *Präventionsprogramm PEP* ist speziell auf die Veränderungen von Erziehungsstrategien von Kindergarten-Erzieherinnen abgestimmt. Das Informationsportal des zentralen adhs-netzes gibt spezifische Informationen für Pädagogen im Elementar, Primar und Sekundarbereich (siehe Kap. 3.16).

Die Aufklärung und Beratung des Kindes/Jugendlichen kann ab dem Schulalter entsprechend dem Entwicklungsstand des Kindes/Jugendlichen durchgeführt werden. Sie ist umso wichtiger, je älter das Kind ist und setzt an dem individuellen Störungskonzept, den Vorstellungen des Kindes/Jugendlichen über die Probleme und ihre Ursachen an. Voraussetzung für die Aufklärung des Kindes/Jugendlichen ist, dass es im Verlauf der Diagnostik gelungen ist, dass das Kind/der Jugendliche die Probleme aus seiner Perspektive benennen kann. Vorstellungen über Ursachen dieser Probleme können nur sehr rudimentär oder auch stark ausgeprägt vorhanden sein. Ausgehend von den Vorstellungen des Patienten können in kindgemäßer Form Informationen hinsichtlich der Symptomatik, der vermuteten Ätiologie und des vermutlichen Verlaufes sowie der Behandlungsmöglichkeiten gegeben werden. Dabei sollte darauf geachtet werden, dass der Patient einerseits erkennt, dass gewisse biologische Anteile eine Rolle spielen (so wie andere nicht so gut sehen können, kannst Du dich nicht so gut konzentrieren). Andererseits ist es auch wichtig, dass dem Patienten bewusst wird, dass er selbst etwas dazu tun kann, dass sich die Probleme vermindern. Dann ist eine gute Voraussetzung gegeben, dass mit dem Patienten individuelle Ziele erarbeitet werden können (Was soll sich ändern?). Auf der Grundlage dieser Ziele kann der Patient zu Selbstbeobachtung und Selbststeuerung angeleitet werden.

Kindgemäße Informationen

Hilfreiche Materialien

- Das *Therapieprogramm THOP* enthält Geschichten über ein Kind mit ADHS, die als Ergänzung zu den einzelnen Therapiebausteinen dienen, die gemeinsam mit Eltern und Kind durchgeführt werden. In den ersten Geschichten werden die typischen Probleme von Kindern mit ADHS vorgestellt und der Leser wird aufgefordert, eigene Erfahrungen beizutragen. Danach wird beschrieben, wie ein Kind die Vorstellung bei einem Therapeuten erlebt und dieser mit ihm seine Probleme aus seiner Sicht bespricht und ihm die Ursachen dafür erläutert. Diese Geschichten können gemeinsam mit dem Kind gelesen werden und als Einstieg in ein Gespräch über dieses Thema dienen.
- Das Informationsportal des zentralen adhs-netzes gibt spezifische Informationen für Kinder und für Jugendliche, die von ADHS betroffen sind. (siehe Kap.3.16).

2.3.2 Elterntraining und Interventionen in der Familie

Elterntrainings meist indiziert

Häufig sind zeitlich meist eng begrenzte Beratungen der Eltern von wenigen Stunden nicht ausreichend, um Verhaltensänderungen des Kindes zu bewirken. Vor allem die Umsetzung allgemeiner Ratschläge bereitet den Eltern meist erhebliche Schwierigkeiten. Deshalb sind häufig intensivere Elterntrainings und Interventionen in der Familie indiziert. Leitlinie 11 gibt einen Überblick über die Empfehlungen zur Durchführung von Elterntrainings und Interventionen in der Familie.

L11 Leitlinie 11: Elterntraining und Interventionen in der Familien[10]

- Voraussetzung für die Durchführung von Elterntrainings und von Interventionen in der Familie ist die Kooperationsbereitschaft der Hauptbezugsperson sowie das Vorhandensein von Ressourcen in der Familie, die bei den Interventionen genutzt werden können.
- Das Elterntraining einschließlich der verhaltenstherapeutischen Interventionen in der Familie zielt auf die Verminderung von ADHS-Symptomen sowie oppositionellen oder aggressiven Verhaltensauffälligkeiten in der Familie ab. Bei der Durchführung von verhaltenstherapeutischen Interventionen sind die familiären Belastungen zu beachten, die zur Einschränkung der familiären Ressourcen führen. Zu Beginn der Therapie sollten einfachere Interventionen durchgeführt werden, bei denen ein Behandlungserfolg wahrscheinlicher ist. Folgendes Vorgehen hat sich als nützlich erwiesen:
  1. Identifikation spezifischer Problemsituationen und Problemverhaltensweisen (Zielprobleme) in der Familie und Kontrolle ihres Verlaufs.
  2. Analyse positiver und negativer Konsequenzen für angemessenes und für auffälliges Verhalten (Verhaltensanalyse) gemeinsam mit den Eltern. Meist zeigt sich ein inkonsistentes Erziehungsverhalten mit unklaren Familienregeln und fehlenden positiven und negativen Konsequenzen bei angemessenem bzw. problematischem Verhalten.
  3. Wenn negative Eltern-Kind-Interaktionen dominieren, sollten zunächst Interventionen zur Steigerung der positiven Aufmerksamkeit und Zuwendung der Eltern zum Kind auch während spezieller Spielzeiten durchgeführt werden.
  4. Anleitung der Eltern zum wirkungsvollen Äußern von Aufforderungen und von Grenzsetzungen sowie von Zuwendung, wenn Aufforderungen und Grenzen beachtet werden. Diese Verhaltensweisen sollten in individuellen Situationen eingeübt werden.
  5. Erarbeitung von angemessenen negativen Konsequenzen bei auffälligem Verhalten des Kindes. Diese Konsequenzen sollten eng mit dem Problemverhalten verknüpft sein und sie sollten jedes Mal erfolgen, wenn das Problemverhalten auftritt. Diese Verhaltensweisen sollten in individuellen Situationen eingeübt werden.
  6. Anwendung von Token-Systemen, um angemessenes Verhalten in spezifischen Situationen zu verstärken. Als Eintauschverstärker sollten beliebte Aktivitäten materiellen Verstärkern vorgezogen werden.
  7. Anwendung von Verstärker-Entzugs-Systemen (response cost), um besonders häufiges Problemverhalten zu vermindern.
  8. Anwendung von Auszeit vor allem bei ausgeprägten Formen oppositionellen Verhaltens und wenn negative Konsequenzen auf das Problemverhalten (siehe Punkt 5) nicht hinreichend erfolgreich sind. Diese Intervention muss besonders sorgfältig durchgeführt und kontrolliert werden.
  9. Im Jugendalter werden statt Token-Systemen therapeutische Verträge eingesetzt und Selbstmanagement-Verfahren vermehrt benutzt. Problemlöse- und Kommunikationstrainings sowie Methoden der kognitiven Umstrukturierung werden zur Verminderung von Konflikten zwischen Eltern und Adoleszenten eingesetzt.

10 In Anlehnung an Leitlinien von Fachgesellschaften und speziellen Arbeitsgruppen in den USA, in Europa und in Deutschland (American Academy of Child and Adolescent Psychiatry, 1997; Deutsche Gesellschaft für Kinder- und Jugendpsychiatrie, Psychosomatik und Psychotherapie et al., 2007; Taylor et al., 2004).

- Selbstmanagement-Interventionen (mit Selbstbeobachtung, Selbstbeurteilung und Selbstverstärkung) sollten ab dem Schulalter Bestandteil der Interventionen in der Familie sein.
- Bei Störungen der familiären Beziehungen und bei Jugendlichen können familientherapeutische Interventionen (auf verhaltenstherapeutischer, struktureller, systemischer oder tiefenpsychologischer Basis) hilfreich sein.

Kooperation und Ressourcen

Voraussetzung für die Durchführung von Elterntrainings und von Interventionen in der Familie ist jedoch eine hinreichende Kooperationsbereitschaft der Hauptbezugsperson. Außerdem müssen Ressourcen in der Familie vorhanden sein, die bei den Interventionen genützt werden können. In der Regel muss mindestens ein Elternteil kontinuierlich meist in wöchentlichem Rhythmus eine Sitzung wahrnehmen können. Weniger als 15 Sitzungen sind meist nicht ausreichend. Die Interventionen setzen an den in Kapitel 2.3.1 dargestellten Beratungsprinzipien an und vertiefen sie. Das Elterntraining einschließlich der verhaltenstherapeutischen Interventionen in der Familie beinhaltet die Anwendung positiver Verstärkung und negativer Konsequenzen bei umschriebenem Problemverhalten in spezifischen Problemsituationen unter Einbeziehung spezieller verhaltenstherapeutischer Techniken (Token-Systeme, Verstärker-Entzug, Auszeit). Häufig sind solche speziellen Methoden notwendig, da pädagogische Interventionen oft keine hinreichende Wirkung erzielen. Durch Token-Systeme und Verstärker-Entzugssysteme lassen sich spezifische Probleme leichter fokussieren und die Eltern werden zu einem konsistenten Erziehungsverhalten mit regelmäßigem Verstärken angemessener Verhaltenselemente angeleitet. Zudem erhält das Kind einen spezifischen Anreiz zur Verhaltensänderung.

Token-Systeme sind oft hilfreich

Eine erschöpfende Darstellung der verhaltenstherapeutischen Interventionen ist an dieser Stelle weder möglich noch notwendig, da ausführliche Interventionsprogramme hierüber vorliegen (siehe Hilfreiche Materialien). Die Selbstmanagement-Interventionen mit Selbstbeobachtung, Selbstbeurteilung und Selbstverstärkung, die ab dem Schulalter Bestandteil der Interventionen in der Familie sein sollten, werden in Kapitel 2.3.4 dargestellt. Bei Störungen der familiären Beziehungen und bei Jugendlichen können familientherapeutische Interventionen (auf verhaltenstherapeutischer, struktureller, systemischer oder tiefenpsychologischer Basis) hilfreich sein, wobei die Wirksamkeit verhaltenstherapeutischer Interventionen am besten belegt ist.

Indikation von Familientherapie

Hilfreiche Materialien

- Schwerpunkt des *Therapieprogrammes für Kinder mit hyperkinetischem und oppositionellem Problemverhalten (THOP)* ist ein umfassendes Elterntraining, das die in den Leitlinien angesprochenen Punkte als Therapiebausteine enthält (siehe Kap. 3.10, S. 126).
- *Wackelpeter und Trotzkopf* basiert auf dem *Therapieprogramm THOP* und ist für die Hand der Eltern, aber auch Erzieher oder Lehrer gedacht. Neben einem einführenden Kapitel, das über das

Störungsbild informiert, enthalten zwei weitere Kapitel einen Elternleitfaden und konkrete Anwendungsbeispiele (siehe Kap. 3.11, S. 127).
- Das *Präventionsprogramm PEP* enthält ein Elterntraining im Gruppenformat mit bis zu 11 Sitzungen (siehe Kap. 3.12, S. 127)
- Das *Therapieprogramm SELBST* ist speziell für Jugendliche entwickelt worden und enthält neben patientenzentrierten auch elternzentrierte Interventionen. SELBST-Leistungsprobleme thematisiert elternzentrierte Interventionen zur Verminderung von Leistungsstörungen inklusive ADHS-Symptomen. SELBST-Familienprobleme erarbeitet gemeinsam mit Eltern und dem Jugendlichen Möglichkeiten zur Verringerung von Familienkonflikten, die gehäuft auch bei Jugendlichen mit ADHS auftreten (siehe Kap. 3.14, S. 129).

2.3.3 Interventionen in Kindergarten und Schule

Übersicht

Leitlinie 12 gibt eine Übersicht über die Empfehlungen zu Interventionen im Kindergarten oder in der Schule. Wie die Leitlinien zu Interventionen in der Familie, schließen sich auch diese Leitlinien an die Empfehlungen zur Aufklärung und Beratung an (L11) und vertiefen diese.

L12 Leitlinie 12: Interventionen im Kindergarten/in der Schule[11]

- Bei Vorschulkindern mit stark ausgeprägter Symptomatik kann eine Platzierung in einer vorschulischen Sondereinrichtung indiziert sein.
- Bei Schulkindern Zusammenarbeit mit der Schule, den Schulbehörden und den Eltern bei der Platzierung des Kindes in einer Schule/Klasse, die der grundlegenden schulischen Leistungsfähigkeit des Kindes entspricht. Eine Sonderbeschulung ist jedoch nicht grundsätzlich notwendig.
- Interventionen im Kindergarten/in der Schule auf verhaltenstherapeutischer Basis setzen Kooperation der Erzieher bzw. des Lehrpersonals sowie Ressourcen voraus, die durch die Interventionen aktiviert werden können.
- Interventionen im Kindergarten oder in der Schule zielen auf die Verminderung der ADHS-Symptomatik sowie der oppositionellen oder aggressiven Verhaltensauffälligkeiten des Kindes in diesem Lebensbereich ab. Folgendes Vorgehen hat sich als nützlich erwiesen:
  1. Besprechung der Struktur der Gruppe/Klasse und der Anforderungen (z. B. Klassengröße, Kind sollte nahe beim Lehrer sitzen, stärker strukturiertes Lernen als Freiarbeit, Wechsel von Unterrichtsaktivitäten, Festlegen von Verhaltensregeln für die ganze Klasse und entsprechende positive bzw. negative Konsequenzen. Im Kindergarten: Anleitung des Kindes zum Spiel in einem bestimmten Spielbereich und zu ausdauerndem Spiel).
  2. Identifikation spezifischer Problemsituationen und Problemverhaltensweisen (Zielprobleme) im Kindergarten/in der Schule und Kontrolle ihres Verlaufs.

11 In Anlehnung an Leitlinien von Fachgesellschaften und speziellen Arbeitsgruppen in den USA, in Europa und in Deutschland (American Academy of Child and Adolescent Psychiatry, 1997; Deutsche Gesellschaft für Kinder- und Jugendpsychiatrie, Psychosomatik und Psychotherapie et al., 2007; Taylor et al., 2004).

3. Analyse positiver und negativer Konsequenzen für angemessenes und für auffälliges Verhalten (Verhaltensanalyse) gemeinsam mit der Erzieherin/Lehrerin. Häufig fällt es der Bezugsperson vor allem in der Gruppensituation schwer, konsistent mit positiven bzw. negativen Konsequenzen bei angemessenem bzw. problematischem Verhalten zu reagieren.
4. Wenn negative Erzieher/Lehrer-Kind-Interaktionen dominieren, sollten zunächst Interventionen zur Steigerung der positiven Aufmerksamkeit und Zuwendung der Bezugspersonen zum Kind (z. B. regelmäßige kurze positive Rückmeldung nach Ende des Unterrichtes) eingesetzt werden.
5. Diskussion von Möglichkeiten zum wirkungsvollen Äußern von Aufforderungen und von Grenzsetzungen sowie von Zuwendung, wenn Aufforderungen und Grenzen beachtet werden, vor allem unter Berücksichtigung des Gruppenkontextes.
6. Erarbeitung von angemessenen negativen Konsequenzen bei auffälligem Verhalten des Kindes. Diese Konsequenzen sollten eng mit dem Problemverhalten verknüpft sein und sie sollten jedes Mal erfolgen, wenn das Problemverhalten auftritt.
7. Anwendung von Token-Systemen, um angemessenes Verhalten in spezifischen Situationen zu verstärken. Die Eintauschverstärkung kann im Kindergarten/in der Schule (z. B. spezielle Spielzeit oder weniger Hausaufgaben), zu Hause oder beim Therapeuten (z. B. spezielle Spielzeit) erfolgen.
8. Anwendung von Verstärker-Entzugs-Systemen (response cost), um besonders häufiges Problemverhalten (z. B. ständiges Aufstehen im Unterricht, Stören anderer) zu vermindern.
9. Anwendung von Auszeit (das Kind muss das Klassenzimmer/den Gruppenraum verlassen), vor allem bei ausgeprägten Formen von oppositionellem Verhalten und wenn negative Konsequenzen auf das Problemverhalten (siehe Punkt 6) nicht hinreichend erfolgreich sind. Das Verlassen des Klassenzimmers/des Gruppenraumes darf von dem Kind aber nicht als belohnend erlebt werden. Die Aufsichtspflicht muss sichergestellt sein. Diese Intervention muss besonders sorgfältig durchgeführt und kontrolliert werden.
10. Im Jugendalter werden statt Token-Systemen therapeutische Verträge eingesetzt und Selbstmanagement-Verfahren vermehrt benutzt.

- Selbstmanagement-Interventionen (mit Selbstbeobachtung, Selbstbeurteilung und Selbstverstärkung) sollten ab dem Schulalter Bestandteil der Interventionen in der Schule sein.

Platzierung des Kindes

Bevor eine spezifische Intervention im Kindergarten oder in der Schule durchgeführt wird, sollte überprüft werden, ob das Kind in der vorschulischen/schulischen Einrichtung richtig platziert ist. Bei Kindern mit stark ausgeprägter ADHS-Symptomatik und komorbiden Störungen kann eine Platzierung in einem Sonderkindergarten/integrativen Kindergarten indiziert sein. Bei Schulkindern sollte zunächst überprüft werden, ob der besuchte Schultyp der Intelligenz des Kindes entspricht. Bei ausgeprägter intellektueller Überforderung kann eine Umschulung oder eine Klassenwiederholung indiziert sein. Eine Sonderbeschulung wegen der ADHS-Symptome sollte erst dann in Erwägung gezogen werden, wenn entsprechende therapeutische Interventionen sich nicht als hinreichend erfolgreich herausgestellt haben.

Spezifische verhaltenstherapeutische Interventionen im Kindergarten/in der Schule setzen eine hinreichende Kooperation der Erzieher bzw. des Lehrpersonals sowie Ressourcen voraus, die durch die Interventionen aktiviert werden können. Diese Voraussetzungen sind nicht immer gegeben. Sie können durch eine sorgfältige kooperative Aufklärung der Bezugspersonen des Kindes jedoch häufig hergestellt werden (siehe Kap. 2.3.1, S. 86).

Kooperation und Ressourcen

Bevor individuelle Interventionen eingeführt werden, sollten mit der Bezugsperson Interventionen auf Gruppen-/Klassenebene diskutiert werden. Falls sich die Gruppe/Klasse in ihrer Zusammensetzung als ungünstig (z. B. zu groß, zu unruhig) erweist, sollten Möglichkeiten zum Wechsel in eine andere Gruppe/Klasse bedacht werden. Weitere Interventionen auf Gruppen-/Klassenebene, die mit der Bezugsperson diskutiert werden sollten, sind Sitzposition des Kindes in der Klasse (Kind sollte nahe beim Lehrer sitzen), Strukturierungsgrad des Unterrichtes (stärker strukturiertes Lernen als Freiarbeit), Wechsel von Unterrichtsaktivitäten (abwechslungsreicher Unterricht, ohne zu viel Unruhe aufkommen zu lassen), Festlegen von Verhaltensregeln für die ganze Klasse und entsprechende positive bzw. negative Konsequenzen (mit der Klasse eine allgemeine Regeln und Konsequenzen erarbeiten). Im Kindergarten kann es hilfreich sein, wenn das Kind zum Spiel in einem bestimmten Spielbereich und zu ausdauerndem Spiel angeleitet wird und hierfür auch verstärkt wird.

Token-Systeme sind oft hilfreich

Verhaltenstherapeutische Interventionen im Kindergarten/in der Schule beinhalten die Anwendung positiver Verstärkung und negativer Konsequenzen bei umschriebenen Problemverhalten in spezifischen Problemsituationen (z. B. steht während des Unterrichtes auf; redet dazwischen) unter Einbeziehung spezieller verhaltenstherapeutischer Techniken (Token-Systeme, response cost, Auszeit). Häufig sind solche speziellen Methoden notwendig, da pädagogische Interventionen oft keine hinreichende Wirkung erzielen. Besonders in Gruppensituationen lassen sich durch Token-Systeme und Verstärker-Entzugssysteme spezifische Probleme leichter fokussieren und die Bezugspersonen werden zu einem konsistenten Erziehungsverhalten mit regelmäßigem Verstärken angemessener Verhaltenselemente angeleitet. Eine erschöpfende Darstellung der verhaltenstherapeutischen Interventionen ist an dieser Stelle nicht möglich. Ausführliche Interventionsprogramme hierüber liegen jedoch vor (siehe Hilfreiche Materialien). Selbstmanagement-Interventionen (mit Selbstbeobachtung, Selbstbeurteilung und Selbstverstärkung) sollten ab dem Schulalter Bestandteil der Interventionen in der Schule sein (siehe Kap. 2.3.4, S. 100).

Hilfreiche Materialien

- Das *Therapieprogramm für Kinder mit hyperkinetischem und oppositionellem Problemverhalten (THOP)* enthält auch Interventionen im Kindergarten und in der Schule, welche die in den Leitlinien angesprochenen Punkte als Therapiebausteine enthält (siehe Kap. 3.10, S. 126).
- *Wackelpeter und Trotzkopf* basiert auf dem *Therapieprogramm THOP* und ist für die Hand der Eltern, aber auch Erzieher oder Lehrer gedacht. Neben einem einführenden Kapitel, das über das Störungsbild informiert, enthalten zwei weitere Kapitel einen Elternleitfaden und konkrete Anwendungsbeispiele. Diese können von Erziehern/Lehrern entsprechend abwandelt eingesetzt werden (siehe Kap. 3.11, S. 127).

- Das *Präventionsprogramm PEP* enthält ein Training für Erzieherinnen im Kindergarten im Gruppenformat mit bis zu 11 Sitzungen (siehe Kap. 3.3.12, S. 127).
- Das *Therapieprogramm SELBST* ist speziell für Jugendliche entwickelt worden und enthält neben patientenzentrierten auch lehrerzentrierte Interventionen im Band SELBST-Leistungsprobleme (siehe Kap. 3.14, S. 129).
- Lauth und Naumann (2009) publizierten ein Übungsprogramm für Lehrer zur Verminderung von ADHS in der Schule.

2.3.4 Kognitive Verhaltenstherapie des Kindes/Jugendlichen

L13 Leitlinie 13: Kognitive Verhaltenstherapie des Kindes/Jugendlichen[12]

- Spieltraining zur Verbesserung von Spielintensität und Spielausdauer besonders bei Kindern im Kindergartenalter.
- Kognitive Therapie mit Methoden der Selbstinstruktion, des Aufmerksamkeitstrainings und des Selbstmanagements ist bei Kindern ab dem Schulalter durchführbar.
- Neurofeedback kann möglicherweise hilfreich sein.
- Eine ausschließliche Behandlung des Kindes/Jugendlichen mit kognitiver Verhaltenstherapie (einschließlich Neurofeedback) ist im Allgemeinen nicht hinreichend erfolgversprechend.

Therapie des Kindes nicht ausreichend

Die kognitive Verhaltenstherapie des Kindes/Jugendlichen kann der Verbesserung von Spielintensität und Spielausdauer, der Verminderung von impulsiven und unorganisierten Aufgabenlösungen, der Verbesserung der Aufmerksamkeits- und Gedächtnisleistungen, der Beeinflussung bestimmter Anteile der hirnelektrischen Aktivität oder der Anleitung des Kindes/Jugendlichen zur Modifikation seines Problemverhaltens dienen. Allerdings ist eine ausschließliche Behandlung des Kindes/Jugendlichen mit kognitiver Verhaltenstherapie im Allgemeinen nicht hinreichend erfolgversprechend. Hauptproblem bei der Behandlung des Kindes/Jugendlichen mit diesen Methoden ist die Generalisierung von Verhaltensänderungen aus der Therapiesituation in den Alltag des Kindes. Deshalb sind Maßnahmen, welche die Generalisierung der Effekte unterstützen besonders wichtig.

Phasen des Spieltrainings

Das *Spieltraining* wird vor allem bei Kindern im Kindergartenalter eingesetzt, die eine geringe Spielintensität und Spielausdauer zeigen. Es läuft in vier Phasen ab. Die erste Phase dient der Gestaltung einer positiven und tragfähigen Beziehung zum Kind, in der zweiten Phase werden die Ansatzpunkte der Intervention bestimmt, indem das Kind in Spielsituationen mit unterschiedlichem Strukturierungsgrad beobachtet wird. Der

12 In Anlehnung an Leitlinien von Fachgesellschaften und speziellen Arbeitsgruppen in den USA, in Europa und in Deutschland (American Academy of Child and Adolescent Psychiatry, 1997; Deutsche Gesellschaft für Kinder- und Jugendpsychiatrie, Psychosomatik und Psychotherapie et al., 2007; Taylor et al., 2004).

Aufbau eines intensiven und ausdauernden Spiel- und Beschäftigungsverhaltens stellt die dritte Phase dar und ist Kern der Intervention. Hierbei kommen verschiedene verhaltenstherapeutische Techniken, wie Ziel- und Regelabsprache und Erfragen von Handlungsplänen, verbale oder aktionale Rückführung des Kindes zur Spielsituation und soziale Verstärkung einzelner Spielhandlungen zur Anwendung. Die vierte Phase dient der Stabilisierung des Spiel- und Beschäftigungsverhaltens durch Förderung der Selbststeuerung und Ausblendung der Fremdsteuerung. In der fünften Phase werden schließlich die Anforderungen an das Spiel- und Beschäftigungsverhalten des Kindes gesteigert. Nachdem das Spiel- und Beschäftigungsverhalten in der Therapiestunde durch das Spieltraining erfolgreich verändert werden konnte, werden die Eltern in das Spieltraining integriert und dazu angeleitet, das Spieltraining als *Spiel- und Übungsstunde* zu Hause fortzusetzen. Damit sollen die Effekte des Spieltrainings verstärkt und ihre Generalisierung auf das Spielverhalten des Kindes in der Familie unterstützt werden.

Techniken

Ein *Selbstinstruktionstraining* kann bei Kindern ab dem Schulalter durchgeführt werden, bei denen selbst unter günstigen Bedingungen (z. B. während der Durchführung der Hausaufgaben bei dem Therapeuten, während Testsituationen) ein ausgeprägt impulsives, leicht ablenkbares, wenig konzentriertes oder wenig durchstrukturiertes Arbeitsverhalten zu beobachten ist. Bei Vorschulkindern ist das Selbstinstruktionstraining auf keinen Fall geeignet und auch sechs- bis siebenjährige Kinder mit ausgeprägter ADHS-Symptomatik oder mit verminderter Intelligenz können durch das Selbstinstruktionstraining in ihrer Fähigkeit zur Metakognition überfordert sein. Nach den vorliegenden empirischen Ergebnissen kommt diesem Ansatz zwar keine zentrale Bedeutung in der multimodalen Behandlung zu, er kann aber eine ergänzende Rolle spielen (siehe Kap. 1.5.2). Da prinzipiell nicht erwartet werden kann, dass sich die meisten Auffälligkeiten in der Familie und in der Schule allein durch ein Selbstinstruktionstraining vermindern lassen, ist es grundsätzlich sinnvoll, parallel Interventionen in der Familie und in der Schule durchzuführen und nicht den Effekt eines isolierten Selbstinstruktionstrainings abzuwarten.

Selbstinstruktionstraining bei impulsivem Arbeitsverhalten

Durch das Selbstinstruktionstraining sollen die Selbstregulationsfähigkeiten und reflexiven Problemlösestrategien des Kindes verbessert werden. Die Therapie soll dem Kind helfen, seine Aufmerksamkeit anhaltender zu zentrieren, seine Impulse besser zu kontrollieren und Handlungspläne zu entwickeln, um dadurch Aufgaben besser lösen zu können. Das Kind lernt am Modell des Therapeuten, indem dieser laut denkt, wie man mit Schwierigkeiten umgehen kann, nämlich dadurch dass man

Schritte bei Selbstinstruktion

- die Schwierigkeiten zuerst einmal erkennt,
- verschiedene Lösungsmöglichkeiten überlegt und abwägt,
- abschätzt, ob die Lösungsmöglichkeiten angemessen sind,
- die Richtigkeit der Lösung kontrolliert und
- sich schließlich selbst für seinen Erfolg bestätigt.

Problemlösung im Alltag

Das Kind übernimmt dieses laute Denken vom Therapeuten, das dann im Verlauf der Behandlung ausgeschlichen wird. Die einzelnen Problemlöseschritte werden durch Signalkarten verdeutlicht. Nachdem ein planvolles und reflexives Arbeitsverhalten in der Therapiestunde durch das Selbstinstruktionstraining aufgebaut werden konnte, sollen die Eltern in die Behandlung integriert und dazu angeleitet werden, das Selbstinstruktionstraining zu Hause fortzusetzen. Damit sollen dessen Effekte verstärkt und die Generalisierung auf häusliche Situationen (vor allem Hausaufgabensituationen) unterstützt werden.

Selbstmanagement ab Schulalter

Eine kognitive Therapie mit Methoden des *Selbstmanagements* kann bei Kindern ab dem Schulalter durchgeführt werden. Diese Methoden zielen darauf ab, das Kind anzuleiten, in seiner natürlichen Umgebung (in der Schule, in der Familie) auf die eigenen Verhaltensprobleme zu achten und sie zu registrieren. In den kritischen Situationen soll das Kind alternatives, angemessenes Verhalten zeigen, indem es versucht, sich an bestimmte Regeln zu halten, und indem es sich für eine erfolgreiche Situationsbewältigung selbst positiv verstärkt. Vor allem bei Jugendlichen ist dieser Ansatz von großer Bedeutung. Abbildung 13 zeigt ein Arbeitsblatt aus dem *Therapieprogramm THOP,* mit dem Selbstmanagement-Techniken eingeführt

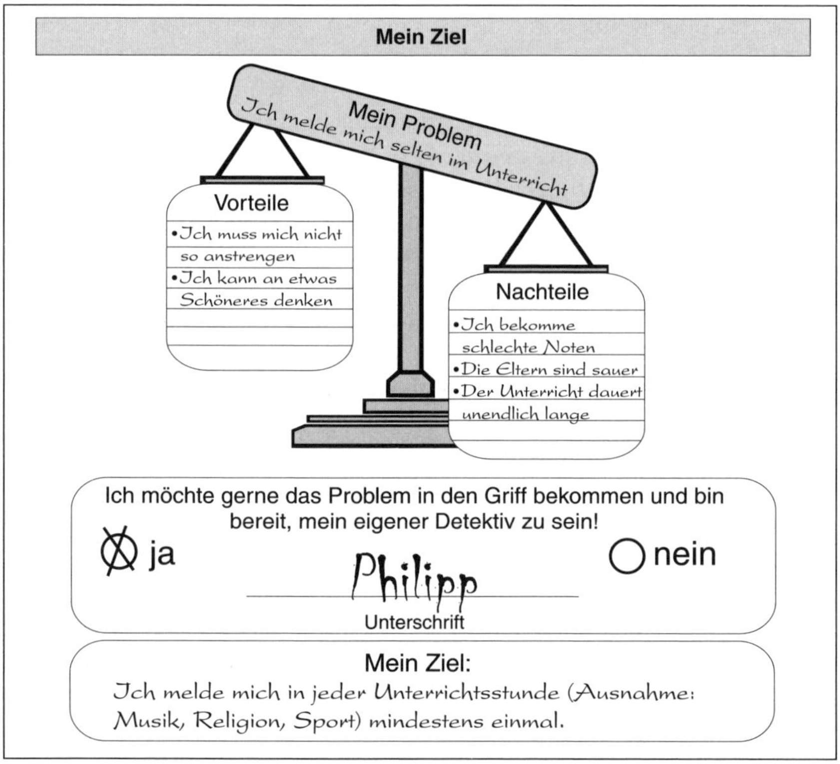

Abbildung 13: Arbeitsblatt zur Durchführung von Selbstmanagement (aus Döpfner et al., 2007d) – Beispiel

werden können. Wie bei der Selbstinstruktion kann auch beim Selbstmanagement prinzipiell nicht erwartet werden, dass sich die meisten Auffälligkeiten in der Familie und in der Schule allein durch diese Interventionen vermindern lassen (siehe Kap. 1.5.2). Deshalb ist es grundsätzlich sinnvoll, parallel Interventionen in der Familie und in der Schule durchzuführen und nicht den Effekt eines isolierten Selbstinstruktionstrainings abzuwarten.

Hilfreiche Materialien

- Das *Therapieprogramm THOP* enthält eine differenzierte Anleitung zur Durchführung des Spieltrainings, des Selbstinstruktionstrainings und von Selbstmanagement (siehe Kap. 3.10, S. 126).
- Das *Training mit aufmerksamkeitsgestörten Kindern* (Lauth & Schlottke, 2009) ist ein umfassendes Selbstinstruktionstraining, das vielfältige Arbeitsmaterialien zur Verfügung stellt (siehe Kap. 3.13, S. 128).
- Das Trainingsprogramm ATTENTIONER (Jacobs & Petermann, 2008) setzt sich aus neuropsychologischen Aufgabeninhalten zusammen, die in einen verhaltenstherapeutischen Rahmen eingebettet sind. Im Einzelnen umfasst der ATTENTIONER 15 Gruppentherapiesitzungen zu 60 Minuten, die mit vier Kindern durchgeführt werden. Es gibt erste Hinweis auf mögliche Effekte dieses Programms (vgl. zentrales adhs-netz, 2012).
- Weitere Materialien für Aufmerksamkeitstrainings wurden im Rahmen des Marburger Konzentrationstrainings entwickelt (Krowatschek et al., 2007, 2010). Es gibt widersprüchliche Hinweise auf die Effekte des Trainings (vgl. zentrales adhs-netz, 2012).
- Selbstmanagement-Methoden für Jugendliche werden ausführlich im SELBST-Programm (siehe Kap. 3.14, S. 129) vorgestellt.

2.3.5 Medikamentöse Therapie

Leitlinie 14 gibt eine Übersicht über die Empfehlungen zur medikamentösen Therapie.

L14 Leitlinie 14: Medikamentöse Behandlung[13]

1. Allgemeine Leitlinien zur medikamentösen Behandlung

Die Entscheidung zur medikamentösen Behandlung eines Kindes richtet sich stets am Schwere- und Chronifizierungsgrad der bestehenden ADHS aus und muss eingebettet sein in ein multimodales Behandlungskonzept.

Eine medikamentöse Behandlung (als individueller Behandlungsversuch; off-label use) bei Kindern, die jünger als 6 Jahre sind, sollte erst dann erfolgen, wenn alle alternativen Behandlungsoptionen ausgeschöpft worden sind und weiterhin eine schwerwiegende ADHS-Symptomatik vorliegt.

- *Ausschluss von Kontraindikationen:* Wenn eine medikamentöse Behandlung beabsichtigt ist, sind die jeweils spezifischen Kontraindikationen für das gewählte Medikament zu berücksichtigen.

13 In Anlehnung an Leitlinien von Fachgesellschaften und speziellen Arbeitsgruppen in den USA, in Europa und in Deutschland (American Academy of Child and Adolescent Psychiatry, 1997; Deutsche Gesellschaft für Kinder- und Jugendpsychiatrie, Psychosomatik und Psychotherapie et al., 2007; Taylor et al., 2004).

- *Aufklärung der Eltern und des Kindes:* Die Eltern und auch das Kind/der Jugendliche sind in altersangemessener Form über Nutzen und Risiken der Durchführung und Unterlassung der medikamentösen Therapie zu informieren. Die Information sollte folgende Aspekte beinhalten:
  - Erwartete Veränderungen der Symptomatik,
  - Titration, Dosierung und Dauer der medikamentösen Therapie,
  - mögliche Nebenwirkungen,
  - gegenüber dem Patienten sollte betont werden, dass das Medikament ihn dabei unterstützen kann, seine Probleme im Leistungs- und Sozialverhalten zu vermindern. Seine eigenen Anstrengungen können also möglicherweise eher zum Erfolg führen.
- *Titration:* Da die Dosis-Wirkungs-Relationen interindividuell sehr unterschiedlich sein können, ist auf jeden Fall eine individuelle Titration mit genauer Überprüfung der Effekte notwendig, wobei mit der niedrigsten möglichen Dosierung zu beginnen ist. Falls sich innerhalb eines vierwöchigen Behandlungsversuchs keine signifikanten Symptomverbesserungen der ADHS einstellen oder sogar eine Symptomverschlechterung bzw. schwerwiegende Nebenwirkungen eintreten, sollte die Dosis reduziert werden oder die Behandlung mit der eingesetzten Substanz beendet werden.
- *Monitoring:* Die erwünschten und unerwünschten Effekte medikamentöser Therapie auf das Erleben des Kindes und auf sein Verhalten in der Schule, zu Hause und während anderer Aktivitäten des Kindes sind zu kontrollieren (siehe Leitlinie L7). Außerdem müssen die für jede Substanzklasse vorgeschriebenen somatischen Kontrollen durchgeführt werden sind. Das Kind ist als aktiver Teilnehmer in diesen Prozess einzubinden. Je nach eingesetzter Substanz ist ein mehr oder weniger intensives Monitoring psychischer und somatischer Parameter indiziert.
- *Auslassversuche:* Mindestens einmal pro Jahr sollte ein kontrollierter Auslassversuch zur Überprüfung der Notwendigkeit einer Weiterführung der Behandlung durchgeführt werden. Dies sollte in Zusammenarbeit mit dem Patienten, seinen Eltern und Lehrern und mit Hilfe von Verhaltensbeurteilungen erfolgen.

2. Behandlung mit Psychostimulanzien

- Psychostimulanzien sind Substanzen der ersten Wahl, wobei Methylphenidat primär eingesetzt wird.
- Die allgemeinen Leitlinien zur medikamentösen Behandlung (siehe Punkt 1) sollten beachtet werden, insbesondere die Hinweise zur Aufklärung der Eltern und des Kindes, zur Titration, zum Monitoring und zu den Auslassversuchen.
- *Absolute Kontraindikationen* sind: Glaukom, Phäochromocytom, gleichzeitige Behandlung mit einem irreversiblen MAO-Hemmer bzw. nicht im zeitlichen Abstand von 14 Tagen nach der Beendigung der Behandlung mit einem irreversiblen MAO-Hemmer, Schilddrüsenüberfunktion oder Thyreotoxikose, Diagnose oder Vorgeschichte einer schweren Depression, Anorexia nervosa, Suizidabsichten oder -versuche, schwere affektive Störungen, Manie, Bipolare Störungen (Typ I), Borderline-Persönlichkeitsstörung sowie manifeste Psychosen.
- Als *relative Kontraindikationen,* vor allem für eine initiale Behandlung oder erst nach suffizienter Behandlung der zugleich bestehenden organischen Erkrankung, gelten: Arterieller Hochdruck, angeborene organische Herzfehler mit hämodynamischer Wirksamkeit, Kardiomyopathien, Angina pectoris oder Myokardinfarkt, kardiale Arrhythmien, cerebrovaskuläre Erkrankungen, wie medikamentös schwer einstellbare Anfallsleiden Aneurysmen, Vaskulitis oder zerebrovaskulärer Infarkt, Medikamentenmissbrauch/ Drogenabusus im unmittelbaren Umfeld des Kindes/Jugendlichen oder durch den Jugendlichen selbst (vor allem bei Methylphenidat und Amphetamin).

- Die *Dosierung und Anzahl der täglichen Gaben* richten sich nach dem Behandlungsziel. Bei einer Stimulanzientherapie zur Verminderung der ADHS-Symptomatik in der Schule erfolgt die Gabe nur an Schultagen. Erfolgt die Medikation auch zur Verminderung der ADHS-Symptomatik in der Familie, dann können täglich mehrfache Gaben, auch an Wochenenden, notwendig sein. Bei älteren Kindern und Jugendlichen, die durch die Stimulanzientherapie auch subjektiv eine erhebliche Veränderung erleben, kann eine durchgehende Stimulanziengabe indiziert sein. Eine Stimulanzienbehandlung kann auch während der Ferienzeit indiziert sein, wenn hierdurch die soziale Integration des Kindes in die Familie oder in die Gleichaltrigengruppen gewährleistet wird. Eine individuelle Einstellung der optimalen Dosierung (Titration) ist in kontrollierten Versuchen beginnend mit niedrigen Dosen notwendig. Die Tagesdosierungen von Methylphenidat liegen im Allgemeinen für die unretardierten Präparate unter 1 mg/kg Körpergewicht. Auch bei Jugendlichen wird selten eine Tagesdosis von 60 mg überschritten.
- *Monitoring:* Vor Beginn der Behandlung und spätestens alle sechs Monate müssen folgende Parameter kontrolliert werden. Wenn initiale Befunde auf eine Herzerkrankung hinweisen oder eine entsprechende Familienanamnese vorliegt, müssen weitergehende kardiologische Untersuchungen vor oder während der Behandlung durchgeführt werden. Patienten, die unter der Behandlung mit Methylphenidat oder Amphetaminen Symptome wie Palpitationen, Thoraxschmerzen bei Belastung, unklare Synkope oder Atemnot entwickeln, sollten umgehend kardiologisch durch einen Spezialisten untersucht werden. Mindestens alle sechs Monate unter der Behandlung bzw. bei jeder Dosisänderung müssen Blutdruck und Herzfrequenz in grafischer Form dokumentiert werde. Mindestens alle sechs Monate sind der Blutdruck, die Pulsrate, Größe, Gewicht und Appetit zu kontrollieren. Des Weiteren ist mindestens alle sechs Monate das Neuauftreten oder die Verschlechterung komorbider psychiatrischer Störungsbilder zu überprüfen. Im Einzelnen zu nennen sind hier das Auftreten psychotischer oder manischer Symptome, Symptome einer Bipolaren Störung Typ I, aggressives oder feindseliges Verhalten, Suizidalität, vokale und oder motorische Tics, Angst- oder Spannungszustände oder Agitiertheit. Insbesondere im Jugendalter muss vor und während der Behandlung eine sorgfältige Überwachung des Fehlgebrauchs oder Missbrauchs des eingesetzten Psychostimulanz erfolgen sowie die Abklärung eines anderweitigen Substanzmissbrauchs. Bei entsprechenden Nachweisen, z. B. durch Drogenscreening, ist eine Beendigung der Behandlung mit dem eingesetzten Stimulanz zu erwägen oder die Wahl einer Medikation mit geringerem Missbrauchspotenzial vorzuziehen.
- Im Vorschulalter sollte die medikamentöse Therapie mit Stimulanzien eine Ausnahme darstellen und nur dann erfolgen, wenn die Symptomatik die soziale Integration des Kindes verhindert, altersnotwendige Entwicklungsschritte nicht ermöglicht und verhaltenstherapeutische Interventionen nicht hinreichend erfolgreich waren.

3. Behandlung mit Medikamenten der zweiten und dritten Wahl

- Die allgemeinen Leitlinien zur medikamentösen Behandlung (siehe Punkt 1) sollten beachtet werden, insbesondere die Hinweise zur Aufklärung der Eltern und des Kindes, zur Titration, zum Monitoring und zu den Auslassversuchen.
- Atomoxetin ist für die Behandlung mit ADHS ab dem Alter von sechs Jahren zugelassen und ist als eine Behandlungsoption der zweiten Wahl zu betrachten, es sei denn, es liegt eine komorbide Tic- oder Angststörung vor oder bei Gefahr von Substanzmissbrauch durch den Patienten oder dessen Umfeld. In diesem Fall kann Atomoxetin als primäre Behandlungsindikation betrachtet werden.
- Die Behandlung mit Atomoxetin sollte erfolgen, wenn ein Behandlungsversuch von ausreichender Dauer mit Psychostimulanzien auch in Kombination mit Verhaltensthera-

pie nicht zu einer suffizienten Verringerung der Kernsymptomatik geführt hat, als auch wenn unter dieser Behandlung Nebenwirkungen wie Schlafstörungen, Appetitlosigkeit, Reizbarkeit, eine Verstärkung von Tic-Symptomen, dysphorische Stimmungen oder Verstärkung von Angstsymptomen auftreten. Vor und während der Behandlung, v. a. bei Dosisänderungen, sollten Blutdruck und Puls regelmäßig kontrolliert werden. EKG-Untersuchungen sollten nur bei Patienten erfolgen, bei denen eine QT-Zeit-Verlängerung bereits vor Beginn der Behandlung vorliegt oder familienanamnestisch bekannt ist. Des Weiteren ist auf das Auftreten depressiver Symptome oder von Suizidalität unter der Behandlung zu achten. EEG-Untersuchungen sind vor und während der Behandlung als nicht notwendig zu erachten. Da Appetitstörung zu den häufigsten Nebenwirkungen zählen, sind auch regelmäßige Gewichtskontrollen erforderlich.
- Das bislang einzige in Deutschland zugelassene Amphetamin-Präparat (Dexamphetaminhemisulfat; Attentin®) ist für therapierefraktäre ADHS bei Kindern und Jugendlichen ab 6 Jahren zugelassen, die auf eine ausreichend lange Behandlung mit Methylphenidat und Atomoxetin in maximaler und verträglicher Dosis nicht ansprechen (Stand: Januar 2012).
- Clonidin, Guanfacin oder ein Neuroleptikum können vor allem bei ausgeprägter Impulsivität in Betracht gezogen werden. Clonidin und Guanfacin erfordern allerdings ein intensives Monitoring von Puls und Blutdruck sowie des EKGs. Neuroleptika erfordern regelmäßige Kontrollen im Hinblick auf die Entwicklung eines metabolischen Syndroms.

Kontraindikationen berücksichtigen

Bei der medikamentösen Behandlung sind die in Leitlinie L14 beschriebenen allgemeinen Leitlinien zur medikamentösen Behandlung hinsichtlich des Ausschlusses von Kontraindikationen, der Aufklärung der Eltern und des Kindes, der Titration, des Monitorings und der Auslassversuche zu berücksichtigen.

Hilfreiche Materialien

- Anhand der *Checkliste zur organischen Abklärung und medikamentösen Therapie von Aufmerksamkeitsdefizit-/Hyperaktivitätsstörungen – CM-ADHS* (siehe M02, S. 142 und Döpfner et al., 2006) können die notwendigen Befunde dokumentiert werden und die einzelnen Schritte bei medikamentösen Therapien durchgeführt werden.
- Der *Ratgeber ADHS*, Informationen für Betroffene, Eltern, Lehrer und Erzieher zu Aufmerksamkeitsdefizit-/Hyperaktivitätsstörungen (Döpfner et al., 2007b), informiert in kompakter Weise zur medikamentösen Therapie, insbesondere den Wirkungen, Nebenwirkungen und der Durchführung der Behandlung.
- Umfassendere Informationen können Eltern, aber auch Erzieher oder Lehrer direkt aus dem Buch mit dem Titel *„Wackelpeter und Trotzkopf“* (siehe Kap. 3.11, S. 127) entnehmen.

2.3.5.1 Generelle medikamentöse Behandlungsstrategie

Stimulanzien als Mittel der ersten Wahl

Abbildung 14 zeigt einen Entscheidungsbaum für die medikamentöse Behandlung der ADHS. Als Mittel der ersten Wahl für die Behandlung des Störungsbildes gelten die Psychostimulanzien, von denen aufgrund der relativ höchsten Wirksamkeit und des gering ausgeprägten Nebenwirkungsspektrums primär Methylphenidat oder Amphetamin zum Einsatz

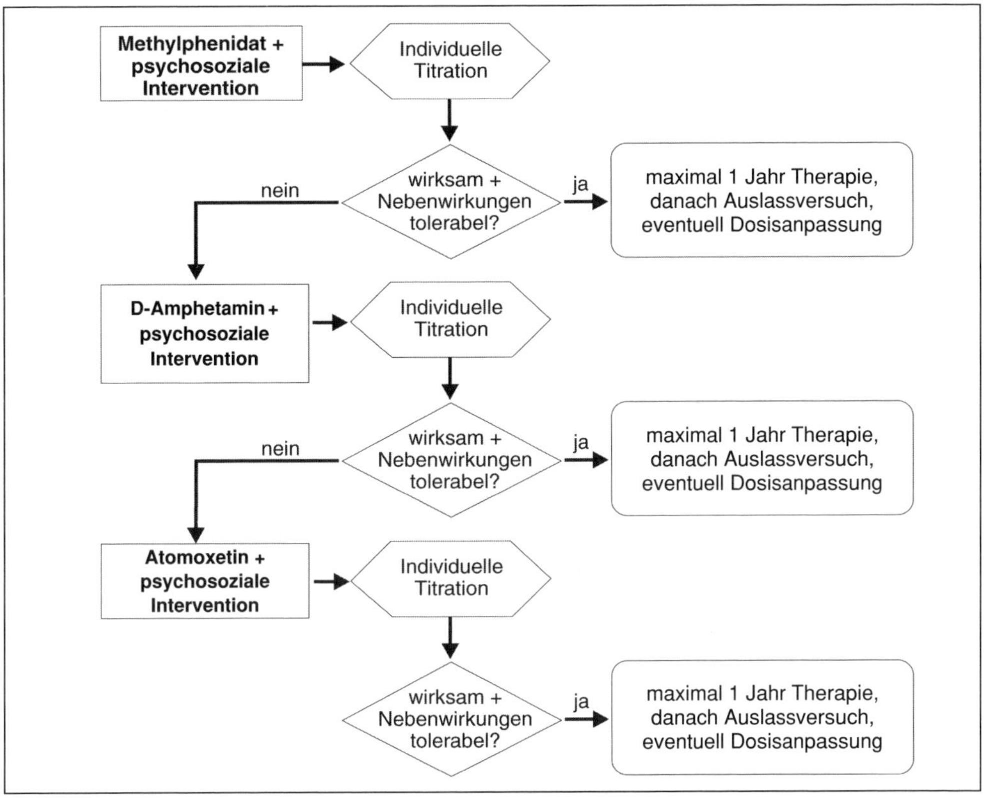

Abbildung 14: Entscheidungsbaum für die medikamentöse Behandlung von ADHS

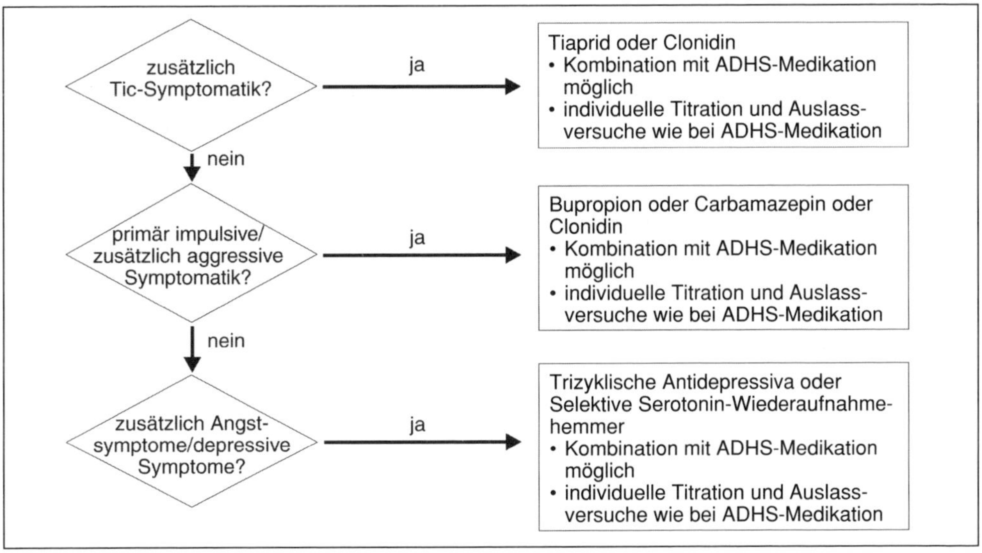

Abbildung 15: Entscheidungsbaum für die medikamentöse Behandlung komorbider Störungen bei ADHS

kommen sollte. Bei erfolgloser Beendigung der Austestungsphase mit Methylphenidat oder Amphetamin oder bei Auftreten subjektiv oder objektiv nicht tolerierbarer Nebenwirkungen kann ein Medikamentenwechsel durchgeführt werden, wobei zunächst in der Substanzklasse der Stimulanzien verblieben werden sollte. Auch hier muss wiederum eine individuelle Titration erfolgen.

Alternativsubstanzen nur nach strenger Indikation

Die Auswahl passender Alternativsubstanzen zu den Stimulanzien sollte stets nur nach strenger Indikationsstellung vorgenommen werden. Dabei sind komorbide Auffälligkeiten zu berücksichtigen, da sich hieraus die Auswahl des zum Einsatz kommenden Medikaments ergibt. An erster Stelle ist dabei der Einsatz von Atomoxetin zu erwägen. Alle zur Verfügung stehenden Substanzen reduzieren generell jedoch die Kernsymptomatik der ADHS in geringerem Ausmaß als dies bei der Wirksamkeit der Psychostimulanzien zu erwarten wäre. Außerdem ist das Nebenwirkungsspektrum und somit auch die Notwendigkeit eines intensiveren somatischen Monitorings bei manchen Alternativsubstanzen beträchtlich höher. Insofern muss abgewogen werden, ob bei nicht ausreichender Wirkung der Psychostimulanzienbehandlung primär psychosoziale Interventionen zum Einsatz kommen sollten statt weiterer medikamentöser Behandlungsversuche.

2.3.5.2 Behandlung mit Psychostimulanzien

Methylphenidat ist zusammen mit Amphetamin das Medikament der ersten Wahl. Beide sind nur auf Betäubungsmittelrezept zu erhalten. Bei komorbiden Störungen sind besondere Indikationen zu beachten (s. Abb. 15).

- *Tic-Störung:* Liegen eine ADHS und eine Tic-Störung (einschließlich Tourette-Störung) vor, dann sollte die medikamentöse Behandlung auf das im Vordergrund stehende Störungsbild gerichtet sein:
  - Falls die Tic-Störung im Vordergrund steht, kann Tiaprid (als medikamentöse Monotherapie) eingesetzt werden. Tiaprid hat auch positive Effekte auf die ADHS-Symptomatik, vor allem auf die motorische Unruhe und die Impulsivität. Allerdings tritt gehäuft Müdigkeit auf, so dass die Aufmerksamkeitsleistungen der Kinder auch zusätzlich beeinträchtigt werden können. Alternativ ist auch ein Behandlungsversuch mit einem atypischen Neuroleptikum zu erwägen oder mit einem Alpha-2-Agonisten.
  - Falls die ADHS-Symptomatik im Vordergrund steht, kann eine Stimulanzienbehandlung zunächst mit niedriger Dosierung begonnen werden. Gelegentlich ist initial eine leichte Zunahme von Tics festzustellen, die jedoch meist nach einigen Wochen abklingt oder sich bei Absetzen bzw. Dosisreduktion vermindert. Mitunter lässt sich auch eine Verbesserung der Tic-Symptomatik unter Stimulanzientherapie beobachten. Falls eine klinisch relevante, ausgeprägte

Tic-Symptomatik persistiert, ist entweder ein Behandlungsversuch mit Atomoxetin oder eine Kombinationstherapie von Psychostimulanzien mit Tiaprid oder einem atypischen Neuroleptikum möglich, auch im Hinblick auf eventuell zu erzielende synergistische Effekte. Alternativ ist auch Clonidin einsetzbar. Hierbei können die Symptome beider Störungsbilder positiv beeinflusst werden (Singer et al., 1995).

- *Anfallsleiden:* Ein früheres oder aktuell bestehendes Anfallsleiden oder anamnestisch zurückliegende Fieberkrämpfe sind keine absolute Kontraindikation für eine Stimulanzienbehandlung, vorausgesetzt, durch die antikonvulsive Behandlung wird Anfallsfreiheit erzielt (Gross-Tsur et al., 1997). Vorsichtsmaßnahmen bestehen in EEG-Ableitungen vor Behandlungsbeginn und während der Medikation. Aufgrund möglicher medikamentöser Interaktionen sollten zudem Plasmaspiegelbestimmungen des Antikonvulsivums durchgeführt werden. **Vorgehen bei Epilepsie**

Titration von Psychostimulanzien und Auslassversuche

Die Titration von Methylphenidat und anderer Medikamente kann anhand folgender Materialien vorgenommen werden.

Hilfreiche Materialien

- Anhand der *Checkliste zur organischen Abklärung und medikamentösen Therapie von Aufmerksamkeitsdefizit-/Hyperaktivitätsstörungen – CM-ADHS* (siehe M02, S. 142 und Döpfner et al., 2006) können die notwendigen Befunde dokumentiert werden und die einzelnen Schritte bei der medikamentösen Therapie durchgeführt werden.
- Die *ADHS-Tagesprofilbögen* (ADHS-TAP) für Eltern und für Lehrer (siehe M03 und M04, S. 144 und S. 145 sowie Döpfner et al., 2006) erlauben eine Einschätzung der ADHS-Symptomatik sowie von oppositionellem und aggressivem Verhalten zu verschiedenen Tagesabschnitten. Damit lässt sich nicht nur die Wirksamkeit der Medikation an einem bestimmten Tagesabschnitt, sondern auch die Dauer der Effekte über den Tag hinweg erfassen. Außerdem werden mit den beiden Bögen auch potenzielle unerwünschte Arzneimittelwirkungen erfasst, die aber auch gehäuft bei Patienten mit ADHS vorkommen. Deshalb ist eine Erfassung dieser Symptome vor Beginn der medikamentösen Behandlung wichtig.

Nach Ausschluss von Kontraindikationen und Aufklärung der Eltern und des Patienten kann die Wirksamkeit einer Methylphenidat-Therapie in folgenden Schritten geprüft werden:

1. *Erfassung potenzieller Nebenwirkungen:* Da Kinder mit ADHS gehäuft Symptome aufweisen, die auch Nebenwirkungen einer Stimulanzientherapie sein können, sollten vor Beginn des Behandlungsversuches diese Symptome erhoben werden. Nur auf diese Weise ist es möglich, im Verlauf der Stimulanzientherapie eine Zunahme dieser Symptome als Reaktion auf die Medikation festzustellen. Zur Erfassung potenzieller Nebenwirkungen können die ADHS-Tagesprofil- **Nebenwirkungen im Vorfeld erfassen**

bögen (ADHS-TAP) eingesetzt werden, die für das Elternurteil und das Lehrerurteil getrennt vorliegen (siehe M03 und M04, S. 144 und S. 145 sowie Döpfner et al., 2006). Wenn Eltern oder Lehrer auf diesen Bögen Symptome angeben, sollten diese noch einmal exploriert werden. Die klinische Einschätzung dieser Symptome kann anhand der *Checkliste zur medikamentösen Therapie hyperkinetischer Störungen* (siehe M02, S. 142) dokumentiert werden.

Kooperation des Lehrers erzielen

2. *Information des Klassenlehrers:* Der Therapeut nimmt Kontakt mit dem Klassenlehrer auf und klärt ihn über die Medikation und den geplanten Behandlungsversuch auf. Er weist daraufhin, dass eine möglichst genaue Überprüfung der Effekte notwendig ist und dass es zu diesem Zweck hilfreich ist, die Wirksamkeit des Medikaments durch einen Blindversuch zu ermitteln. In manchen Fällen kann es sich im Verlauf der Behandlung ergeben, dass bei rasch verstoffwechselnden und bei älteren Patienten am Vormittag eine zweite Dosierung von Methylphenidat/Amphetamin mit sofortiger Freisetzung notwendig wird oder der Wechsel auf ein Präparat mit modifizierter Freisetzung, das eine längere Wirkdauer hat. Der Lehrer sollte deshalb vorsorglich darauf angesprochen werden, ob er bereit wäre, unterstützend oder erinnernd bei einer zweiten Gabe tätig zu werden. Unserer Erfahrung nach ist der Lehrer dann kooperativ, wenn er vorab über den Beginn einer Medikation informiert wurde.

Fragebogenbeurteilung ist wichtig

3. *Einführung der ADHS-Tagesprofilbögen (ADHS-TAP):* Der Arzt vereinbart mit den Eltern und dem Lehrer für die kommenden Wochen die Durchführung spezieller Wochen-Beurteilungen. Diese erfolgen anhand des *ADHS-Tagesprofilsbogens für Eltern (ADHS-TAP-EL) und des ADHS-Tagesprofilsbogens für Lehrer (ADHS-TAP-LE)* (siehe M03 und M04, S. 144 und S. 145 sowie Döpfner et al., 2006).
4. *Austestung:* Die Austestung erfolgt in folgenden Phasen:

Dosissteigerung alle 1 bis 2 Wochen

   - *Keine Medikation/Placebo:* In den ersten beiden Wochen (Woche 1 und Woche 2) wird keine Medikation verabreicht. Sie dienen als Baseline für die Erfassung der Effekte. Falls bei den Bezugspersonen eine ausgeprägte positive oder negative Erwartungshaltung (Nebenwirkungen) bezüglich der Medikation vorliegt, kann eine Placebogabe indiziert sein. Manche Firmen geben Placebos kostenlos ab.
   - *Geringe Dosis:* In den beiden folgenden Wochen (Woche 3 und Woche 4) wird mit der Anfangsdosierung (von 5 bis 10 mg morgens begonnen. Bei jüngeren Kindern sollte mit einer 5-mg-Gabe Methylphenidat begonnen werden; bei älteren Kindern kann die initiale Dosis bei 10 mg zum Frühstück liegen.

Maximaldosis: 60 mg/Tag

   - *Höhere Dosis:* In den darauffolgenden Wochen kann die Dosierung wöchentlich um 5 bis 10 mg gesteigert werden, solange noch ausgeprägte ADHS-Symptome in der Schule auftreten, keine massiven Nebenwirkungen beobachtbar sind und die maximale Dosierung (Tagesdosis etwa 1 mg/kg Körpergewicht, maximal

60 mg) noch nicht erreicht ist. Im Allgemeinen wird sich der optimale Wirkungsbereich zwischen 0,3 und 0,8 mg/kg Körpergewicht bewegen. Erfahrungsgemäß herrscht nach fünf bis sieben Wochen Klarheit über die Wirksamkeit der Medikation sowie der optimalen Dosierung.

Während dieser ganzen Zeit wird der *ADHS-Tagesprofilbogen* von den Eltern und dem Lehrer jeweils zum Ende der Woche ausgefüllt. Spätestens nach der vierten Woche, nachdem eine niedrige Dosierung zwei Wochen lang verabreicht worden ist, wird der Bogen zur Kontrolle dem Arzt vorgelegt, damit dieser in Abhängigkeit vom Verlauf die weitere Dosierung festlegen kann.

5. *Prüfung erwünschter und unerwünschter Effekte:* Der Arzt überprüft die Effekte anhand des *Beurteilungsbogens* und klärt das Auftreten von unerwünschten Nebenwirkungen ab. Dazu kann er die Angaben der Eltern und des Lehrers auf den ADHS-Tagesprofilbögen (siehe M03 und M04, S. 144 und S. 145 sowie Döpfner et al., 2006) nutzen. Eine längerfristige Behandlung sollte zunächst für einen Zeitraum von neun bis zwölf Monaten dann empfohlen werden, wenn sich in dem kontrollierten Versuch eindeutige Effekte nachweisen ließen und keine ausgeprägten Nebenwirkungen auftraten. Bei Auftreten von Nebenwirkungen unter der Methylphenidatmedikation sollte zunächst der Hinweis auf deren zumeist vorübergehende Dauer erfolgen und das Dosierungsschema nicht verändert werden. Bei initial schweren oder bei länger anhaltenden Beschwerden ist eine Dosisreduktion, ein Behandlungsabbruch oder ein Medikamentenwechsel zu erwägen. Folgende Vorgehensweise kann empfohlen werden bei spezifischen Nebenwirkungen:

Nebenwirkungen häufig vorübergehend

   - *Schlafstörungen:* In diesem Fall müsste auf eine nachmittägliche Gabe verzichtet werden und es sollte auch keine Retardpräparation von Methylphenidat mit langer Wirkdauer verabreicht werden.
   - *Appetitstörungen:* Falls Appetitstörungen auftreten, sollte die Gabe des Medikaments zum Essen erfolgen oder auf eine mehrmalige Gabe am Tag/ein Retard-Präparat verzichtet werden. Ein Abbruch der Medikation ist aber zumeist nicht notwendig.
   - *Tic-Störungen:* Auf Maßnahmen bei neu auftretenden oder sich verstärkenden Tic-Symptomen wurde bereits hingewiesen.
   - *Überdosierungen* von Stimulanzien gehen zumeist auf sympathikusstimulierende Effekte zurück. Es treten Blutdrucksteigerungen, Tachykardie und Hyperthermie auf sowie selten auch psychotische Symptome. Da es sich je nach klinischer Ausprägung um einen internistischen Notfall handeln kann, ist nach ärztlichem Ermessen Intensivüberwachung des Patienten indiziert.

6. *Mehrfache Dosierung am Tag oder Retard-Präparat:* Falls eine deutliche Symptomzunahme im Laufe des späten Schulvormittages zu beobachten ist, kann eine zweite medikamentöse Gabe im Laufe des Vormittags notwendig werden. Diese beträgt in der Regel die Hälfte

Mehrfachgabe am Tag möglich

der morgendlichen Erstdosis. Alternativ wäre bei mangelnder Compliance von Kindern oder des Lehrers hier auch die Retardform von Methylphenidat einsetzbar, was eine zweite Gabe am Vormittag erübrigen würde. Hier ist wiederum zu entscheiden, für welchen Tageszeitraum die Symptome eine medikamentöse Behandlung erforderlich machen, entweder Medikinet Retard® oder Equasym Retard® für einen Zeitraum von 6 bis 9 Stunden oder Concerta® für die Dauer von 10 bis 12 Stunden. Falls die Symptomatik durchgängig tagsüber als auch bis in den späteren Abend hinein in schwerwiegender Form vorliegt, ist alternativ auch an einen Behandlungsversuch mit Atomoxetin zu denken.

Häufig vermindern sich auch die Verhaltensprobleme des Kindes in der Familie bereits bei einer oder zwei Gaben am Vormittag. Falls ausgeprägte ADHS-Symptome des Kindes in der Familie persistieren, kann die Wirkung einer bis zweier zusätzlicher Medikamentengaben um die Mittagszeit und am Nachmittag in der Familie in gleicher Form überprüft werden. Auch in diesen Fällen kann eine Retard-Form verabreicht werden.

Laut Fachinformationen liegt die maximale Tagesdosis für die verschiedenen Methylphenidatpräparate bei 54 bzw. 60 mg. Nach klinischer Erfahrung können höhere Tagesdosierungen in Einzelfällen notwendig sein (off label use). In Einzelfällen können ausgeprägte Rebound-Effekte bei einer einmaligen Vormittagsgabe einsetzen, denen mit einer erneuten Gabe am späten Vormittag oder am Nachmittag begegnet werden kann, in der Regel in verringerter Dosierung wie am Vormittag. Alternativ kann in diesem Fall aber auch Methylphenidat in Retard-Form eingesetzt werden.

Rebound-Effekte

Medikation am Wochenende/ in Ferien möglich

7. *Dosierung an Wochenenden und in Ferien:* Falls die Medikation nur für den Schulvormittag verabreicht wird, erfolgt am Wochenende und in den Ferien in der Regel keine Medikation. Falls durch die Medikation auch Auffälligkeiten des Kindes in der Familie vermindert werden und die soziale Integration des Kindes in die Familie oder in die Gleichaltrigengruppen verbessert wird, kann die Tabletteneinnahme auch an Wochenenden und in den Ferien erfolgen. In diesen Fällen sollte besonders auf gelegentlich auftretende Wachstumsverzögerungen geachtet werden.

Auslassversuch nach 12 Monaten

8. *Auslassversuch:* Nach neun, spätestens nach zwölf Monaten (aber nicht kurz vor Beginn oder kurz nach Ende der Ferien) wird ein Auslassversuch der Medikation von einer bis zwei Wochen durchgeführt, um die Notwendigkeit der Weiterführung der Behandlung zu überprüfen. Dabei sollte auch wieder eine Überprüfung der Effekte anhand der ADHS-Tagesprofilbögen (siehe M03 und M04, S. 144 und S. 145 sowie Döpfner et al., 2006) vorgenommen werden.

Bei deutlicher (meist wachstumsbedingter) Gewichtszunahme kann eine entsprechende Erhöhung der Dosierung notwendig sein. Der Auslassversuch kann aber auch zeigen, dass die gleichen Effekte schon mit einer niedrigeren Dosierung erzielt werden können. In der Regel ist die Fortführung der Langzeittherapie über mehrere Jahre notwendig. Im Laufe der Pubertät kann die Behandlung bei manchen Patienten beendet werden. Allerdings gibt es dabei eine erhebliche interindividuelle Variabilität, weshalb die regelmäßige Kontrolle der Notwendigkeit einer Weiterführung der medikamentösen Therapie unabdinglich ist.

9. *Somatische Kontrollen:* Vor Beginn der Behandlung und in regelmäßigen Abständen sollten Körpergröße, Gewicht, Pulsfrequenz und Blutdruck überprüft werden. Außerdem sollten zusätzlich folgende somatische Kontrollen durchgeführt werden:
   - Transaminasen im Serum, vor allem bei Verdacht vorbestehender Leberschädigung sowie bei Auftreten von Hepatopathie;
   - Weißes Blutbild, da unter Methylphenidatgaben vereinzelt Leukopenien beschrieben worden sind;
   - EKG-Untersuchung, vor allem bei Verdacht auf kardiale Rhythmusstörungen;
   - EEG-Untersuchung, vor allem bei bestehendem zerebralen Anfallsleiden und bei Dosiserhöhungen der Stimulanzien.

Tabelle 12 fasst die Dosierungsstrategie bei den verschiedenen Präparaten zusammen.

Tabelle 12: Dosierungsstrategie für die psychopharmakologische Behandlung

Substanz	Handelsname (Handelsform)	Durchschnittl. Wirkdauer/ Dosis (h)	mg/kg KG	Dosierung/Tag ca.	Anzahl der Einzelgaben
Methylphenidat mit schneller Freisetzung	Medikinet®, Methylphenidat Hexal, Methylphenidat TAD, Methylphenidat Ratiopharm (alle: Tbl., 5, 10, 20 mg) Ritalin® (Tbl., 10 mg)	3–4	0,3–1,0	10–40 mg max. 60 mg	1–3
Methylphenidat mit modifizierter Freisetzung	Ritalin® LA (Kaps. 10, 20, 30, 40 mg)	6–8	0,3–1,0	max. 60 mg	1
	Medikinet® Retard (Kaps. 5, 10, 20, 30, 40 mg)	6–8	0,3–1,0	max. 60 mg	1
	Equasym® Retard (Kaps. 10, 20, 30 mg)	10–12	0,3–1,0	max. 60 mg	1
	Concerta® (Kaps. 18, 36, 54 mg)	7–9	0,3–1,0	max. 54 mg	1
Dexamphetaminhemisulfat	Attentin® (Tbl., 5 mg)	4–5	0,1–0,5	5–10 mg max. 20 mg; in seltenen Fällen bei älteren Kindern 40 mg	1–3
Atomoxetin	Strattera® (Kaps. 10, 18, 25, 40, 60 mg)	24	0,5–1,2	18–60 mg max. 100 mg bei mehr als 70 kg KG	1–2

Tabelle 13 zeigt auf, welche Empfehlungen für die Umsetzung von MPH-IR auf Concerta® gelten.

Tabelle 13: Empfohlene Umrechnung der Dosierung von MPH-IR auf MPH-ER (Concerta®)

Bisherige MPH-IR-Dosis	MPH-ER-Dosis (Concerta®)
5 mg MPH-IR (2- bis 3-mal/Tag)	18 mg MPH-ER (1-mal/Tag)
10 mg MPH-IR (2- bis 3-mal/Tag)	36 mg MPH-ER (1-mal/Tag)
15 mg MPH-IR (2- bis 3-mal/Tag)	54 mg MPH-ER (1-mal/Tag)

2.3.5.3 Behandlung mit Dexamphetamin

Amphetamin-Fertigpräparate auch in Deutschland

Dexamphetaminhemisulfat (Attentin®) ist das einzige in Deutschland zugelassene Amphetamin-Fertigpräparat (Stand: Januar 2012). Gegenwärtig werden in Europa Zulassungsstudien für Lisdexamphetamin durchgeführt.

Gegenüber Methylphenidat ist bei D-Amphetamin eine geringere Dosis, ungefähr 50 %, zu wählen (American Academy of Pediatrics, 1996). Der klinische Wirkungsbereich liegt zwischen 0,1 und 1,0 mg/kg Körpergewicht pro Tag. Erfahrungsgemäß sollte mit einer Einmalgabe von 5 mg täglich begonnen werden, um dann jeweils in 5 mg-Schritten die Dosierung zu steigern.

Die maximale Dosis von 40 mg/Tag sollte nicht überschritten werden. Wegen der etwas verzögerten Halbwertzeit ist damit zu rechnen, dass mit maximal zwei Gaben am Tag auszukommen ist. Laut deutscher Fachinformation liegt die Tageshöchstdosis für Dexamphetaminhemisulfat bei 20 mg; wobei laut dieser Information in seltenen Fällen bei älteren Kindern auf bis zu 40 mg gesteigert werden kann.

Lisdexamphetamin als künftige Behandlungsoption

Lisdexamphetamin (LDX; Vyvanse®) ist in den USA für die Behandlung von Kindern und Jugendlichen mit ADHS zugelassen und wird gegenwärtig in Europa in Zulassungsstudien untersucht (Stand: Januar 2012). Es besitzt zwei Hauptcharakteristika: Erstens wird es als Langzeitstimulanz eingesetzt und zweitens besitzt es nach gegenwärtigem Erkenntnisstand ein gegenüber den derzeit in der Behandlung der ADHS eingesetzten konventionellen Amphetaminpräparatenen geringeres Missbrauchspotenzial. Vor allem um letzteren Anspruch zu genügen, hat es Eigenschaften eines Propharmakon mit pharmakologisch inaktiven Substanzzusammensetzungen. Des Weiteren kann hierdurch die Wirkung des aktiven Substanzanteils zeitgesteuert und konsistent verbessert werden. Dextroamphetamin ist an die essenzielle Aminosäure l-Lysin gebunden. Bei oraler Aufnahme wird die Amidbindung Cytochrom P 450 im Gastrointestinaltrakt enzymatisch hydrolysiert, worauf hin danach eine Freisetzung von pharmakologisch aktivem Dextroamphetamin erfolgt. Die interindividuelle Variabilität der freigesetzten Dextroamphetaminkonzentration ist bei LDX geringer als bei anderen gebräuchlichen Amphetaminsalzen, so dass konsistentere Wirkkonzentrationen erreicht werden können (Frölich et al., 2012). Die maximale Konzentration (Tmax) wird nach 3,5 Stunden erreicht. Zwischen 30 und 70 mg bestehen bei oraler Verabreichung lineare pharmakokinetische Eigenschaften. Die Nahrungsaufnahme beeinflusst die Konzentrations-Zeitkurve nicht signifikant, allerdings kann die maximale Konzentration ca. eine Stunde später erreicht werden. Der therapeutische Effekt setzt ca. zwei Stunden nach der Einnahme ein. Zumeist ist eine Einmalgabe am Morgen zusammen mit dem Frühstück ausreichend, um eine zufriedenstellende klinische Wirksamkeit über den ganzen Tag hinweg zu erzielen. Manche Patienten benötigen aber auch zwei Tagesdosierungen. Wie bei den anderen Stimulanzien erfolgt eine individuelle Titrierung der Substanz, beginnend mit der niedrigst verfügbaren Dosis einmal morgens, nahrungsmittelunabhängig. In Wochenabständen sollte danach in 20 mg-Schritten aufdosiert werden bis zur Maximaldosis von 70 mg am Tag.

Wegen des für Psychostimulanzien typischen Nebenwirkungsspektrums gelten für Dextroamphetamin die gleichen Kontraindikationen und Kontrolluntersuchungen wie für Methylphenidat.

2.3.5.4 Behandlung mit Atomoxetin und Medikamenten anderer Stoffgruppen

Die nachfolgend gemachten Angaben über durchzuführende somatische Kontrollen vor und während der Behandlung mit Medikamenten anderer Stoffgruppen beziehen sich nur auf die wichtigsten, zwingend zu beachtenden Aspekte. Bei ihrem Einsatz empfiehlt sich darüber hinaus die Literatur einschlägiger Werke der Psychopharmakologie.

Atomoxetin (Strattera®): Die Dosierung erfolgt einschleichend über ca. drei Wochen hinweg bis zum Erreichen der Zieldosis, beginnend mit 0,5 mg/kg KG, empfehlenswert ist eine weitere Zwischendosis von ca. 0,8 mg/kg/Tag und schließlich 1,2 mg/kg/Tag. Sowohl eine Einzeldosis als auch eine Verteilung auf zwei Dosierungen am Morgen und am Abend sind möglich. Je nach auftretender Müdigkeit unter der Behandlung kann die Verabreichung abends erfolgen. Erste klar ersichtliche Behandlungseffekte sind nach 4 bis 6 Wochen zu erwarten, die maximale Wirksamkeit nach 8 bis 12 Wochen. Je nach Einschätzung der klinischen Wirksamkeit und Verträglichkeit ist eine weitere Höherdosierung möglich bis auf 1,8 mg/kg/Tag (max. 72 mg). Ein Absetzen der Medikation an den Wochenenden und in den Ferien ist nicht ratsam wegen der relativ langen Wirklatenz von Atomoxetin, das endgültige Absetzen ist ohne Ausschleichphase durchführbar. Für das medizinische Monitoring vor und während der Behandlung empfiehlt sich die gleiche Vorgehensweise wie bei den Psychostimulanzien.

Clonidin (z. B. Catapressan®): Wegen des nicht unerheblichen Sedierungseffektes, vor allem zu Anfang der Behandlung, sollte mit einer Einmalgabe von 0,05 mg abends begonnen werden. Im weiteren Verlauf sollte dann schrittweise ca. alle drei Tage eine Dosissteigerung anvisiert werden bis auf max. 0,3 mg/kg/Tag. Die Medikation ist einschleichend aufzuteilen auf drei bis vier Dosen, da die klinischen Verhaltenseffekte nur für drei bis sechs Stunden anhalten und somatische Reboundsymptome auftreten können. Maximaleffekte sind erst nach Wochen zu erwarten. Clonidin verringert die Herzrate und den Blutdruck. Vor Beginn der Behandlung sind deshalb anamnestisch und kardiodiagnostisch bradykarde Herzrhythmusstörungen (AV-Block), Sick-Sinus-Syndrom, arterielle Hypotonie und ungeklärte Synkopen abzuklären. Die körperliche Untersuchung, Puls- und Blutdruckmessung sowie EKG stellen einen absoluten diagnostischen Standard dar, v. a. zu Beginn der Aufdosierungsphase. Nach Erreichen des steady state genügen Kontrollen alle acht Wochen, vorausgesetzt, dass keine Symptome wie Schwindel oder Synkopen auftreten.

Somatische Kontrollen

Zu Beginn der Behandlung können daneben Sedierung und Müdigkeit auftreten. Bei Beendigung der Behandlung muss Clonidin ebenfalls schrittweise ausgeschlichen werden, da sonst sympathikusüberschießende Reboundeffekte auftreten können mit arteriellem Hochdruck und Tachykardie. Aus diesem Grund ist auch im Gegensatz zu den Stimulanzien eine durchgängige Behandlung ohne kurzfristige Medikamentenpausen zu gewährleisten.

Durchgängige Medikation

Bupropion: Das Medikament ist auf dem deutschen Markt nicht zugelassen. Es werden Dosierungen von 4 bis 6 mg/kg/Tag empfohlen. Die Substanz hat sich als gut verträglich erwiesen. Allerdings sollte die Verabreichung trotz der langen Halbwertszeit von 14 Stunden auf zwei Gaben erfolgen zur Minderung des Risikos einer zerebralen Anfallsauslösung. Bei bestehendem zerebralen Anfallsleiden sollte regelmäßig eine EEG Untersuchung erfolgen.

Kombinierte Pharmakotherapie: Grundsätzlich ist eine kombinierte Pharmakotherapie anderer pharmakologischer Substanzen mit Stimulanzien durchführbar. Geichwohl ist zu bedenken, dass es sich stets um einen individuellen Heilversuch im Off-label-Bereich handelt und eine entsprechende Informationspflicht gegenüber dem Patienten besteht. Sie sollte entsprechend der bereits genannten Indikationen erfolgen. Individuell recht unterschiedlich können sogar synergistische Effekte im Hinblick auf eine Beeinflussung der ADHS-Symptomatik erzielt werden. Bezüglich der zu erwartenden (Neben-)Wirkungen gibt es keine gut belegte Studienlage. Individuell ist stets darauf zu achten, inwieweit pharmakokinetische Interaktionen zwischen den eingesetzten Substanzen möglich sind, welche insbesondere zu einer Verstärkung von Nebenwirkungen führen können. So ist z. B. eine Zunahme kardialer Nebenwirkungen bei der Kombination von Psychostimulanzien mit Atomoxetin beschrieben worden (stärkere Blutdruckerhöhung und Pulsfrequenzsteigerung als bei Monotherapie) oder auch das Auftreten von Dyskinesien bei zu rascher Beendigung einer Kombination von Psychostimulanzien mit atypischen Neuroleptika.

3 Verfahren zur Diagnostik und Therapie

Verfahren zur Diagnostik von ADHS
KIDS-1 – Kinder-Diagnostik-System Band 1: Aufmerksamkeitsdefizit-/Hyperaktivitätsstörung (ADHS)
Durchführungsprotokoll zur Diagnostik, Therapie von ADHS bei Kindern und Jugendlichen sowie weiterer Hilfemaßnahmen
DCL-ADHS – Diagnose-Checkliste für Aufmerksamkeitsdefizit-/Hyperaktivitätsstörungen
EI-PF – Elterninterview über Problemsituationen in der Familie
FBB-ADHS/SBB-ADHS – Fremdbeurteilungsbogen/Selbstbeurteilungsbogen für Aufmerksamkeitsdefizit-/Hyperaktivitätsstörungen
EF-PF – Elternfragebogen über Problemsituationen in der Familie
FVH – Fragebogen über Verhaltensprobleme bei den Hausaufgaben
VWU – Beurteilungsbogen: Verhalten während der Untersuchung
Problemliste: Verhaltensprobleme des Kindes
Verfahren für die Therapie
Therapieprogramm für Kinder mit hyperkinetischem und oppositionellem Problemverhalten (THOP)
Wackelpeter und Trotzkopf: Hilfen für Eltern bei ADHS-Symptomen, hyperkinetischem und oppositionellem Verhalten
Präventionsprogramm für Expansives Problemverhalten (PEP)
Training mit aufmerksamkeitsgestörten Kindern
Therapieprogramm für Jugendliche mit Selbstwert-, Leistungs- und Beziehungsstörungen (SELBST)
Elternratgeber
Zentrales adhs-netz

3.1 KIDS 1 – Kinder-Diagnostik-System, Band 1: Aufmerksamkeitsdefizit-/Hyperaktivitätsstörung (ADHS)

Kurzbeschreibung	
Beurteiler:	Verschiedene
Spezifität:	Störungsspezifisch – ADHS
Altersbereich:	Gesamtes Kindes- und Jugendalter
Quelle:	Döpfner et al., 2006
Bezug:	Testzentrale Göttingen, Buchhandel

Band 1 des Kinder-Diagnostik-Systems über Aufmerksamkeitsdefizit-/Hyperaktivitätsstörung (ADHS) gibt eine Übersicht über die Verfahren zur Erfassung dieses Störungsbildes und liefert einzelne Kopiervorlagen. Es werden Verfahren für verschiedene diagnostische Aufgaben vorgestellt:

- zur Eingangsdiagnostik (z. B. Screening-Bogen für Aufmerksamkeitsdefizit-/Hyperaktivitätsstörungen, Explorationsschema für Hyperkinetische und Oppositionelle Verhaltensstörungen – ES-HOV, Elternfragebogen für hyperkinetische und oppositionelle Verhaltensprobleme – EF-HOV), Diagnose-Checkliste für Aufmerksamkeitsdefizit-/Hyperaktivitätsstörung – DCL-ADHS),
- für spezifische Altersgruppen (z. B. Fremdbeurteilungsbogen für Vorschulkinder mit hyperkinetischen Störungen – FBB-ADHS-V),
- Verfahren zur weiterführenden Diagnostik für Psychoedukation, Beratung und Verhaltenstherapie (z. B. Elterninterview über Problemsituationen in der Familie – EI-PF, Elternfragebogen über Problemsituationen in der Familie – EF-PF),
- Verfahren zur weiterführenden Diagnostik für die medikamentöse Therapie (z. B. ADHS-Tagesprofilbogen für Eltern – ADHS-TAP-Eltern – und für Lehrer – ADHS-TAP-Lehrer),
- Verfahren zur individuellen Verhaltensbeurteilung und Verlaufskontrolle (z. B. ADHS – Klinische Gesamteinschätzung – ADHS-KGE, Problembogen, Zielbogen und Detektivbogen).

3.2 Durchführungsprotokoll zur Diagnostik, Therapie von ADHS bei Kindern und Jugendlichen sowie weiterer Hilfemaßnahmen

Kurzbeschreibung	
Beurteiler:	Verschiedene
Spezifität:	Störungsspezifisch – ADHS
Altersbereich:	Gesamtes Kindes- und Jugendalter
Quelle:	zentrales adhs-netz (2012)
Bezug:	Buchhandel, www.zenrales-adhs-netz.de

Dieses Durchführungsprotokoll zur Diagnostik, Therapie von ADHS bei Kindern und Jugendlichen sowie weiterer Hilfemaßnahmen hat zum Ziel, diagnostische und therapeutische Abläufe zu operationalisieren und damit zur Qualitätssicherung in diesem Bereich beizutragen. Das Durchführungsprotokoll greift auf die Vorgaben der deutschsprachigen Leitlinien der kinder- und jugendpsychiatrischen Fachverbände (Deutsche Gesellschaft für Kinder- und Jugendpsychiatrie et al., 2007) sowie der pädiatrischen Fachverbände (Grosse & Skrodzki 2007) und auch der europäischen Leitlinien zur Diagnostik und Therapie von ADHS (Banaschewski et al., 2006, 2008a, b; Taylor et al., 2004) zurück. Das Durchführungsprotokoll besitzt Prozesscharakter und wird kontinuierlich an die jeweils aktuellen Leitlinien der Fachgesellschaften angepasst. Das Durchführungsprotokoll wurde von der *Arbeitsgruppe Qualitätsmanagement*, einer interdisziplinär besetzten Arbeitsgruppe des zentralen adhs-netzes, erarbeitet. Das Durchführungsprotokoll berücksichtigt folgende sechs Phasen des diagnostisch-therapeutischen Prozesses:

1. Erkennung und Verdachtsdiagnose
2. Diagnostik und Differenzialdiagnostik
3. Indikationsstellung
4. Beratung, Psychoedukation und Schulung von Patienten und Bezugspersonen
5. Therapie (Familien-, kindergarten- und schulzentrierte sowie patientenzentrierte verhaltenstherapeutische Interventionen, Pharmakotherapie)
6. Verlaufskontrolle.

In dem Durchführungsprotokoll werden die einzelnen diagnostischen und therapeutischen Schritte operationalisiert. Bei der Diagnostik werden Minimalstandards, empfohlene Maßnahmen und Maßnahmen, die ergänzend bei Indikation durchgeführt werden sollen, spezifiziert. In einer Liste werden diagnostischer Verfahren kurz charakterisiert. Die Komponenten psychotherapeutischen Interventionen werden spezifiziert. Elterntrainings und Trainingsmanuale für patientenzentrierte verhaltenstherapeutische Interventionen, die in manualisierter Form vorliegen und für die in wissenschaftlichen Studien zumindest Hinweise auf eine Wirksamkeit vorliegen, werden aufgelistet. Für die Pharmakotherapie werden ebenfalls Minimalstandards, empfohlene Maßnahmen und Maßnahmen, die ergänzend bei Indikation durchgeführt werden sollen, spezifiziert.

3.3 DCL-ADHS – Diagnose-Checkliste für Aufmerksamkeitsdefizit-/Hyperaktivitätsstörungen

Kurzbeschreibung	
Beurteiler:	Klinische Beurteilung auf der Basis eines klinischen Interviews
Spezifität:	Störungsspezifisch – ADHS
Altersbereich:	Gesamtes Kindes- und Jugendalter
Quelle:	Bestandteil des Diagnostik-Systems für psychische Störungen nach ICD-10 und DSM-IV für Kinder und Jugendliche-II, DISYPS-II (Döpfner et al., 2008b)
Bezug:	Testzentrale Göttingen

Die Diagnose-Checkliste enthält alle Kriterien für die Diagnose einer ADHS sowohl nach ICD-10 als auch nach DSM-IV. Da sich die Symptomkriterien nach ICD-10 (Forschungskriterien) und nach DSM-IV weitgehend entsprechen, ist nur eine einzige Checkliste mit den Symptomkriterien notwendig. Inhaltlich bedeutsame Abweichungen zwischen beiden Diagnose-Systemen sind entsprechend gekennzeichnet (siehe Abb. 7, S. 51). Bei der Formulierung der Symptom-Kriterien wurden neben der deutschen Übersetzung der ICD-10 Forschungskriterien (Dilling et al., 2011) und des DSM-IV (Saß et al., 2003) auch die englischsprachigen Originale (American Psychiatric Association, 2000; World Health Organization, 2007) herangezogen, weil die deutschen Fassungen einige Übersetzungsprobleme enthalten.

Zur Beurteilung der einzelnen Kriterien wird eine vierstufige Antwortskala vorgegeben, wobei 0 kodiert wird, wenn die in dem Kriterium definierte Symptomatik nicht vorhanden ist. Liegt die Symptomatik in einer leichteren Ausprägungsform vor als im Kriterium definiert ist, dann wird eine 1 kodiert. Die Kodierungen 2 und 3 werden vergeben, wenn das Kriterium erfüllt ist, wobei die Kodierung 3 dann vorgenommen wird, wenn die Symptomatik deutlich stärker als im Kriterium definiert ausgeprägt ist. Basis der Beurteilung ist in der Regel die Exploration der Eltern, des Kindes/Jugendlichen und der Erzieher/Lehrer.

Die Auswertung der Diagnose-Checklisten erfolgt erstens kategorial mit Hilfe eines Entscheidungsbaumes und zweitens dimensional. Zur *dimensionalen Auswertung* werden Kennwerte für Aufmerksamkeitsstörungen, für Überaktivität und für Impulsivität gebildet, indem die Ausprägungen auf den entsprechenden Items summiert und durch die Anzahl der Beurteilungen dividiert werden. Die *kategoriale Auswertung* erfolgt anhand eines Entscheidungsbaumes. Da sich beide Diagnose-Systeme zwar kaum in den Symptomkriterien, wohl aber in den Regeln zur Kombination dieser Symptomkriterien zu Diagnosen unterscheiden, enthalten die Diagnose-Checklisten für ICD-10 und DSM-IV getrennte Entscheidungsbäume, die an die Liste der Symptomkriterien angelegt werden können.

Die Subskalen der DCL-ADHS erwiesen sich in klinischen und in Feldstichproben als weitgehend intern konsistent, allerdings konnte die faktorielle Validität in explorativen Faktorenanalysen nicht bestätigt werden. Zum FBB-ADHS und zum SBB-ADHS liegen mittlere Korrelationen vor (Görtz-Dorten & Döpfner, 2008).

3.4 EI-PF – Elterninterview über Problemsituationen in der Familie

Kurzbeschreibung	
Beurteiler:	Klinische Beurteilung auf der Basis eines klinischen Interviews
Spezifität:	Störungsspezifisch – ADHS und oppositionelle Verhaltensstörungen
Altersbereich:	Gesamtes Kindes- und Jugendalter
Quelle:	Bestandteil des Therapieprogrammes für Kinder mit hyperkinetischem und oppositionellem Problemverhalten (THOP; Döpfner et al., 2007d) und des Kinder-Diagnostik-Systems (KIDS), Band 1: Aufmerksamkeitsdefizit- und Hyperaktivitätsstörungen (ADHS; Döpfner et al., 2006)
Bezug:	Buchhandel

Das *Elterninterview über Problemsituationen in der Familie* ist ein halbstrukturiertes Interview, mit dem Eltern hinsichtlich 17 alltäglicher Familiensituationen exploriert werden, die in Familien mit Kindern mit ADHS und oppositionellen Auffälligkeiten häufig zu Problemen führen (z. B. Spiel mit anderen, Mahlzeiten, Bettgehzeit, Hausaufgaben). Im Interview werden für jede Situation neben der Topografie, der Häufigkeit und Intensität des Verhaltens auch die Reaktionen der Bezugsperson(en) erfasst. Der Interviewer beurteilt pro Situation die Problemstärke dieser Situation anhand einer zehnstufigen Skala. Außerdem werden Verhaltenskategorien angegeben, die mögliche Explorationsrichtungen markieren.

3.5 FBB-ADHS/SBB-ADHS – Fremdbeurteilungsbogen/ Selbstbeurteilungsbogen für Aufmerksamkeitsdefizit-/ Hyperaktivitätsstörungen

Kurzbeschreibung	
Beurteiler:	Eltern oder Erzieher bzw. Lehrer (FBB) bzw. Kinder/Jugendliche ab 11 Jahren (SBB)
Spezifität:	Störungsspezifisch – ADHS
Altersbereich:	Gesamtes Kindes- und Jugendalter
Quelle:	Bestandteil des Diagnostik-Systems für psychische Störungen nach ICD-10 und DSM-IV für Kinder und Jugendliche-II, DISYPS-II (Döpfner et al., 2008b)
Bezug:	Testzentrale Göttingen

Die Fremdbeurteilungsbogen FBB-ADHS und FBB-ADHS-V können sowohl von den Eltern als auch von den Erziehern/Lehrern beurteilt werden. Der FBB-ADHS ist im Elternurteil ab dem Alter von 4 Jahren normiert, der Fremdbeurteilungsbogen ADHS im Vorschulalter (FBB-ADHS-V) ist speziell für Kinder im Alter von drei bis sechs Jahre entwickelt worden, indem mehrere Items des FBB-ADHS für das Vorschulalter adaptiert wurden. Der FBB-ADHS-V ist im Eltern- und im Erzieherurteil normiert.

Der FBB-ADHS enthält wie die entsprechende Diagnose-Checkliste (siehe Kap. 3.3) die Diagnose-Kriterien für ADHS. Er besteht aus 20 Items, welche die Symptomkriterien erfassen. Für jedes Item wird anhand von vierstufigen Antwortskalen beurteilt, wie zutreffend die Beschreibung ist. Im zweiten Teil werden Zusatzkriterien nach ICD-10 bzw. DSM-IV erhoben und in zusätzlichen Items werden reflexives und ausdauerndes Verhalten erhoben.

Analog zu den Diagnose-Checklisten kann der Bogen kategorial und dimensional ausgewertet werden. Die *kategoriale Auswertung* gibt Hinweise auf die Diagnose einer ADHS nach ICD-10 oder nach DSM-IV auf der Grundlage der Elterneinschätzung. Für eine Diagnosestellung müssen die Symptomkriterien in den Diagnose-Checklisten jedoch durch einen Arzt/Psychologen beurteilt werden.

Zur *dimensionalen Auswertung* werden analog zu den Diagnose-Checklisten Kennwerte für Aufmerksamkeitsstörungen, für Überaktivität und für Impulsivität gebildet, indem die Ausprägungen auf den entsprechenden Items summiert und durch die Anzahl der Beurteilungen dividiert werden. Außerdem wird ein Gesamtwert aus den drei Skalenwerten gebildet. Die Skalenwerte und der Gesamtwert eignen sich erstens zum Vergleich zwischen verschiedenen Beurteilern (Eltern, Lehrer, klinisches Urteil in der Diagnose-Checklisten) und zweitens zur Überprüfung von Therapieeffekten im Rahmen der Verlaufskontrolle. Außerdem ist eine inhaltliche Auswertung auf Item-Ebene für klinische Zwecke ausgesprochen informativ und kann wertvolle Anhaltspunkte für eine Vertiefung der Exploration der Eltern geben. Der Selbstbeurteilungsbogen (SBB-ADHS) kann ab dem Alter von 11 Jahren parallel zum Fremdbeurteilungsbogen eingesetzt werden und ist ebenfalls normiert. Reliabilität und Validität der Verfahren sind in mehreren Studien gut belegt worden (Breuer et al., 2009; Döpfner et al., 2008b; Erhart et al., 2008; Görtz-Dorten & Döpfner, 2009).

3.6 EF-PF – Elternfragebogen über Problemsituationen in der Familie

Kurzbeschreibung	
Beurteiler:	Eltern
Spezifität:	Störungsspezifisch – ADHS und oppositionelle Störungen
Altersbereich:	Gesamtes Kindes- und Jugendalter
Quelle:	Bestandteil des Therapieprogrammes für Kinder mit hyperkinetischem und oppositionellem Problemverhalten (THOP; Döpfner et al., 2007d) und des Kinder-Diagnostik-Systems (KIDS), Band 1: Aufmerksamkeitsdefizit- und Hyperaktivitätsstörungen (ADHS; Döpfner et al., 2006)
Bezug:	Buchhandel

Im *Elternfragebogen über Problemsituationen in der Familie (EF-PF)* schätzen die Eltern ein, wie problematisch sie das Verhalten des Kindes in 16 alltäglichen familiären Situationen erleben. Für jede Situation geben die Eltern zunächst an, ob in diesen Situationen Probleme gibt, wenn das Kind Aufforderungen, Anweisungen oder Regeln befolgen soll (Antwort: ja/nein). Falls die Situation als problematisch eingestuft wird, beurteilen die Eltern anhand einer neunstufigen Skala (von 1 = schwach bis 9 = sehr stark) wie stark die Problematik ausgeprägt ist. Der Fragebogen ist eine modifizierte deutsche Fassung des Home Situations Questionnaire (Barkley, 1987) und ist parallel zum Elterninterview über Problemsituationen in der Familie (siehe Kap. 3.4) aufgebaut. Er wurde für deutsche Verhältnisse adaptiert und auf seine Güte geprüft.

Die Gesamtrohwerte eignen sich zur Überprüfung von Therapieeffekten im Rahmen der Verlaufskontrolle. Außerdem ist eine inhaltliche Auswertung auf Item-Ebene für klinische Zwecke ausgesprochen informativ und kann wertvolle Anhaltspunkte für eine Vertiefung der Exploration der Eltern geben. Wenn der Fragebogen vor dem Elterninterview über Problemsituationen in der Familie (EI-PF) ausgefüllt wird, kann dieses Interview zielgerichteter und schneller durchgeführt werden. Reliabilität und Validität des Verfahrens wurde in einer deutschen Stichprobe belegt (Breuer & Döpfner, 1997).

3.7 FVH – Fragebogen über Verhaltensprobleme bei den Hausaufgaben

Kurzbeschreibung	
Beurteiler:	Eltern
Spezifität:	Störungsspezifisch – ADHS und oppositionelle Störungen
Altersbereich:	Gesamtes Kindes- und Jugendalter
Quelle:	Bestandteil des Therapieprogrammes für Kinder mit hyperkinetischem und oppositionellem Problemverhalten (THOP; Döpfner et al., 2007d) und des Kinder-Diagnostik-System (KIDS), Band 1: Aufmerksamkeitsdefizit- und Hyperaktivitätsstörungen (ADHS; Döpfner et al., 2006)
Bezug:	Buchhandel

Der Fragebogen über Verhaltensprobleme bei den Hausaufgaben ist eine modifizierte deutsche Fassung der Homework Problem Checklist (Anesko et al., 1987). Sie erfragt anhand einer vierstufigen Antwortskala (0 = nie, 1 = selten, 2 = manchmal, 3 = oft) die Häufigkeit von Verhaltensproblemen, die bei der Durchführung der Hausaufgaben auftreten können. Zusätzlich beurteilen die Eltern für jede Verhaltensweise, ob diese ein Problem für sie darstellt bzw. ihnen Sorgen bereitet (Antwort: ja/nein).

Die Skalenrohwerte eignen sich, wie die des EF-PF, zur Überprüfung von Therapieeffekten im Rahmen der Verlaufskontrolle. Die inhaltliche Auswertung auf Item-Ebene ist für klinische Zwecke ausgesprochen informativ und kann wertvolle Anhaltspunkte für eine Vertiefung der Exploration der Eltern geben.

3.8 VWU – Beurteilungsbogen: Verhalten während der Untersuchung

Kurzbeschreibung	
Beurteiler:	Untersucher
Spezifität:	Spektrum der Verhaltensauffälligkeiten in Untersuchungssituationen, vor allem ADHS-Symptome
Altersbereich:	Gesamtes Kindes- und Jugendalter
Quelle:	Bestandteil des Therapieprogrammes für Kinder mit hyperkinetischem und oppositionellem Problemverhalten (THOP; Döpfner et al., 2007d)
Bezug:	Buchhandel

Der Beurteilungsbogen *Verhalten während der Untersuchung (VWU)* dient der Einschätzung des Verhaltens von Kindern und Jugendlichen während der Durchführung von psychologischen Testverfahren, die anhand von elf Items mit vier bis sieben

Antwortkategorien erfolgt (z. B.: grobmotorische Aktivität, Ablenkbarkeit und Konzentration, Frustrationstoleranz, Kooperation). Die Beurteilungen auf diesem Bogen können für die Intervention von großer Relevanz sein, weil anhand der Einschätzungen festgestellt werden kann, in welchem Umfang das Kind in der Lage ist, Impulsivität, Konzentrationsschwierigkeiten oder Unruhe unter entsprechenden Rahmenbedingungen zu kontrollieren.

3.9 Problemliste: Verhaltensprobleme des Kindes

Kurzbeschreibung	
Beurteiler:	Eltern oder Erzieher/Lehrer
Spezifität:	Störungsspezifisch und individuell
Altersbereich:	Gesamtes Kindes- und Jugendalter
Quelle:	Bestandteil des Therapieprogrammes für Kinder mit hyperkinetischem und oppositionellem Problemverhalten (THOP; Döpfner et al., 2007d)
Bezug:	Buchhandel

Die Problemliste: Verhaltensprobleme des Kindes dient der individualisierten Diagnostik die eine Erhebung der individuellen Ausgestaltung psychischer Auffälligkeiten ermöglicht. Sie basiert auf der Erfassung der Zielerreichungs-Skalierung (goal attainment scaling) und der Erhebung von Zielbeschwerden (target complaints).

In der Problemliste werden jene Probleme, die Gegenstand der Therapie sein sollen festgelegt. Abbildung 9 (vgl. Kap. 2.1.6) zeigt ein Beispiel einer individuellen Problemliste. Diese Festlegung führt der Therapeut gemeinsam mit dem Patienten (etwa ab dem Alter von 10 Jahren) bzw. den Bezugspersonen (Eltern oder Erzieher/Lehrer) zum Abschluss der diagnostischen Phase durch. Der Therapeut kann mit den einzelnen Bezugspersonen und dem Patienten unterschiedliche Probleme definieren. Es werden drei bis vier konkrete Verhaltensprobleme definiert, deren Verminderung das Ziel der Behandlung darstellen. Die einzelnen Verhaltensprobleme sollten möglichst konkret formuliert und gegeneinander abgegrenzt werden. Die Konkretisierung sollte sich auf die Situationen und auf die Intensität beziehen, mit der das Verhalten in den Situationen auftritt.

Die Problemliste wird von den Eltern in regelmäßigen Abständen (in der Regel zu Beginn jeder Therapiesitzung) beurteilt. Analog dazu können die individuellen Probleme des Kindes im Kindergarten bzw. in der Schule gemeinsam mit der Erzieherin/dem Erzieher bzw. der Klassenlehrerin/dem Klassenlehrer festgelegt und in regelmäßigen Abständen beurteilt werden. Anhand eines *Kontrollbogens: Verhaltensprobleme des Kindes* (Döpfner et al., 2007d) können die Problembeurteilungen übersichtlich zusammengefasst werden, wodurch die Verlaufskontrolle erleichtert wird.

3.10 Therapieprogramm für Kinder mit hyperkinetischem und oppositionellem Problemverhalten (THOP)

Das *Therapieprogramm für Kinder mit hyperkinetischem und oppositionellem Problemverhalten, THOP* (Döpfner et al., 2007d), ist ein multimodales Interventionsprogramm, bei dem je nach Indikation verhaltenstherapeutische Interventionen in der Familie, im Kindergarten bzw. in der Schule und beim Kind selbst mit medikamentösen Interventionen kombiniert werden können. Das Therapieprogramm ist zur Behandlung von Kindern mit ADHS oder oppositionellen Verhaltensauffälligkeiten im Alter von drei bis zwölf Jahren geeignet. Im Anschluss an eine umfassende Diagnostik ermöglicht das Programm eine Therapie, die an den individuellen Verhaltensproblemen des Kindes in der Familie und im Kindergarten bzw. in der Schule ausgerichtet ist.

Das *Eltern-Kind-Programm* besteht aus 21 Behandlungsbausteinen, die in sechs Themenkomplexen gruppiert und in denen zwei Interventionsformen miteinander verknüpft sind:
- die familienzentrierten Interventionen und
- die kindzentrierten Interventionen.

Bei den familienzentrierten Interventionen steht die Arbeit mit den Eltern im Mittelpunkt und das Kind wird je nach Behandlungsbaustein, Problematik und Alter unterschiedlich stark integriert. Je älter das Kind ist, umso stärker wird es generell in die familienzentrierten Interventionen einbezogen. Die familienzentrierten Interventionen stellen das Kernstück des Eltern-Kind-Programmes dar. Sie können auch unabhängig von den kindzentrierten Interventionen durchgeführt werden.

Bei den kindzentrierten Interventionen steht die therapeutische Arbeit mit dem Kind im Mittelpunkt, die Eltern werden jedoch auch hier integriert. Die kindzentrierten Interventionen werden nicht unabhängig von den familienzentrierten Interventionen durchgeführt. Die 21 Behandlungsbausteine sind in sechs Themenkomplexe gruppiert:
1. Problemdefinition, Entwicklung eines Störungskonzeptes und Behandlungsplanung
2. Förderung positiver Eltern-Kind-Interaktionen und Eltern-Kind-Beziehungen
3. Pädagogisch-therapeutische Interventionen zur Verminderung von impulsivem und oppositionellem Verhalten
4. Spezielle operante Methoden
5. Interventionen bei spezifischen Verhaltensproblemen
6. Stabilisierung der Effekte.

In der Regel werden nicht alle Einheiten in dieser Abfolge bearbeitet, sondern können entsprechend der individuellen Problemkonstellation zusammengestellt werden. Das Therapieprogramm hat sich in mehreren Therapieevaluationen als wirkungsvoll erwiesen (siehe Kap. 1.5.2).

3.11 Wackelpeter und Trotzkopf. Hilfen bei ADHS und oppositionellem Verhalten

Wackelpeter und Trotzkopf (Döpfner et al., 2011d) ist ein Buch für Eltern von Kindern mit ADHS und oppositionellen Kindern im Alter von etwa drei bis zwölf Jahren. Es kann aber auch von Erziehern und Lehrern genutzt werden. Das Buch lehnt sich an das Therapieprogramm für Kinder mit hyperkinetischem und oppositionellem Problemverhalten (THOP) an und besteht aus vier Teilen.

- *Information:* Im ersten Teil des Buches finden die Eltern Antworten auf Fragen, die sich viele Eltern von Kindern mit ADHS und oppositionellen Auffälligkeiten stellen. Die Eltern werden über die Problematik, die Ursachen, den Verlauf und vor allem die Hilfsmöglichkeiten aufgeklärt.
- *Elternleitfaden:* Der zweite Teil enthält einen Elternleitfaden, der in 14 Stufen schrittweise Möglichkeiten zur Verminderung der Verhaltensprobleme in der Familie aufzeigt.
- *Anwendungsbeispiele:* Der dritte Teil ergänzt den Elternleitfaden durch weitere konkrete Anwendungsbeispiele, in denen typische Probleme und ihre Lösungsmöglichkeiten beschrieben sind.
- Der vierte Teil enthält Arbeitsblätter und Memo-Karten, die bei der Umsetzung des Elternleitfadens hilfreich sind.

In der vierten Auflage ist das Selbsthilfemanual ergänzt worden. Auf der Basis von Wackelpeter und Trotzkopf sind mehrere Studien zur Wirksamkeit angeleiteter Selbsthilfe bei Kindern mit ADHS oder anderen expansiven Auffälligkeiten durchgeführt worden (siehe Kap. 1.5.1).

3.12 Präventionsprogramm für Expansives Problemverhalten (PEP)

Das Präventionsprogramm für Expansives Problemverhalten (PEP; Plück et al., 2006) wurde auf der Grundlage des Therapieprogramms THOP entwickelt, das für die Therapie von klinisch auffälligen Kindern konzipiert und auf seine Wirksamkeit hin überprüft worden ist. PEP richtet sich primär an Eltern und Erzieherinnen von drei- bis sechsjährigen Kindern mit expansiven Verhaltensproblemen, die Gefahr laufen, eine klinisch relevante externale Störung zu entwickeln, es kann aber auch bei klinisch auffälligen Kindern eingesetzt werden. PEP ist als Gruppenangebot konzipiert, umfasst bis zu 11 Sitzungen von jeweils etwa zweistündiger Dauer und versucht, Eltern bzw. Erzieherinnen konkrete Erziehungsstrategien zu vermitteln und positive Interaktion mit dem Kind im Alltag zu implementieren. Im Kern besteht PEP aus zwei Komponenten:

1. Das Elternprogramm (PEP-EL) zielt darauf ab, das Erziehungsverhalten der Eltern vor allem in kritischen Situationen zu verändern, in denen expansive Verhaltens-

probleme des Kindes in der Familie auftreten. Damit soll das zu Hause auftretende Problemverhalten des Kindes vermindert werden.

2. Das Programm für Erzieherinnen (PEP-ER) ist im Kern parallel zum Elternprogramm aufgebaut, berücksichtigt dabei aber spezifische Erfordernisse des Kindergarten-Alltags. Es leitet die Erzieherinnen an, durch gezielte Interventionen im Kindergarten dort auftretende expansive Verhaltensprobleme des Kindes zu vermindern.

PEP integriert Interventionen zur Steigerung von Ressourcen und Kompetenzen in der Familie und im Kindergarten mit Interventionen zur Veränderung des Erziehungsverhaltens und zur Verminderung des problematischen Verhaltens. Tabelle 14 gibt eine Übersicht über das PEP-Programm.

Tabelle 14: Module des Präventionsprogramms für Expansives Problemverhalten, PEP (Plück et al., 2006)

Sitzung	Eltern-Training (PEP-EL)	Erzieherinnen-Training (PEP-ER)
1	Das Kind – Freud und Leid	Das Kind – Freud und Leid
2	Der Teufelskreis/Gemeinsame Spielzeit	Der Teufelskreis/Wertvolle Zeit
3	Energie Sparen & Auftanken	Energie Sparen & Auftanken
4	Regeln und wirkungsvolle Aufforderungen	Regeln und wirkungsvolle Aufforderungen
5	Positive Konsequenzen	Positive Konsequenzen
6	Negative Konsequenzen	Negative Konsequenzen
7	Problemverhalten in der Öffentlichkeit	
8	Ständiger Streit	Kontakte aufbauen – Freunde finden
9	Ausdauerndes Spiel	Ausdauerndes Spiel
10	Hausaufgaben	Elternarbeit und Elterngespräche
11	Zusammenfassung	Zusammenfassung

Die Wirksamkeit des Programms wurde sowohl in randomisierten Kontrollgruppenstudien als auch in Studien zur Prüfung der Alltagswirksamkeit belegt (siehe Kap. 1.5.1).

3.13 Training mit aufmerksamkeitsgestörten Kindern

Das *Training mit aufmerksamkeitsgestörten Kindern* (Lauth & Schlottke, 2009) ist ein Selbstinstruktionstraining, das im Wesentlichen aus zwei Teilen, einem Basistraining und einem Strategietraining, besteht. Neben diesem Therapieprogramm für Kinder gibt es noch Hinweise zur Elternanleitung und zur Zusammenarbeit mit Lehrern. Ziele des Basistrainings sind:

- Vermittlung von Wissen über Aufmerksamkeitsstörungen,
- Förderung von Basisfertigkeiten (genau hinschauen, genau zuhören, Wahrgenommenes wiedergeben),
- Ausbildung von Reaktionskontrolle/Reaktionsverzögerung,
- Entwicklung von Handlungsregulation durch verbale Selbstanweisungen.

Ziele des Strategietrainings sind:
- Erkennen der Ziele und Elemente von Aufgabensituationen,
- Verhaltensplanung und Orientierung an übergeordneten Problemlösestrategien,
- Verhaltensregulation durch Selbstinstruktionen,
- Erwerb von Strategien zur Bewältigung von Ablenkungen, Fehlern und Frustrationen.

Die Wirksamkeit des Trainings ist in einer kontrollierten Studie belegt worden (siehe Kap. 1.5.2).

3.14 Therapieprogramm für Jugendliche mit Selbstwert-, Leistungs- und Beziehungsstörungen (SELBST)

Das kognitiv-behaviorale Behandlungsprogramm SELBST ist ein Therapieprogramm für Jugendliche mit Selbstwert-, Leistungs- und Beziehungsstörungen und fokussiert nicht nur auf die Behandlung von Jugendlichen mit ADHS, sondern bearbeitet häufige Probleme von Jugendlichen. Es ist jedoch für den Einsatz bei Jugendlichen mit ADHS geeignet, weil vor allem Jugendlichen gehäuft komorbide Störungen und Probleme im Bereich von Selbstwert und Affekt sowie Beziehungsprobleme in der Familie und gegenüber Gleichaltrigen haben. SELBST ist in fünf Bänden konzipiert
- *SELBST – Grundlagen* (Walter et al., 2007): Dieser Band stellt den Selbstmanagementansatz als heuristisches Behandlungskonzept und seine Umsetzung im Jugendalter vor. Die sieben Behandlungsphasen werden ausführlich darstellt:
  - Screening der Eingangsbeschwerden, Beziehungsaufbau und Informationsvermittlung,
  - Multimodale Diagnostik über Probleme und Kompetenzen sowie Belastungen und Ressourcen,
  - Problemanalyse und Erarbeitung eines Störungskonzeptes,
  - Zielanalyse, Stärkung der Änderungsmotivation und Interventionsplanung,
  - Durchführung von Interventionen,
  - Zwischenevaluation, Zielerreichung,
  - Stabilisierung, Rückfallprävention.
- *SELBST – Selbstwertprobleme* (in Vorb.) beschreibt die Behandlung von Jugendlichen mit Selbstwertstörungen. Störungen des Selbstwertes umfassen Fehleinschätzungen der eigenen Person, der Umwelt und der Zukunft und sind häufig vergesellschaftet mit dysphorisch-depressivem Affekt sowie einem reduzierten Niveau an Aktivitäten; mitunter findet sich eine überhöhte Einschätzung der eigenen Person. Diese Symptome lassen sich auch häufig bei Jugendlichen mit ADHS finden.

- *SELBST – Leistungsprobleme* (Walter & Döpfner, 2009) fokussiert die Behandlung jugendlichenspezifischer Probleme im Leistungsbereich – in der Schule oder am Ausbildungsplatz. Hierbei werden Leistungsstörungen in den Mittelpunkt gestellt, die nicht allein durch Begabungsdefizite wie Intelligenzminderungen oder Teilleistungsstörungen erklärt werden können. Jugendliche mit ADHS zeigen in diesem Bereich besonders starke Auffälligkeiten, daher ist dieses Modul für diese Gruppe besonders wichtig.
- *SELBST – Gleichaltrigenprobleme* (Schmitt & Döpfner, in Vorb.): Beziehungsstörungen zu Gleichaltrigen sind bei Jugendlichen mit ADHS häufig und können sich im Sinne einer dimensionalen Sicht manifestieren von ausgeprägtem sozialen Rückzug mit wenigen Kontakten zu Gleichaltrigen bis hin zu deutlich aggressiver Beziehungsgestaltung mit häufigen Streitigkeiten und Beziehungsabbrüchen.
- *SELBST – Familienprobleme* (Rademacher & Döpfner, in Vorb.): Die Verminderung von ausgeprägten Beziehungsstörungen zwischen Jugendlichen und Eltern, die sich zumeist äußern als chronifizierte Konflikte und Streitigkeiten stehen im Mittelpunkt dieses Bandes. Jugendliche mit ADHS zeigen sehr häufig diese Probleme.

3.15 Elternratgeber

Neben dem Elternbuch *Wackelpeter und Trotzkopf* (siehe Kap. 3.11), das sich eng an das Therapieprogramm THOP anlehnt und sowohl als Ratgeber als auch in der Therapie genutzt werden kann, liegt eine Reihe von kleineren Ratgebern für Eltern vor. Eine Auswahl an solchen Ratgebern ist in folgender Liste zusammengefasst. Die Websites des zentralen adhs-netzes (www.zentrales-adhs-netz.de; http://www.adhs.info; siehe Kap. 3.16) informieren über aktuelle Elternratgeber:

- Aust-Claus, E. & Hammer, P.-M. (2005). Das A.D.S.-Buch. Aufmerksamkeits-Defizit- Syndrom. Neue Konzentrations-Hilfen für Zappelphilippe und Träumer. Ratingen: Oberstebrink Verlag.
- Bernau, S. (1997). Hilfen für den Zappelphilipp (3. Aufl.). Freiburg: Herder.
- Czerwenka, K., Bovlansky, R. & Kinze, W. (1997). Hyperaktive Kinder. Weinheim: Beltz.
- Gelb, M. & Völkel-Halbrock, D. (2010). ADS/ADHS. Ein Ratgeber für Eltern, Pädagogen und Therapeuten. Idstein: Schulz-Kirchner.
- Huss, M. (2002). Medikamente und ADS. Gezielt einsetzen, umfassend begleiten, planvoll absetzen. Freiburg: Urania.
- Lauth, W., Schlottke, P. & Nauman, K. (2007). Rastlose Kinder, ratlose Eltern. München: Deutscher Taschenbuch Verlag.
- Neuhaus, C. (2009). Das hyperaktive Kind und seine Probleme. Freiburg: Urania.

Ergänzend zu diesem Leitfaden ist ein kurzer Ratgeber für Betroffene, Eltern und andere Bezugspersonen publiziert worden:

- Döpfner, M., Frölich, J. & Wolff Metternich, T. (2007). Ratgeber ADHS. Informationen für Betroffene, Eltern, Lehrer und Erzieher zu Aufmerksamkeitsdefizit-/Hyperaktivitätsstörungen. Göttingen: Hogrefe.

3.16 Zentrales adhs-netz

Das zentrale adhs-netz ist ein bundesweites Netzwerk zur Verbesserung der Versorgung von Kindern, Jugendlichen und Erwachsenen mit Aufmerksamkeitsdefizit-/Hyperaktivitätsstörungen (ADHS). Das Netzwerk richtet sich sowohl an Experten als auch an Betroffene, ihre Angehörigen und Bezugspersonen. Es informiert außerdem die Öffentlichkeit über ADHS. Ziel des Netzwerkes ist die Förderung eines umfassenden, evidenzbasierten Gesundheitsmanagements und die Verbesserung der Versorgung für Menschen mit ADHS. Das Netzwerk wurde mit Unterstützung des Bundesgesundheitsministeriums aufgebaut. Es stellt über zwei internetbasierte Systeme Informationsangebote zur Verfügung.

Zielgruppen von http://www.zentrales-adhs-netz.de/sind:
- *Therapeuten*, die Informationen und Materialien zur Unterstützung bei der leitlinienkonformen Versorgung von ADHS-Patienten erhalten;
- *Pädagogen*, die Informationen und Materialien zur Unterstützung eines professionellen Umgangs mit ADHS im schulischen und außerschulischen pädagogischen Bereich erhalten;
- *Betroffene*, die Informationen über Zugangsmöglichkeiten zu Diagnostik und Therapie abrufen können;
- *Regionale Versorgungsnetze*, die eine Plattform haben, um ihre Arbeit und Angebote darzustellen;
- die *Öffentlichkeit*, die anhand wissenschaftlich fundierter Stellungnahmen zu aktuellen und allgemeinen Fragen zum Thema ADHS informiert wird.

http://www.adhs.info ist das Informationsportal für Betroffene und ihre Angehörige bzw. Bezugspersonen zum Thema Aufmerksamkeitsdefizit-/Hyperaktivitätsstörung (ADHS). Die Informationen sind für folgende Zielgruppen aufbereitet:
- für Eltern von Kindern und Jugendlichen mit ADHS,
- für Pädagogen,
- für betroffene Kinder,
- für betroffene Jugendliche,
- für betroffene Erwachsene.

4 Materialien

Übersicht	
M01	Explorationsschema für Hyperkinetische und Oppositionelle Verhaltensstörungen (ES-HOV)
M02	Checkliste zur medikamentösen Therapie von Aufmerksamkeitsdefizit-/Hyperaktivitätsstörungen (CM-ADHS)
M03	ADHS-Tagesprofil: Beurteilungsbogen für Eltern (ADHS-TAP-EL)
M04	ADHS-Tagesprofil: Beurteilungsbogen für Lehrer (ADHS-TAP-LE/R)

M01 Explorationsschema für Hyperkinetische und Oppositionelle Verhaltensstörungen (ES-HOV)

Patient: ____________ Untersucher: ____________ Datum: ________

Beurteilungsbasis: ☐ Patient ☐ Eltern/Bezugspersonen ☐ Erzieher/Lehrer ☐ Beobachtung

Angaben zum Patienten:

Geburtsdatum: ____________ Alter: ______

Eltern: Mutter: ______________________

Vater: ______________________

Geschwister (Alter): 1. ____________ ( )

2. ____________ ( )

3. ____________ ( )

Kindergarten/Schule: ____________ Klasse: ___ Erzieher(in)/Lehrer(in): ________

Adresse: ______________________

Zustimmung der Eltern zu Kontaktaufnahme? ☐ Ja ☐ Nein

Aktuelle Schulleistungen ______________________

____

Schullaufbahn (Umschulung/Klassenwiederholung) ______________________

____

Vorstellungsanlass/spontan berichtete Probleme

Vorstellung veranlasst durch: ______________________

1 ______________________

____

2 ______________________

____

3 ______________________

____

Interessen/Freizeitaktivitäten/Kompetenzen des Patienten

Freizeitaktivitäten/Interessen ______________________

____

Besondere Fähigkeiten/Kompetenzen/Eigenschaften (z. B. Sportlichkeit, Witz, Charme, vielseitig interessiert) ______________________

____

1 Aktuelle hyperkinetische/oppositionelle/aggressive Problematik und Grad der Beeinträchtigung/Belastung des Patienten und seines Umfeldes Problemstärke: 0 = nicht vorhanden; 1 = leicht; 2 = deutlich; 3 = stark ausgeprägt	**Stärke**	**Alter** (bei Beginn)
1.1 in der Familie nach Angaben: ☐ der Eltern ☐ der Erzieher/Lehrer ☐ des Patienten (weitere Exploration durch Elterninterview zur Eltern-Kind-Interaktion, EKI)		
1 Motorische Unruhe/Impulsivität/Aufmerksamkeitsstörung (bei selbst- und bei fremdbestimmten Aktivitäten)		
2 Oppositionelles/aggressives Verhalten gegenüber Eltern		
3 Geschwisterrivalität/aggressives Verhalten gegenüber Geschwistern		
4 Dissoziales Verhalten in der Familie (z. B. Lügen, Stehlen)		
1.2 im Kindergarten/in der Schule nach Angaben: ☐ der Eltern ☐ der Erzieher/Lehrer ☐ des Patienten		
1 Motorische Unruhe/Impulsivität/Aufmerksamkeitsstörung (bei selbst- und bei fremdbestimmten Aktivitäten), Lernstörungen		
2 Oppositionelles/aggressives Verhalten gegenüber Erziehern/Lehrern		
3 Dissoziales Verhalten (z. B. Lügen, Stehlen, Schuleschwänzen)		
1.3 bei Gleichaltrigen nach Angaben: ☐ der Eltern ☐ der Erzieher/Lehrer ☐ des Patienten		
1 Motorische Unruhe/Impulsivität/Aufmerksamkeitsstörung		
2 Dominantes/aggressives Verhalten		
3 Dissoziales Verhalten außerhalb von Familie/Schule (z. B. Stehlen)		
4 Integration in Gleichaltrigengruppe/Freunde		

1.4 Klinische Diagnose		
Instrumente: Diagnose-Checkliste für Hyperkinetische Störungen (DCL-HKS) Diagnose-Checkliste für Störungen des Sozialverhaltens (DCL-SSV)		
Diagnose(n):		
2 Spezifische psychische Komorbidität/differenzialdiagnostische Abklärung (andere als hyperkinetische, oppositionelle oder aggressive Symptome)		
Instrumente zur klinischen Beurteilung: • Psychopathologisches Befund-System für Kinder und Jugendliche (CASCAP-D) • Weitere Diagnose-Checklisten aus DISYPS (Angst, Depression, Autismus, Tic, Bindungsstörung, Mutismus)		
Exploration Problemstärke: 0 = nicht vorhanden; 1 = leicht; 2 = deutlich; 3 = stark ausgeprägt	**Stärke**	**Alter** (bei Beginn)
Entwicklungsstörungen/Teilleistungsschwächen/Intelligenzminderung		
Schulische Unterforderung/hohe Intelligenz		
Tiefgreifende Entwicklungsstörung (Autismus)		
Tic-Störung (Tourette-Störung)		
Depressive Symptome (u. a. mangelndes Selbstvertrauen/negatives Selbstkonzept)		
Angst (u. a. Leistungsangst)		
Andere Störungen (z. B. Borderline-Störung, schizophrene Störung, Manie, substanzinduzierte Störung, Schlafstörung)		
Beeinträchtigung der Beziehungen zu Eltern, Geschwistern, Erziehern, Lehrern, Gleichaltrigen		

3 Störungsspezifische Entwicklungsgeschichte des Patienten
Schwangerschafts-/Geburtskomplikationen, Komplikationen in der Neugeborenenperiode
Verzögerungen der frühkindlichen Entwicklung (Sitzen, Krabbeln, Laufen, erste Worte, Sauberkeit)
Temperamentsmerkmale im Säuglings- und Kleinkindalter (Schlafprobleme, Störungen der Nahrungsaufnahme, häufiges Schreien, Koliken, Unruhe; Belastungen der Eltern dadurch)
Verhaltensprobleme im Kindergartenalter (nur bei Schulkindern)
Verhaltensprobleme im Grundschulalter (nur bei Kindern > 10 Jahre)
Beginn der hyperkinetischen/aggressiven/oppositionellen Symptomatik, Belastungen zu diesem Zeitpunkt, Reaktionen/Konsequenzen auf Symptomatik
Verlauf der Symptomatik und Zusammenhang mit psychosozialen Be- und Entlastungen
4 Spezifische medizinische Anamnese
Medizinische/neurologische Primär-Diagnose (Alkoholembryopathie, Blei-Intoxikation, Epilepsie, Hyperthyreose, Schädel-Hirn-Trauma, genetische/metabolische Störung, Migräne, primäre Schlafstörung)
Medikation, die hyperkinetische Symptome verursachen kann (Antiasthmatika, Phenobarbital, Antihistaminika, Sympathomimetika)

5 Spezifische Familienanamnese

Psychische Störungen bei Familienmitgliedern/erstgradig Verwandten (vor allem: Hyperkinetische Störungen, Tic-Störungen, Störungen im Zusammenhang mit psychotropen Substanzen, Störungen des Sozialverhaltens, Persönlichkeitsstörungen, Affektstörungen, Angst- und Zwangsstörungen, Schizophrenie, Entwicklungs- und Lernstörungen)

Vergangene und gegenwärtige Belastungen und Krisen in der Familie (Eheprobleme, Probleme mit anderen Familienmitgliedern, mit Verwandten, Nachbarn); Veränderungen der Familienzusammensetzung

Organisationsgrad der Familie und besondere Ressourcen

Erziehungsverhalten, spezifische Bewältigungsstrategien in kritischen Erziehungssituationen; Hinweise auf Misshandlung/Vernachlässigung (weitere Exploration durch Elterninterview durch Eltern-Kind-Interaktion, EKI)

Eltern-Kind-Beziehung und Beziehung zu Geschwistern

6 Bedingungen im Kindergarten/in der Schule und in der Gleichaltrigengruppe

Integration des Kindes in Gruppen (Kindergarten, Schule, Gleichaltrige, Freizeitgruppen)

Belastende Bedingungen im Kindergarten/in der Schule (z. B. Gruppen-/Klassengröße, Anteil verhaltensauffälliger Kinder, Cliquen-Bildung)

Ressourcen im Kindergarten/in der Schule (z. B. Kleingruppenunterricht, Kleingruppenbeschäftigung, Integrationsmaßnahmen, Förderunterricht)

Erzieher-/Lehrer – Kind-Beziehung und Eltern – Erzieher-/Lehrer-Beziehung

7 Therapie

Bewältigungsversuche durch den Patienten, durch die Familie, den Kindergarten/die Schule und ihre Ergebnisse

Vorbehandlung

Alter (bei Beginn)	**Behandlung** (bei Medikation: Dosierung)	**Dauer** (Monate)	**Verlauf**

Ursachen der Probleme (organische, psychische, familiäre Ursachen) nach Meinung

des Patienten:

der Eltern:

der Erzieher/Lehrer:

Therapieerwartungen (z. B.: Kind muss sich ändern, Medikament, emotionale Probleme vermindern, Veränderung in der Familie)

des Patienten:

der Eltern:

der Erzieher/Lehrer:

Therapieziele (Zielsymptome und konkrete Ziele)

des Patienten:

1 ______

2 ______

3 ______

der Eltern:

1 ______

2 ______

3 ______

der Erzieher/Lehrer:

1 ______

2 ______

3 ______

Therapiemotivation/-compliance: 0 = keine, 1 = gering, 2 = deutlich , 3 = stark ausgeprägt

Therapieart	Patient	Eltern	Erzieher Lehrer
Beratung der Eltern/Intervention in der Familie			
Beratung der Erzieher/Lehrer Intervention in Kindergarten/Schule			
Verhaltens-/Psychotherapie des Kindes			
Pharmakotherapie			

8 Verhaltensauffälligkeiten während der Exploration/Untersuchung und psychopathologische Beurteilung (0 = nicht vorhanden; 1 = leicht; 2 = deutlich; 3 = stark ausgeprägt) differenzierte Beurteilung durch: Psychopathologisches Befund-System für Kinder und Jugendliche (CASCAP-D)

Verhalten	**Situationen** (z. B. Exploration der Eltern, Spielsituation, Testsituation)			
Kooperation				
Motorische Unruhe				
Ablenkbarkeit				

Impulsivität				
Frustrationstoleranz				
Unsicherheit/Ängstlichkeit				
Andere:				
Andere:				

9 Weitere Diagnostik	
9.1 Elternfragebogen	
Breitbandverfahren, z. B.: Ergebnis:	Elternfragebogen – Verhaltensbeurteilungsbogen für Vorschulkinder (VBV-EL) Elternfragebogen über das Verhalten von Kindern und Jugendlichen (CBCL/4-18)
Störungsspez. Verfahren, z. B.: Ergebnis:	Fremdbeurteilungsbogen für Hyperkinetische Störungen (FBB-HKS) Fremdbeurteilungsbogen für Störungen des Sozialverhaltens (FBB-SSV) Elternfragebogen über Problemsituationen in der Familie (EF-PF)
9.2 Fragebögen für Erzieher-/Lehrer	
Breitbandverfahren, z. B.: Ergebnis:	Erzieherfragebogen – Verhaltensbeurteilungsbogen für Vorschulkinder (VBV-ER) Lehrerfragebogen über das Verhalten von Kindern und Jugendlichen (TRF)
Störungsspez. Verfahren, z. B.: Ergebnis:	Fremdbeurteilungsbogen für Hyperkinetische Störungen (FBB-HKS/ADHS) Fremdbeurteilungsbogen für Störungen des Sozialverhaltens (FBB-SSV)
9.3 Selbsturteil des Patienten über Verhaltensprobleme (ab ca. 10 Jahre)	
Breitbandverfahren, z. B.: Ergebnis:	Fragebogen für Jugendliche (YSR)
Störungsspez. Verfahren, z. B.: Ergebnis:	Selbstbeurteilungsbogen für Hyperkinetische Störungen (SBB-HKS/ADHS) Selbstbeurteilungsbogen für Störungen des Sozialverhaltens (SBB-SSV)

9.4 Intelligenz- und Leistungsdiagnostik
Intelligenztest:
Schulleistungstest:
Entwicklungstest:

10 Verlaufskontrolle **Datum:** ____________	
nach Angaben: ☐ der Eltern ☐ der Erzieher/Lehrer ☐ des Patienten ☐ anhand von Fragebögen **Veränderung:** **–2** = stark verschlechtert, **–1** = leicht verschlechtert, **0** = unverändert, **+1** = leicht verbessert, Therapieziel noch nicht erreicht **+2** = stark verbessert, Therapieziel erreicht, **9** = keine Symptomatik	**Verände-rung**
Aufmerksamkeitsstörung, Impulsivität und Hyperaktivität (insbesondere Zielsymptome siehe 8) in der Familie: im Kindergarten/in der Schule:	
Andere Verhaltensauffälligkeiten/emotionale Entwicklung (insbesondere Zielsymptome siehe 8) in der Familie: im Kindergarten/in der Schule:	
Leistungen in der Schule/Entwicklungsstand (Verminderung von Defiziten)	
Beziehungen zu Gleichaltrigen und Freizeitaktivitäten	
Familiäre Interaktionen und familiäre Beziehungen	
Weitere Behandlungsplanung	

M02 Checkliste zur medikamentösen Therapie von Aufmerksamkeitsdefizit-/Hyperaktivitätsstörungen (CM-ADHS)

Patient: ______________________ Untersucher: ____________________ Datum: __________

1 Angaben zum Patienten Geburtsdatum: ____________________ Alter: __________

2 Somatischer Befund

Körpergröße | Körpergewicht

Blutdruck, Puls | Leberwerte

Neurologischer Befund

Dysmorphiezeichen

Hirnnerven/Reflexstatus

Seh-/Hörfähigkeit

Feinmotorik/Koordination

Sprache

Internistischer Befund

Andere Befunde

3 Abklärung von absoluten/relativen Kontraindikationen (KI) für Pharmakotherapie

- ☐ kein Hinweis auf Psychose (absolute KI):
- ☐ kein Hinweis auf Leberschädigung (absolute KI für Pemolin):
- ☐ kein Anfallsleiden (relative KI):
- ☐ kein arterieller Hochdruck (relative KI):
- ☐ keine kardialen Arrhythmien (relative KI):
- ☐ keine Tic-Störung (relative KI):
- ☐ kein Medikamenten-/Drogenabusus (relative KI):

4 Klinische Diagnose

5 Exploration potenzieller psychischer Nebenwirkungen

(anhand des Fragebogens über mögliche Nebenwirkungen von Stimulanzien, NW-ADHS)

Hinweise auf psychische Auffälligkeiten, die auch durch Stimulanzien ausgelöst/verstärkt werden können:

6 Aufklärung der Eltern und des Patienten

hinsichtlich:
- erwarteter Veränderung der Symptomatik
- Dosierung und Verlauf der medikamentösen Einstellung
- möglicher Nebenwirkungen

Aufklärung erfolgt am: ______________________

7 Dosisaustestung

Beginn der Titration: ______________ Anfangsdosis: ______________
Veränderung der Dosierung am: ______________ Dosis: ______________
Veränderung der Dosierung am: ______________ Dosis: ______________
Veränderung der Dosierung am: ______________ Dosis: ______________
Enddosis: ______________

8 Verlaufskontrolle und Auslassversuche

Datum				
bisherige Dosierung				
Körpergewicht/-größe				
Blutdruck/Puls				
Andere somatische Kontrollen:				
ADHS-Symptomatik im Kindergarten/in der Schule[1)]				
ADHS-Symptomatik in der Familie[1)]				
Andere psychische Symptomatik[1)]				
Nebenwirkungen[1)]				
Auslassversuch am Ergebnis des Auslassversuchs				
Weitere Dosierung				

Anmerkungen: [1)] Beurteilung anhand ADHS-KGE: im Vergleich zum Ausgangsniveau: +3 = sehr stark verbessert, +2 = stark verbessert, +1 = geringfügig verbessert, 0 = unverändert, –1 = geringfügig verschlechtert, –2 = stark verschlechtert, –3 = sehr stark verschlechtert.

M03 ADHS-Tagesprofil: Beurteilungsbogen für Eltern (ADHS-TAP-EL)

Name des Kindes: ____________ Beurteiler: ☐ Mutter ☐ Vater ☐ andere: ____________

Datum heute: ____________ Beurteilungszeitraum: ____________

Wie problematisch war nach Ihrer Einschätzung das Verhalten des Kindes zu den einzelnen Tageszeiten in der letzten Woche (nur Schultage)?

Problemverhalten	Problemstärke															
	Morgens (Wecken, Anziehen usw.)				Nachmittags bis ca. 16.00 (Essen, Hausaufgaben)				Später Nachmittag bis ca. 19.00				Abends, einschließlich zu Bett gehen			
	gar nicht	ein wenig	ziemlich stark	sehr stark	gar nicht	ein wenig	ziemlich stark	sehr stark	gar nicht	ein wenig	ziemlich stark	sehr stark	gar nicht	ein wenig	ziemlich stark	sehr stark
1. *Unruhe:* Ist unruhig, übermäßig aktiv, zappelig oder kann nicht sitzen bleiben	0	1	2	3	0	1	2	3	0	1	2	3	0	1	2	3
2. *Unaufmerksamkeit:* Ist unaufmerksam, ablenkbar, kann sich nicht konzentrieren oder passt nicht auf	0	1	2	3	0	1	2	3	0	1	2	3	0	1	2	3
3. *Impulsivität:* Ist impulsiv, kann nicht abwarten, unterbricht andere oder handelt, ohne zu überlegen	0	1	2	3	0	1	2	3	0	1	2	3	0	1	2	3
4. Hält sich nicht an Regeln und Anweisungen	0	1	2	3	0	1	2	3	0	1	2	3	0	1	2	3
5. Ärgert andere, zeigt aggressives Verhalten oder hat Wutausbrüche	0	1	2	3	0	1	2	3	0	1	2	3	0	1	2	3
6. Wie problematisch ist das Verhalten insgesamt?	0	1	2	3	0	1	2	3	0	1	2	3	0	1	2	3

Beurteilen Sie bitte noch, wie stark Sie folgende Verhaltensweisen und Probleme in der letzten Woche bei dem Kind beobachten konnten.	gar nicht	ein wenig	ziemlich stark	sehr stark
1. Wirkt ängstlich oder besorgt	0	1	2	3
2. Weint schnell, wirkt traurig oder bedrückt	0	1	2	3
3. Wirkt müde, apathisch oder lustlos	0	1	2	3
4. Zieht sich zurück oder macht nichts mit anderen zusammen	0	1	2	3
5. Wirkt mürrisch oder reizbar	0	1	2	3
6. Hat nervöse Zuckungen oder Tics (z. B. Augenblinzeln, Kopfrucken)	0	1	2	3
7. Zupft sich, beißt Fingernägel, beißt auf die Lippen	0	1	2	3
8. Klagt über Kopfschmerzen	0	1	2	3
9. Klagt über Bauchschmerzen	0	1	2	3
10. Hat wenig Appetit	0	1	2	3
11. Hat Probleme beim Einschlafen oder andere Schlafprobleme	0	1	2	3

M04 ADHS-Tagesprofil: Beurteilungsbogen für Lehrer (ADHS-TAP-LE/R)

Name des Schülers: ______________ Klasse: ______________

Schule: ______________ Beurteiler(in): ______________

Datum heute: ______________ Beurteilungszeitraum: ______________

Wie problematisch war nach Ihrer Einschätzung das Verhalten des Schülers jeweils in der ersten und in der zweiten Hälfte des Schulvormittags sowie am Schulnachmittag in der letzten Woche?

Problemverhalten	**Problemstärke**											
	Schul-vormittag, 1. Hälfte				Schul-vormittag, 2. Hälfte				Schul-nachmittag			
	gar nicht	ein wenig	ziemlich stark	sehr stark	gar nicht	ein wenig	ziemlich stark	sehr stark	gar nicht	ein wenig	ziemlich stark	sehr stark
1. *Unruhe:* Ist unruhig, übermäßig aktiv, zappelig oder kann nicht sitzen bleiben	0	1	2	3	0	1	2	3	0	1	2	3
2. *Unaufmerksamkeit:* Ist unaufmerksam, ablenkbar, kann sich nicht konzentrieren oder passt nicht auf	0	1	2	3	0	1	2	3	0	1	2	3
3. *Impulsivität:* Ist impulsiv, kann nicht abwarten, unterbricht andere oder handelt, ohne zu überlegen	0	1	2	3	0	1	2	3	0	1	2	3
4. Hält sich nicht an Regeln und Anweisungen	0	1	2	3	0	1	2	3	0	1	2	3
5. Ärgert andere, zeigt aggressives Verhalten oder hat Wutausbrüche	0	1	2	3	0	1	2	3	0	1	2	3
6. Wie problematisch ist das Verhalten insgesamt?	0	1	2	3	0	1	2	3	0	1	2	3

Beurteilen Sie bitte noch, wie stark Sie folgende Verhaltensweisen und Probleme in der letzten Woche bei dem Kind beobachten konnten.	gar nicht	ein wenig	ziemlich stark	sehr stark
1. Wirkt ängstlich oder besorgt	0	1	2	3
2. Weint schnell, wirkt traurig oder bedrückt	0	1	2	3
3. Wirkt müde, apathisch oder lustlos	0	1	2	3
4. Zieht sich zurück oder macht nichts mit anderen zusammen	0	1	2	3
5. Wirkt mürrisch oder reizbar	0	1	2	3
6. Hat nervöse Zuckungen oder Tics (z. B. Augenblinzeln, Kopfrucken)	0	1	2	3
7. Zupft sich, beißt Fingernägel, beißt auf die Lippen	0	1	2	3
8. Klagt über Kopfschmerzen	0	1	2	3
9. Klagt über Bauchschmerzen	0	1	2	3

5 Fallbeispiel

Das Fallbeispiel ist entsprechend den Richtlinien für Berichte an den Gutachter im Rahmen der Beantragung von Verhaltenstherapie abgefasst (vgl. Punkt 1 bis 8). Der Umfang dieses Fallbeispiels überschreitet jedoch den üblichen Umfang eines solchen Berichtes. Das Fallbeispiel orientiert sich außerdem an dem *Explorationsschema für Hyperkinetische und Oppositionelle Verhaltensstörungen* (ES-HOV, siehe M01, S. 133 und Döpfner et al., 2006).

5.1 Angaben zur spontan berichteten und erfragten Symptomatik

Der siebenjährige Jan wird von seiner Mutter auf Empfehlung der Klassenlehrerin (1. Klasse Grundschule) und des Kinderarztes vorgestellt. Spontan beschreibt die Mutter folgende Hauptprobleme:

- Leistungsanforderungen verweigert Jan in der Schule überwiegend, zu Hause bei den Hausaufgaben fast durchgängig.
- Oppositionelles Verhalten zu Hause, vor allem der Mutter gegenüber; aggressives Verhalten gegenüber der Schwester; oppositionelles Verhalten gegenüber der Lehrerin in der Schule.
- Ausgeprägte motorische Unruhe und Ablenkbarkeit zu Hause und in der Schule.

Nach Meinung der Klassenlehrerin (telefonische Exploration) sind die Leistungsverweigerung sowie die heftigen Streitereien mit Klassenkameraden am problematischsten. Allerdings würden die Klassenkameraden Jan auch sehr hänseln. Er versuche immer wieder Anschluss zu bekommen, werde aber zurückgewiesen, weil er ständig das Geschehen zu dominieren suche.

Folgende *Kernprobleme* des Kindes *in der Familie* werden exploriert:

1. Ausgeprägte *motorische Unruhe* den ganzen Tag über in der Familie, besonders belastend bei den Mahlzeiten, während der Hausaufgaben (falls sie überhaupt gemacht werden) und beim Waschen und Baden. In diesen Situationen auch impulsiv. Fragliche Aufmerksamkeitsschwächen in Lernsituationen.
2. *Oppositionelles Verhalten* vor allem der Mutter gegenüber, bei den meisten Anforderungen. Er akzeptiert Familienregeln nicht, will meist nicht rechtzeitig zu Bett gehen. Häufige Wutausbrüche. Auch beim Vater oppositionell, der sei aber strenger.
3. Ausgeprägte *Rivalität* mit der zwei Jahre jüngeren Schwester. Jan möchte immer genau das haben, was die Schwester hat; er lasse sie nicht in Ruhe spielen. Es komme häufig zu körperlichen Streitereien. Die Schwester habe Angst vor Jan.

In der Schule werden nach Angaben der Mutter als auch der Lehrerin (telefonische Exploration) folgende Hauptprobleme herausgearbeitet:

1. Im Unterricht sehr *unruhig*. Jan zapple ständig auf dem Stuhl herum. Ständig fallen Arbeitsmaterialien vom Tisch.

2. *Verweigert* häufig *schriftliche Arbeiten.* Beim Rechnen ist er gelegentlich kooperativ. Reagiert häufig nicht auf Grenzsetzungen der Lehrerin.

Im Kontakt mit *Gleichaltrigen* treten folgende Probleme auf:
1. Beim Spiel mit den Spielkameraden sehr *unruhig.* Jan hat ständig neue Ideen und bemerkt nicht, wenn er an der Reihe ist.
2. Versucht Spielkameraden zu *dominieren.* Häufig auch körperliche Streitereien mit Klassenkameraden, die ihn hänseln.
3. In Gleichaltrigengruppe *schlecht integriert.*

Neben diesen ADHS- und oppositionellen Symptomen werden folgende *komorbiden Auffälligkeiten* exploriert:
- Seit etwa einem halben Jahr fallen der Mutter Tics auf. Jan verziehe die Nase und zwinkere mit den Augen.
- Nach Einschätzung der Lehrerin zeigt Jan in allen Fächern mündlich gute Leistungen; allerdings große Probleme beim Lesen. Die schriftlichen Leistungen sind mangels Kooperation nicht sicher beurteilbar. Vermutlich habe Jan große Probleme beim Schreiben.

5.2 Lebensgeschichtliche Entwicklung des Patienten und Krankheitsanamnese

Jan lebt zusammen mit seinen leiblichen Eltern und seiner zwei Jahre jüngeren Schwester. Er besucht die erste Klasse der Grundschule. Die Einschulung erfolgte regelrecht. Keine Schwangerschafts- und Geburtskomplikationen, keine Komplikationen in der Neugeborenenperiode und keine Verzögerungen in der frühkindlichen Entwicklung. Jedoch *im Säuglings- und Kleinkindalter* heftige Einschlaf- und Durchschlafprobleme, schon damals sehr unruhig und umtriebig; Eltern waren völlig gerädert. Vater warf Mutter Erziehungsunfähigkeit vor. Auf die Geburt der Tochter im Alter von zwei Jahren reagierte Jan anfangs sehr verstört und warf sie häufig um, als sie begann, gehen zu lernen. Im *Kindergartenalter* war Jan zu Hause wegen der Unruhe sehr anstrengend; im Kindergarten fiel ebenfalls erhöhte Unruhe auf.

Die *ADHS-Symptomatik* habe schon sehr früh begonnen. Bereits im Säuglingsalter sei Jan sehr anstrengend gewesen. Erhebliche motorische Unruhe vor allem, nachdem er laufen konnte. Aggressive Verhaltensauffälligkeiten und heftige Wutausbrüche mit 2;6 (Geburt der Schwester). Belastungen zu diesem Zeitpunkt: Eheprobleme etwa seit der Geburt von Jan. Die Mutter war anfangs eher nachgiebig, manchmal aber auch überlastet und reagierte dann sehr aufbrausend, was ihr Schuldgefühle machte. Der Vater war von Anfang an strenger, kümmerte sich aber schon damals wenig um die Erziehung. Im weiteren Verlauf war die ADHS-Symptomatik konstant vorhanden; seit der Einschulung nahm die Symptomatik eher noch zu. Das aggressive Verhalten zeigte sich zunächst nur gegenüber der Schwester;

später auch im Kindergarten, auf dem Spielplatz, in der Schule. Bei Familienmitgliedern sind keine Tics bekannt. Jan entwickelte erstmals mit fünf Jahren Blinzel-Tics für den Zeitraum von etwa vier bis fünf Monaten; erneutes Auftreten nach der Einschulung.

An aktuellen *Belastungen* gibt die Mutter an, dass der Vater häufiger zu viel Alkohol trinke (einmal pro Woche), sei aber kein Alkoholiker. Außerdem sei die Mutter oft mit den Nerven richtig fertig, sei oft depressiv. Es falle ihr dann schwer, den Haushalt zu bewältigen. Seit etwa sieben Jahren gebe es heftige Eheprobleme; schon mehrfach wurde an Trennung gedacht.

Bisherige *Bewältigungsversuche* seien wenig erfolgreich verlaufen. In der Familie habe man schon alles probiert: Strenge, Nachgiebigkeit, Nichtbeachtung – nichts habe richtig geholfen. Unterstützung durch die Großmutter mütterlicherseits, die sei sehr warmherzig aber auch konsequent. Bei ihr sei Jan auch weniger problematisch. Eine tiefenpsychologisch fundierte Spieltherapie, die mit fünf Jahren begonnen und zweimal pro Woche fast ein Jahr lang durchgeführt wurde, habe nichts gebracht. Die Klassenlehrerin sei sehr bemüht, wisse jetzt aber nicht mehr weiter und habe auch schon an eine Sonderbeschulung gedacht.

5.3 Psychischer Befund zum Zeitpunkt der Antragstellung

Jan verhält sich in der Untersuchungssituation leicht distanzgemindert bei spürbarer innerer Unruhe, jedoch keine ausgeprägte Hyperaktivität. Er wirkt leistungsängstlich mit geringem Selbstvertrauen. Außerdem sind in der Untersuchungssituation häufige Blinzel-Tics und gelegentlich auch Gesichts-Tics zu beobachten. Während der Intelligenzdiagnostik unruhig, sonst unauffällig. Während der Rechtschreibdiagnostik unruhig, ablenkbar, geringe Frustrationstoleranz und Impulskontrolle. Bei der Durchführung der Hausaufgaben mit dem Therapeuten konnte eine noch steuerbare motorische Unruhe und Impulsivität sowie eine deutliche Leistungsunsicherheit beobachtet werden.

Die Ergebnisse der Fragebogenverfahren und der strukturierten Interviews lassen sich wie folgt zusammenfassen:

- Im Elternfragebogen über das Verhalten von Kindern und Jugendlichen (CBCL) wird Jan auf den Skalen *Aggressives Verhalten, Aufmerksamkeitsstörungen* und *Soziale Probleme* als auffällig eingeschätzt. Die Werte auf den Skalen *Sozialer Rückzug, Angst/Depressivität* und *Dissoziales Verhalten* sind erhöht.
- Im Lehrerfragebogen über das Verhalten von Kindern und Jugendlichen (TRF) wird Jan auf den Skalen *Aggressives Verhalten, Aufmerksamkeitsstörungen* und *Soziale Probleme* als auffällig beurteilt.
- Im FBB-ADHS (Fremdbeurteilungsbogen – Aufmerksamkeitsdefizit-/Hyperaktivitätsstörungen) wird sowohl nach dem Urteil der Mutter als auch der Lehrerin eine ausgeprägte *Aufmerksamkeitsstörung, Überaktivität*und *Impulsivität* erkennbar. Im FBB-SSV (Fremdbeurteilungsbogen – Störungen des Sozialverhaltens)

wird sowohl von der Mutter als auch von der Lehrerin ein ausgeprägtes oppositionelles Verhalten aber kein dissoziales Verhalten beschrieben.

Im Elterninterview über Problemsituationen in der Familie (EI-PF) werden von der Mutter vor allem folgende familiären Situationen als problematisch eingeschätzt: Spiel mit Schwester, Waschen und Baden, Zubettgehen, Hausaufgaben, Verbote und Grenzsetzungen. Im Elternfragebogen über Problemsituationen in der Familie (EF-PF): Ausgeprägte Problembelastung. Ausgenommen eine Situation (wenn das Kind alleine spielt) werden alle Situationen als zumindest etwas problematisch eingeschätzt.

Überdurchschnittliche Intelligenzleistung im CFT1. Rechtschreibleistung (TGR 1/2) weit unterdurchschnittlich. Lesefähigkeit nach klinischer Prüfung unterdurchschnittlich.

5.4 Somatischer Befund

Bei der internistischen und neurologischen Untersuchung unauffällig. Die Mutter gibt an, Jan leide gelegentlich unter Kopfschmerzen.

5.5 Verhaltensanalyse

Auf der motorischen Ebene (Handlungsebene) lassen sich motorische Unruhe, impulsives Verhalten sowie aggressive und dominante Verhaltensweisen feststellen. Auf der kognitiven Ebene sind vor allem Aufmerksamkeitsstörungen und kognitive Impulsivität nachweisbar. Auf der emotionalen Ebene sind Gefühle von Wut und Ärger festzustellen.

Die ADHS-Symptomatik hat sich bereits in der frühen Kindheit entwickelt. Ihr sind Regulationsstörungen im Säuglingsalter (schwieriges Temperament) vorangegangen. Generell geht man bei diesem Störungsbild von einer erheblichen genetischen Disposition aus (O-Variable). Durch frühe Regulationsstörungen und damit einhergehenden Interaktionsstörungen zwischen Mutter und Kind wurden angemessene Verhaltenselemente bei dem Kind von den Bezugspersonen vermutlich nur in geringem Maße positiv verstärkt. Jan lernte früh durch aversive Verhaltensweisen, das Verhalten der Bezugspersonen zu beeinflussen (positive und negative Verstärkung durch Bezugspersonen). Die Bezugspersonen wurden kurzfristig von Jan negativ verstärkt, wenn sie Grenzen zurücknahmen und sich inkonsistent verhielten. Die Geburt der kleinen Schwester und die chronifizierte Partnerproblematik zwischen den Eltern erschwerten ein konsistentes Erziehungsverhalten und den Aufbau einer warmen Beziehung. Die Aufrechterhaltung der aktuellen Verhaltensprobleme lassen sich beispielhaft für die Hausaufgabensituation wie folgt darstellen:

- S Die Mutter fordert Jan auf, die Hausaufgaben zu machen.
- O Disposition zu ADHS-Symptomen, Hausaufgaben werden als völlig aversiv erlebt (u. a. aufgrund der Rechtschreibstörung).
- R Jan beginnt zu Trödeln, wird zunehmend unruhiger, verweigert häufig, bekommt gelegentlich Wutausbrüche.

- $\not{C}^-$ Eltern geben kurzfristig nach; aversive Situation wird vermieden,
- C^- negative Interaktionen nehmen zu,
- C^- Schulleistungsdefizite (Rechtschreiben) verstärken sich.

5.6 Diagnose zum Zeitpunkt der Antragstellung

Anhand der Diagnose-Checklisten und der Ergebnisse der testpsychologischen Untersuchung werden nach ICD-10 folgende Diagnosen gestellt:
- Hyperkinetische Störung des Sozialverhaltens (F90.1),
- Vorübergehende Tic-Störung (F95.0),
- Isolierte Rechtschreibstörung (F81.1).

5.7 Therapieziele und Prognose

Störungskonzepte und Therapiemotivation: Jan meint, alle übertreiben. Er werde in der Familie, in der Schule und von Gleichaltrigen meist ungerecht behandelt. Seine Unruhe spüre er und er merke, dass die anderen in der Schule besser bei der Sache sind. Aber er könne, wenn er wolle. Er wolle bloß nicht! Hilfe vom Therapeuten brauche er eigentlich nicht. Aber er wolle ein paarmal kommen, um zu sehen, was da abläuft.

Die Mutter meint, dass sie in der Erziehung vieles falsch gemacht habe und dass die Eheprobleme eine erhebliche Belastung für Jan darstellen. Sie erwarte von der Therapie konkrete Ratschläge für den Umgang mit Jan und Hilfe, damit Jan nicht auf die Sonderschule kommt. Von Medikamenten und Diäten habe sie schon gehört. Von Medikamenten halte sie nicht viel, von Diäten mehr. Sie möchte gerne darüber Informationen haben.

Der Vater meint, dass die Mutter die Kinder nicht erziehen könne. Er denke, dass sie sich ändern müsse. Die Lehrerin solle sich etwas mehr anstrengen. Die Therapie halte er für wenig sinnvoll, habe aber nichts dagegen. Die Lehrerin erklärt sich bereit, die Therapie bis zum Schuljahresende zu unterstützen und auch Interventionen in der Schule durchzuführen. Zum Ende des Schuljahres müsse aber über die Frage der Sonderbeschulung noch einmal diskutiert werden.

Als *Therapieziele* wurde mit der Mutter und Jan sowie mit der Lehrerin (für die Schule) die Verminderung folgender Verhaltensprobleme vereinbart:

In der Familie
1. Verweigert die schriftlichen Hausaufgaben oder schimpft und mault permanent während der Hausaufgaben.
2. Bleibt bei keiner Mahlzeit bis zum Ende sitzen, trödelt und spielt mit dem Essen und ist ständig in Bewegung.
3. Traktiert seine kleine Schwester permanent; schlägt sie, beschimpft sie, nimmt ihr Spielsachen weg.
4. Akzeptiert so gut wie keine Grenzsetzungen und Verbote. Er macht dann, was er will oder er wird wütend.

In der Schule
1. Arbeitet im Unterricht nicht mit, befolgt Anweisungen nicht.
2. Ist motorisch sehr unruhig, zappelt ständig an seinem Platz.
3. Leicht ablenkbar, bringt angefangene Dinge nicht zu Ende.
4. Körperlich und verbal aggressiv gegenüber Mitschülern.

Die *Prognose* für die Behandlung ist als günstig einzuschätzen, weil sowohl die Mutter als auch die Lehrerin eine große Kooperationsbereitschaft signalisiert haben und weil die ersten Sitzungen zeigten, dass auch Jan eine Veränderung der gegenwärtigen Situation als Entlastung empfinden würde. Mit Jan konnte erfolgreich am Aufbau einer tragfähigen Beziehung gearbeitet werden.

5.8 Behandlungsplan

Folgende Behandlungsschritte sind geplant:
1. Aufklärung der Eltern und der Klassenlehrerin über das Störungsbild und Entwicklung eines gemeinsamen Bedingungsmodelles (Störungskonzeptes).
2. Festigung der therapeutischen Beziehung zu Jan durch spielerisches Angebot.
3. Aufbau eines Störungskonzeptes und einer Änderungsmotivation bei Jan durch Besprechung von Geschichten aus dem Therapieprogramm für Kinder mit hyperkinetischem und oppositionellem Problemverhalten (THOP).
4. Gemeinsame Gespräche mit den Eltern zur Thematisierung der Partnerproblematik und möglicherweise zum Aufbau einer Therapiemotivation für eine Paartherapie bei einem Paartherapeuten.
5. Aufbau von positiven Eltern-Kind-Interaktionen und damit Stärkung der positiven Eltern-Kind-Beziehung durch Therapiebausteine aus THOP (vor allem „Gemeinsame Spielzeit“).
6. Hausaufgabentraining entsprechend den Therapiebausteinen aus THOP, vor allem mit Token-System zur positiven Verstärkung von angemessenem Verhalten bei den Hausaufgaben.
7. Therapiebausteine aus THOP zum Formulieren angemessener Aufforderungen und Grenzsetzungen, zur positiven Verstärkung bei angemessenem Verhalten in diesen Situationen und zu negativen Konsequenzen.
8. Token-Systeme und Token-Entzugssysteme in der Schule zur Verminderung der ADHS-Symptome im Unterricht und des aggressiven Verhaltens gegenüber Gleichaltrigen.
9. Falls sich die ADHS-Symptomatik nicht hinreichend vermindern lässt, Stimulanzientherapie.

5.9 Therapieverlauf

Zunächst wurden Jans Eltern und seine Lehrerin eingehend über die Diagnose sowie die multifaktorielle Genese von ADHS aufgeklärt und die Untersuchungsbefunde wurden ihnen vermittelt. Der Hinweis auf die genetischen Faktoren führte zu deutlicher Entlastung bei der Mutter und der Lehrerin. Der Vater berichtete, dass er als Junge ähnliche Probleme gehabt, sie aber selbst in den Griff bekommen habe. Die Partnerproblematik konnte thematisiert werden, der Vater war jedoch nicht zur Aufnahme einer Paartherapie bereit, sondern wünschte sich zunächst weitere Gespräche im Rahmen der begleitenden Behandlung der Bezugspersonen. In weiteren fünf Gesprächen konnten wesentliche Streitpunkte thematisiert und das Kommunikationsverhalten der Eltern positiv beeinflusst werden.

Parallel dazu wurde mit Jan für einige Sitzungen alleine gearbeitet. Das spielerische Angebot nahm Jan an, und er hörte aufmerksam den Geschichten aus dem Therapieprogramm THOP über einen Jungen mit ADHS zu. Darüber konnte der Therapeut in ein Gespräch mit Jan über seine eigenen Probleme kommen und eine Änderungsmotivation aufbauen.

Dem Aufbau von positiven Eltern-Kind-Interaktionen mit Hilfe einer „Gemeinsamen Spielzeit“ stand die Mutter reserviert gegenüber. Sie ließ sich schließlich darauf ein und konnte in fünf Sitzungen zu einer spielerischen Beschäftigung mit Jan angeleitet werden. Jan nahm dieses Angebot begeistert auf. Parallel dazu wurde bereits das Hausaufgabentraining entsprechend den Therapiebausteinen aus THOP eingeführt, weil die Mutter sehr unter dieser Situation litt. Mit Hilfe eines Token-Systems konnte ein angemessenes Aufgabenverhalten aufgebaut werden. Die Therapiebausteine aus THOP zum Formulieren angemessener Aufforderungen und Grenzsetzungen, zur positiven Verstärkung bei angemessenem Verhalten in diesen Situationen und zu negativen Konsequenzen konnte die Mutter teilweise umsetzen. Die Geschwister-Rivalität verminderte sich bereits während der Einführung regelmäßiger Spielstunden mit der Mutter und Jan.

Mit der Lehrerin wurde zunächst ein Token-System erarbeitet, das Jan half, während des Unterrichtes auf seinem Platz sitzen zu bleiben und aktiv am Unterricht teilzunehmen (schriftliche Aufgaben zu beginnen und zu beenden). Die Aggressivität gegenüber Gleichaltrigen reduzierte sich im Verlauf dieser Interventionen, so dass keine spezifische Intervention notwendig wurde. Die Aufmerksamkeitsstörung und die Rechtschreibstörung waren jedoch weiterhin deutlich ausgeprägt. Zur Verminderung der Rechtschreibstörung wurde eine Nachhilfe organisiert und angeleitet.

Obwohl sich die Symptomatik im Verlauf der halbjährlichen Behandlung sowohl in der Familie als auch in der Schule deutlich vermindert hatte, wurde zur weiteren Reduktion der ADHS-Symptome eine ergänzende medikamentöse Therapie mit Stimulanzien vorgeschlagen, die nun auch von den Eltern angenommen werden konnte. Nach organischer Abklärung wurde die Wirksamkeit einer Stimulanzientherapie in Kooperation mit der Klassenlehrerin ausgetestet (2 Wochen keine Medikation, 2 Wochen morgens 5 mg, 2 Wochen morgens 10 mg). Bei Einnahme einer Tablette am Morgen wurde die Aufmerksamkeitsstörung im Unterricht deutlich geringer und auch die hyperaktive und impulsive Restsymptomatik verminderte sich. Nachmittags stabilisierte sich das Verhalten in der Familie, so dass eine erneute Gabe am Mittag nicht indiziert war. Die Tic-Symptomatik, die sich bereits im Verlaufe der verhaltenstherapeutischen Interventionen reduziert hatte, verminderte sich während der Stimulanzientherapie weiter.

5.10 Nachkontrollen

Nach 30 Sitzungen wurde die psychotherapeutische Intensivbehandlung beendet und weitere Sitzungen wurden in zunächst vierwöchigem Abstand vereinbart. Die Stimulanzientherapie wurde fortgeführt und nach neun Monaten wurde per Auslassversuch die Notwendigkeit einer Weiterführung bestätigt. Das Verhalten von Jan stabilisierte sich weiter; es gelang ihm schließlich auch, tragfähige Freundschaften zu entwickeln, und die Rechtschreibschwäche reduzierte sich schrittweise. Zu Beginn der vierten Klasse, nach insgesamt zweieinhalbjähriger Stimulanzientherapie, konnte die Medikation abgesetzt werden. Mit Unterstützung eines Token-Systems stabilisierte sich das Arbeitsverhalten im Unterricht auch nach Absetzen der Medikation. Nach dem Wechsel in die Realschule kam es erneut zu Anpassungsproblemen, die aber durch kurze psychosoziale Interventionen sowohl in der Familie als auch in der Schule behoben werden konnten.

6 Literatur

Abikoff, H. (1985). Efficacy of training interventions in hyperactive children. A critical review. The Clinical Psychological Review, 5, 479–512.

Abikoff, H. (1987). An evaluation of cognitive behavior therapy for hyperactive children. In B. B. Lahey & A. E. Kadzin (Eds.), Advances in Clinical Child Psychology, 10 (pp. 171–216). New York: Plenum.

Abikoff, H. (1991). Cognitive training in ADHD children: less to it than meets the eye. Journal of Learning Disabilities, 24, 205–209.

Abikoff, H. & Gittelmann, R. (1985). Hyperactive children treated with stimulants: Is cognitive training a useful adjunct? Archives of General Psychiatry, 42, 953–961.

Abikoff, H., Hechtman, L., Klein, R. G., Gallagher, R., Fleiss, K., Etcovitch, J., Cousins, L., Greenfield, B., Martin, D. & Pollack, S. (2004). Social functioning in children with ADHD treated with long-term methylphenidate and multimodal psychosocial treatment. Journal of the American Academy of Child and Adolescent Psychiatry, 43, 820–829.

Abikoff, H. & Klein, R. G. (1992). Attention-deficit hyperactivity and conduct disorder: comorbidity and implications for treatment. Journal of Consulting and Clinical Psychology, 60, 881–892.

Ackermann, P. T., Anhalt, J. M., Dykman, R. A. & Holcomb, P. J. (1986). Effortful processing deficits in children with reading and/or attention disorders. Brain and Cognition, 5, 22–40.

Aman, M. G., Kern, R. A., Osborne, P., Tumuluru, R., Rojahn, J. & del-Medico, V. (1997). Fenfluramine and methylphenidate in children with mental retardation and borderline IQ: clinical effects. American Journal of Mental Retardation, 101, 521–534.

Aman, M. G. & Turbott, S. H. (1991). Prediction of clinical response in children taking methylphenidate. Journal of Autism and Developmental Disorders, 21, 211–227.

American Academy of Child and Adolescent Psychiatry (1997). Practice parameters for the assessmentand treatment of children, adolescents and adults with attention-deficit/hyperactivity disorder. Journal of the American Academy of Child and Adolescent Psychiatry, 36, 85S–121S.

American Academy of Child and Adolescent Psychiatry (2007). Practice parameters for the assessment and treatment of children and adolescents with attention-deficit/hyperactivity disorder. Journal of the American Academy of Child and Adolescent Psychiatry, 46, 894–921.

American Academy of Pediatrics (1996). Committee on Children with Diabilities and Committee on Drugs. Medication for Children with Attentional Disorders. Pediatrics, 98, 301–304.

American Psychiatric Association (1994). Diagnostic and Statistical Manual of Mental Disorders DSM-IV. Washington, DC: American Psychiatric Association.

Amiri, S., Mohammadi, M. R., Mohammadi, M., Nouroozinejad, G. H., Kahbazi, M. & Akhondzadeh, S. (2008). Modafinil as a treatment for attention-deficit/hyperactivity disorder in children and adolescents: a double blind, randomized clinical trial. Progress in Neuro-Psychopharmacology and Biological Psychiatry, 32, 145–149.

Anderson, J. C., Williams, S., McGee, R. & Silva, P. A. (1987). DSM-III disorders in preadolescent children: prevalence in a large community sample. Archives of General Psychiatry, 44, 69–76.

Anesko, K. M., Schoiock, G., Ramirez, R. & Levine, F. M. (1987). The Homework Problem Checklist: assessing children's homework difficulties. Behavioral Assessment, 9, 179–185.

Arbeitsgruppe Deutsche Child Behavior Checklist (1998b). Fragebogen für Jugendliche; deutsche Bearbeitung der Youth Self-Report Form der Child Behavior Checklist (YSR). Einführung und Anleitung zur Handauswertung. 2. Auflage mit deutschen Normen, bearbeitet von M. Döpfner, J. Plück, S. Bölte, K. Lenz, P. Melchers & K. Heim. Köln: Arbeitsgruppe Kinder-, Jugend- und Familiendiagnostik (KJFD).

Arbeitsgruppe Deutsche Child Behavior Checklist. (2002a). Elternfragebogen für Klein- und Vorschulkinder (CBCL/1½-5). Köln: Arbeitsgruppe Kinder-, Jugend- und Familiendiagnostik (KJFD).

Arbeitsgruppe Deutsche Child Behavior Checklist. (2002b). Fragebogen für ErzieherInnen von Klein- und Vorschulkindern (CTRF/1½-5). Köln: Arbeitsgruppe Kinder-, Jugend- und Familiendiagnostik (KJFD).

Arbeitsgruppe Deutsche Child Behavior Checklist. (2012a). Elternfragebogen über das Verhalten von Kindern und Jugendlichen – Revision 2012; deutsche Bearbeitung der Child Behavior Checklist (CBCL/4-18-R). Köln: Arbeitsgruppe Kinder-, Jugend- und Familiendiagnostik (KJFD).

Arbeitsgruppe Deutsche Child Behavior Checklist. (2012b). Lehrerfragebogen über das Verhalten von Kindern und Jugendlichen – Revision 2012; deutsche Bearbeitung der Teacher's Report Form der Child Behavior Checklist (TRF-R). Köln: Arbeitsgruppe Kinder-, Jugend- und Familiendiagnostik (KJFD).

Arbeitsgruppe Deutsche Child Behavior Checklist. (2012c). Fragebogen für Jugendliche – Revision 2012; deutsche Bearbeitung der Youth Self-Report Form der Child Behavior Checklist (YSR-R). Köln: Arbeitsgruppe Kinder-, Jugend- und Familiendiagnostik (KJFD).

Arns, M., de Ridder, S., Strehl, U., Breteler, M. & Coenen, A. (2009). Efficacy of neurofeedback treatment in ADHD: the effects on inattention, impulsivity and hyperactivity: a meta-analysis. EEG and Clinical Neuroscience, 40, 3, 180–189.

Asherson, P., Brookes, K., Franke, B., Chen, W., Gill, M., Ebstein, R. P. et al. (2007). Confirmation that a specific haplotype of the dopamine transporter gene is associated with combined-type ADHD. The American Journal of Psychiatry, 164, 674–677.

August, G. J., Stewart, M. A. & Holmes, C. S. (1983). A four-year follow-up of hyperactive boys with and without conduct disorder. The British Journal of Psychiatry, 143, 192–198.

Banaschewski, T. (2010). Genetik. In H.-C. Steinhausen, A. Rothenberger & M. Döpfner (Hrsg.), Handbuch ADHS. Grundlagen, Klinik, Therapie und Verlauf der Aufmerksamkeitsdefizit-Hyperaktivitätsstörung (S. 113–127). Stuttgart: Kohlhammer.

Banaschewski, T., Brandeis, D., Heinrich, H., Albrecht, B., Brunner, E. & Rothenberger, A. (2003). Association of ADHD and conduct disorder-brain electrical evidence for the existence of a distinct subtype. Journal of Child Psychology and Psychiatry, 44, 356–376.

Banaschewski, T., Coghill, D., Paramala, S., Zuddas, A., Asherson, P., Buitelaar, J. et al. (2008a). Langwirksame Medikamente zur Behandlung der hyperkinetischen Störungen. Eine systematische Übersicht und europäische Behandlungsleitlinien. Teil I: Übersicht und Empfehlungen. Zeitschrift für Kinder- und Jugendpsychiatrie und Psychotherapie, 36, 81–96.

Banaschewski, T., Coghill, D., Paramala, S., Zuddas, A., Asherson, P., Buitelaar, J. et al. (2008b). Langwirksame Medikamente zur Behandlung der hyperkinetischen Störungen. Eine systematische Übersicht und europäische Behandlungsleitlinien. Teil II: Ein quantitativer Vergleich der langwirksamen Präparate. Zeitschrift für Kinder- und Jugendpsychiatrie und Psychotherapie, 36, 97–107.

Banaschewski, T., Coghill, D., Santosh, P., Zuddas, A., Asherson, P., Buitelaar, J. et al. (2006). Long-acting medications for the hyperkinetic disorders. A systematic review and European treatment guideline. European Child & Adolescent Psychiatry, 15, 476–495.

Banaschewski, T., Döpfner, M., Rothenberger, A. & Steinhausen, H.-C. (2008c). Kommentar zu den Europäischen Leitlinien zum Einsatz langwirksamer Medikamente zur Behandlung der hyperkinetischen Störungen. Zeitschrift für Kinder- und Jugendpsychiatrie und Psychotherapie, 36, 77–79.

Barkley, R. A. (1987). Defiant Children. A Clinician's Manual for Parent Training. New York: Guilford.

Barkley, R. A. (1990). Attention-Deficit Hyperactivity Disorder: A Handbook for Diagnosis and Treatment. New York: Guilford Press.

Barkley, R. A. (1991). The ecological validity of laboratory and analogue assessment methods of ADHD symptoms. Journal of Abnormal Child Psychology, 19, 726–726.

Barkley, R. A. (1997). Behavioral inhibition, sustained attention, and executive functions: Constructing a unifying theory of ADHD. Psychological Bulletin, 121, 65–94.

Barkley, R. A. (2006). Attention Deficit Hyperactivity Disorder. A Handbook for Diagnosis and Treatment. New York: Guildford Press.

Barkley, R. A., Copeland, A. & Sivage, C. (1980). A self-control classroom for hyperactive children. Journal of Autism and Developmental Disorders, 1, 75–89.

Barkley, R. A., Fischer, M., Edelbrock, C. S. & Smallish, L. (1990). The adolescent outcome of hyperactive children diagnosed by research criteria, I: an 8-year prospective follow-up study. Journal of the American Academy of Child and Adolescent Psychiatry, 29, 546–557.

Barkley, R. A., Fischer, M., Edelbrock, C. & Smallish, L. (1993).The adolescent outcome of hyperactive children diagnosed by research criteria – III. Mother-child interactions, family conflicts and maternal psychopathology. Journal of Child Psychology and Psychiatry, 32, 233–255.

Barkley, R. A., Karlsson, J., Pollard, S. & Murphy, J. V. (1985). Developmental changes in mother-child interactions of hyperactive boys: Effects of two dose levels of Ritalin. Journal of Child Psychology and Psychiatry and Allied Disciplines, 26, 705–715.

Barrickman, L., Perry, P., Allen, A., Kuperman, S., Arndt, S., Herrman, K. & Schumacher, E. (1995). Bupropion versus methylphenidate in the treatment of attention-deficit hyperactivity disorder in adults. Journal of the American Academy of Child and Adolescent Psychiatry, 34, 649–657.

Barry R. J., Clarke, A. R. & Johnstone, S. J. (2003). A review of electrophysiology in attention-deficit/hyperactivity disorder: I. Qualitative and quantitative electroencephalography. Clinical Neurophysiology, 114, 171–183.

Bateman, B., Warner, J. O., Hutchinson, E., Dean, T., Rowlandson, P., Gant, C. Grundy, J., Fitzgerald, C. & Stevenson, J. (2004). The effects of a double blind, placebo controled, artificial food colourings and benzoate preservative challenge on hyperactivity in a general population sample of preschool children. Archives of Disease in Childhood, 89, 506–511.

Becker, K., El-Faddagh, M., Schmidt, M. H. & Laucht, M. (2007). Is the serotonin transporter polymorphism (5-HTTLPR) associated with harm avoidance and internalising problems in childhood and adolescence? Journal of Neural Transmission, 114, 395–402.

Bender, B. & Milgrom, H. (1992). Theophylline-induced behavior change in children: an objective evaluation of parents' perceptions. The Journal of the American Medical Association, 267, 2621–2624.

Biederman, J., Ball, S. W., Monuteaux, M. C., Mick, E., Spencer, T. J., McCreary, M., Cote, M. & Faraone, S. V. (2008). New insights into the comorbidity between ADHD and major depression in adolescent and young adult females. Journal of the American Academy of Child and Adolescent Psychiatry, 47, 426–434.

Biederman, J., Faraone, S. V., Keenan, K., Benjamin, J., Krifcher, B., Moore, C. et al. (1992). Further evidence for family-genetic risk factors in attention deficit hyperactivity disorder: patterns of comorbidity in probands and relatives in psychiatrically and pediatrically referred samples. Archives of General Psychiatry, 49, 728–738.

Biederman, J., Faraone, S. V., Mick, E., Spencer, T., Wilens, T., Kiely, K. et al. (1995). High risk for attention deficit hyperactivity disorder among children of parents with childhood onset of the disorder: a pilot study. American Journal of Psychiatry, 152, 431–435.

Biederman, J., Faraone, S. V. & Monuteaux, M. C. (2002) Differential effect of environmental adversity by gender: Rutter's index of adversity in a group of boys and girls with and without ADHD. The American Journal of Psychiatry, 159, 1556–1562.

Biederman, J., Swanson, J. M., Wigal, S. B., Kratochvil, C. J., Boellner, S. W., Earl, C. Q., Jiang, J. & Greenhill, L. (2005). Efficacy and safety of modafinil film-coated tablets in children and adolescents with attention-deficit/hyperactivity disorder: results of a randomized, double-blind, placebo-controlled, flexible-dose study. Pediatrics. 116, 777–784.

Biederman, J., Wilens, T., Mick, E., Faraone, S. V., Weber, W., Curtis, S. et al. (1997). Is ADHD a risk factor for psychoactive substance use disorders? Findings from a four-year prospective follow-up study. Journal of the American Academy of Child and Adolescent Psychiatry, 36, 21–29.

Botting, N., Powls, A., Cooke, R. W. & Marlow, N. (1997). Attention deficit hyperactivity disorders and other psychiatric outcomes in very low birthweight children at 12 years. Journal of Child Psychology and Psychiatry, 38, 931–941.

Bowers, D. S., Clement, P. W., Fantuzzo, J. W. & Soren, D. A. (1985). Effects of teacher-administered and self-administered reinforcers on learning disabled children. Behavior Therapy, 16, 357–369.

Braun, K., Lange, E., Metzger, M. & Poeggel, G. (2000). Maternal separation followed by early social deprivation affects the development of monoaminergic fiber systems in the medial prefrontal cortex of Octodon degus. Neuroscience, 95, 309–318.

Breuer, D. & Döpfner, M. (1997). Die Erfassung von problematischen Situationen in der Familie. Praxis der Kinderpsychologie und Kinderpsychiatrie, 46, 583–596.

Breuer, D. & Döpfner, M. (2006). Aufmerksamkeitsdefizit-/Hyperaktivitätsstörungen bei Drei- bis Sechsjährigen in der ärztlichen Praxis – eine bundesweite Befragung. Zeitschrift für Kinder- und Jugendpsychiatrie und Psychotherapie, 34, 357–365.

Breuer, D., Wolff Metternich, T. & Döpfner, M. (2009). Die Erfassung von Merkmalen von Aufmerksamkeitsdefizit/Hyperaktivitätsstörungen (ADHS) anhand von Lehrerurteilen. Zur Validität und Reliabilität des FBB-HKS. Zeitschrift für Kinder- und Jugendpsychiatrie und Psychotherapie, 37, 431–440.

Brookes, K. J., Mill, J., Guindalini, C., Curran, S., Xu, X., Knight, J. et al. (2006a). A common haplotype of the dopamine transporter gene associated with attention-deficit/hyperactivity disorder and interacting with maternal use of alcohol during pregnancy. Archives of General Psychiatry, 63, 74–81.

Brookes, K. J., Xu, X., Chen, W., Zhou, K., Neale, B., Lowe, N. et al. (2006b). The analysis of 51 genes in DSM-IV combined type attention deficit hyperactivity disorder: association signals in DRD4, DAT1 and 16 other genes. Molecular Psychiatry, 11, 934–953.

Bundesärztekammer (Hrsg.). (2007). Aufmerksamkeitsdefizit-/Hyperaktivitätsstörung (ADHS). Stellungnahme herausgegeben vom Vorstand der Bundesärztekammer auf Empfehlung des Wissenschaftlichen Beirats. Köln: Deutscher Ärzte-Verlag.

Burd, L., Kerbeshian, J. & Fisher, W. (1987). Does the use of phenobarbital as an anticonvulsant permanently exacerbate hyperactivity? Canadian Journal of Psychiatry 32, 10–13.

Cameron, M. E. & Robinson, V. M. J. (1980). Effects of cognitive training on academic and on-task-behavior of hyperactive children. Journal of Abnormal Child Psychology, 8, 405–420.

Campbell, S. B. (1987). Parent-referred problem three-year-olds: developmental changes in symptoms. Journal of Child Psychology and Psychiatry, 28, 835–845.

Campbell, S. B. (1990). Behavior problems in preschool children. New York: Guilford.

Campbell, S. B., Breaux, A. M., Ewing, L. J. & Szumowski, E. K. (1986). Correlates and predictors of hyperactivity and aggression: a longitudinal study of parent-referred problem preschoolers. Journal of Abnormal Child Psychology, 14, 217–234.

Carter, C. M., Urbanowicz, M., Hemsley, R., Mantilla, L., Strobel, S., Graham, P. J. & Taylor, E. (1993). Effects of a few food diet in attention deficit disorder. Archives of Disorders in Childhood, 69, 564–568.

Castellanos, F. X., Giedd, J. N., Elia, J., Marsh, W. L., Ritchie, G. F., Hamburger, S. D. & Rapoport, J. L. (1997). Controlled stimulant treatment of ADHD and comorbid Tourette's syndrome: effects of stimulant and dose. Journal of the American Academy of Child and Adolescent Psychiatry, 36, 589–596.

Castellanos, F. X., Lee, P. P., Sharp, W., Jeffries, N. O., Greenstein, D. K., Clasen, L. S. et al. (2002). Developmental trajectories of brain volume abnormalities in children and adolescents with attention-deficit/hyperactivity disorder. The Journal of the American Medical Association, 9, 288, 1740–1748.

Cohen, M. L., Kelly, P. C. & Atkinson, A. W. (1989). Parent, teacher, child: a trilateral approach to attention deficit disorder. American Journal of Diseases in Children, 143, 1229–1233.

Cohen, N. J., Sullivan, J., Minde, K., Novack, C. & Helwig, C. (1981). Evaluation of the relative effectiveness of methylphenidate and cognitive behavior modification in the treatment of kindergarten-aged hyperactive children. Journal of Abnormal Child Psychology, 9, 43–54.

Comings, D. E. (1990).Tourette syndrome and human behavior. Duarte, CA, Hope Press.

Conners, C. K., Casat, C. D., Gualtieri, C. T., Weller, E., Reader, M., Reiss, A. et al. (1996). Bupropion hydrochloride in attention deficit disorder with hyperactivity. Journal of the American Academy of Child and Adolescent Psychiatry, 35, 1314–1321.

Conners, C. K., Epstein, J. N., March, J. S., Angold, A., Wells, K. C., Klaric, J. et al. (2001). Multimodal treatment of ADHD in the MTA: an alternative outcome analysis. Journal of the American Academy of Child and Adolescent Psychiatry, 40, 159–167.

Conners, C. K., Wells, K. C. & Erhardt, D. (1994). Multimodality therapies: methodologic issues in research and practice. Child and Adolescent Psychiatric Clinic in North America, 3, 361–377.

Creer, L. T. & Gustafson, K. E. (1989). Psychological problems associated with drug therapy in childhood asthma. Journal of Pediatrics, 115, 850–855.

Cruikshank, B. M., Eliason, M. & Merrifield, B. (1988). Long-term sequelae of water near-drowning. Journal of Pediatric Psychology, 13, 379–388.

Cyr, M. & Brown, C. S. (1998). Current drug therapy recommendations for the treatment of attention deficit hyperactivity disorder. Drugs, 56, 215–223.

Danforth, J. S., Barkley, R. A. & Stokes, T. F. (1991). Observations of parent-child interactions with hyperactive children: research and clinical implications. Clinical Psychology Review, 11, 707–727.

Deutsche Gesellschaft für Kinder- und Jugendpsychiatrie, Psychosomatik und Psychotherapie, Bundesarbeitsgemeinschaft Leitender Klinikärzte für Kinder- und Jugendpsychiatrie, Psychosomatik und Psychotherapie & Berufsverband der Ärzte für Kinder- und Jugendpsychiatrie, Psychosomatik und Psychotherapie (Hrsg.). (2007). Leitlinien zur Diagnostik und Therapie von psychischen Störungen im Säuglings-, Kindes- und Jugendalter (3., überarb. und erw. Aufl.). Köln: Deutscher Ärzte-Verlag.

Diamond, I. R., Tannock, R. & Schachar, R. J. (1999). Response to methylphenidate in children with ADHD and comorbid anxiety. Journal of the American Academy of Child and Adolescent Psychiatry 38, 402–409.

Dickstein, S. G., Bannon, K., Castellanos, F. X. & Milham M. P. (2006). The neural correlates of attention deficit hyperactivity disorder: an ALE meta-analysis. Journal of Child Psychology & Psychiatry, 47, 1051–1062.

Dilling, H., Mombour, W. & Schmidt, M. H. (Hrsg.). (2009). Internationale Klassifikation psychischer Störungen ICD-10 Kapitel V (F). Klinisch-diagnostische Leitlinien (7. Aufl.). Bern: Huber.

Dilling, H., Mombour, W., Schmidt, M. H. & Schulte-Markwort, E. (Hrsg.). (2011). Internationale Klassifikation psychischer Störungen. ICD-10 Kapitel V (F). Diagnostische Kriterien für Forschung und Praxis (5. Aufl.). Bern: Huber.

Döpfner, M., Banaschewski, T., Schmidt, J., Uebel, H., Schmeck, K., Gerber, W. D. et al. (2003). Langzeitwirksames Methylphenidat bei Kindern mit Aufmerksamkeitsdefizit-Hyperaktivitätsstörungen – Eine multizentrische Studie. Nervenheilkunde, 22, 85–92.

Döpfner, M., Banaschewski, T. & Sonuga-Barke, E. J. S. (2008c). Aufmerksamkeitsdefizit-/Hyperaktivitätsstörung (ADHS). In F. Petermann (Hrsg.), Lehrbuch der Klinischen Kinderpsychologie (6. Aufl., S. 257–276). Göttingen: Hogrefe.

Döpfner, M., Berner, W., Flechtner, H., Lehmkuhl, G. & Steinhausen, H.-C. (1998). Psychopatho-logisches Befund-System für Kinder und Jugendliche (CASCAP-D): Befundbogen, Glossar und Explorationsleitfaden. Göttingen: Hogrefe.

Döpfner, M., Berner, W., Fleischmann, T. & Schmidt, M. H. (1993). Verhaltensbeurteilungsbogen für Vorschulkinder (VBV). Weinheim: Beltz.

Döpfner, M., Berner, W. & Schmidt, M. H. (1989). Effekte einer teilstationären Behandlung verhaltensauffälliger und entwicklungsrückständiger Vorschulkinder. Zeitschrift für Kinder- und Jugendpsychiatrie, 17, 131–139.

Döpfner, M., Breuer, D., Ose, C. & Fischer, R. (2011a). Methylphenidat mit modifizierter Freisetzung in der Routineversorgung – Wirksamkeit und Verträglichkeit bei Kindern und Jugendlichen mit ADHS. Monatsschrift für Kinderheilkunde, 159, 1119–1125.

Döpfner, M., Breuer, D., Schürmann, S., Wolff Metternich, T., Rademacher, C. & Lehmkuhl, G. (2004a). Effectiveness of an adaptive multimodal treatment in children with Attention Deficit Hyperactivity Disorder – global outcome. European Child & Adolescent Psychiatry, 13, I/117–I/129.

Döpfner, M., Breuer, D., Wille, N., Erhart, M., Ravens-Sieberer, U. & Bella Study Group. (2008a). How often do children meet ICD-10/DSM-IV criteria of attention deficit-/hyperactivity disorder and hyperkinetic disorder? Parent based prevalence rates in a national sample – results of the BELLA study. European Child and Adolescent Psychiatry, 17, 59–70.

Döpfner, M., Frölich, J. & Lehmkuhl, G. (2007a). Ouvrage spécialisé – Trouble du déficit d'attention et/ou hyperactivité TDA/H. Göttingen: Hogrefe.

Döpfner, M., Frölich, J. & Wolff Metternich, T. (2007b). Ratgeber ADHS: Informationen für Betroffene, Eltern, Lehrer und Erzieher zu Aufmerksamkeitsdefizit-/Hyperaktivitätsstörungen (2. Aufl.). Göttingen: Hogrefe.

Döpfner, M., Gerber, W. D., Banaschewski, T., Breuer, D., Freisleder, F. J., Gerber-von Muller, G. et al. (2004b). Comparative efficacy of once-a-day extended-release methylphenidate, two-times-daily immediate-release methylphenidate, and placebo in a laboratory school setting. European Child and Adolescent Psychiatry, 13, I93–101.

Döpfner, M., Görtz-Dorten, A., Breuer, D. & Rothenberger, A. (2011b). An observational study of once-daily modified-release methylphenidate in ADHD: effectiveness on symptoms and impairment, and safety. European Child and Adolescent Psychiatry, 20 (Suppl. 2), S243–S255.

Döpfner, M., Görtz-Dorten, A. & Lehmkuhl, G. (2008b). Diagnostik-System für psychische Störungen nach ICD-10 und DSM-IV für Kinder- und Jugendliche (DISYPS-II). Bern: Huber.

Döpfner, M., Lehmkuhl, G., Schepker, R. & Frölich, J. (2007c). Hyperkinetische Störungen (F90). In Deutsche Gesellschaft für Kinder- und Jugendpsychiatrie Psychosomatik und Psychotherapie, Bundesarbeitsgemeinschaft Leitender Klinikärzte für Kinder- und Jugendpsychiatrie Psychosomatik und Psychotherapie & Berufsverband der Ärzte für Kinder- und Jugendpsychiatrie Psychosomatik und Psychotherapie (Hrsg.), Leitlinien zur Diagnostik und Therapie von psychischen Störungen im Säuglings-, Kindes- und Jugendalter (3., überarb. und erw. Aufl., S. 239–254). Köln: Deutscher Ärzte-Verlag.

Döpfner, M., Lehmkuhl, G. & Steinhausen, H. C. (2006). Kinder-Diagnostik-System (KIDS), Band 1: Aufmerksamkeitsdefizit- und Hyperaktivitätsstörungen (ADHS). Göttingen: Hogrefe.

Döpfner, M., Ose, C., Fischer, R., Ammer, R. & Scherag, A. (2011c). Comparison of the efficacy of two different modified release methylphenidate preparations for children and adolescents with ADHD in a natural setting: CoMeCo – a randomised controlled, double-blind multicentre clinical cross-over trial. Journal of Child and Adolescent Psychopharmacology, 21, 1–10.

Döpfner, M. & Petermann, F. (2008). Diagnostik psychischer Störungen im Kindes- und Jugendalter. Leitfaden Kinder- und Jugendpsychotherapie, Band 2 (2., überarb. Aufl.). Göttingen: Hogrefe.

Döpfner, M., Plück, J. & Kinnen, C. für die Arbeitsgruppe Deutsche Child Behavior Checklist. (2012a). CBCL Handbuch-Schulalter. Manual zum Elternfragebogen über das Verhalten von Kindern und Jugendlichen (CBCL 4-18), zum Lehrerfragebogen über das Verhalten von Kindern und Jugendlichen (TRF) und zum Fragebogen für Jugendliche (YSR). Göttingen: Hogrefe.

Döpfner, M., Roessner, V., Woitecki, K. & Rothenberger, A. (2010a). Tic-Störungen. (Leitfaden Kinder- und Jugendpsychotherapie, Band 13). Göttingen: Hogrefe.

Döpfner, M., Rothenberger, A. & Steinhausen, H.-C. (2010b). Integrative Modelle. In H.-C. Steinhausen, A. Rothenberger & M. Döpfner (Hrsg.), Handbuch ADHS. Grundlagen, Klinik, Therapie und Verlauf der Aufmerksamkeitsdefizit-Hyperaktivitätsstörung (S. 145–151). Stuttgart: Kohlhammer.

Döpfner, M. & Sattel, H. (1992) Verhaltenstherapeutische Interventionen bei hyperkinetischen Störungen im Vorschulalter. Zeitschrift für Kinder- und Jugendpsychiatrie, 19, 254–262.

Döpfner, M., Schürmann, S. & Frölich, J. (2007d). Therapieprogramm für Kinder mit hyperkinetischem und oppositionellem Problemverhalten (THOP) (4. Aufl.). Weinheim: Beltz, PVU.

Döpfner, M., Schürmann, S. & Lehmkuhl, G. (2011d). Wackelpeter und Trotzkopf. Hilfen für Eltern bei ADHS-Symptomen, hyperkinetischem und oppositionellem Verhalten (4., überarb. Aufl.). Weinheim: Beltz, PVU.

Döpfner, M. & Steinhausen, H.-C. (2010). Psychosoziale Faktoren. In H.-C. Steinhausen, A. Rothenberger & M. Döpfner (Hrsg.), Handbuch ADHS. Grundlagen, Klinik, Therapie und Verlauf der Aufmerksamkeitsdefizit-Hyperaktivitätsstörung (S. 134–145). Stuttgart: Kohlhammer.

Döpfner, M. & Steinhausen, H.-C. (2012). KIDS 3 – Störungsübergreifende Verfahren zur Diagnostik psychischer Störungen im Kindes- und Jugendalter (Kinder-Diagnostik-System, Band 3). Göttingen: Hogrefe.

Döpfner, M., Wolff Metternich, T., Schürmann, S., Rademacher, C., Breuer, D. & Lehmkuhl, G. (2013a). Follow up of an adaptive multimodal treatment in children with attention deficit hyperactivity disorder (submitted for publication).

Döpfner, M., Wolff Metternich, T., Schürmann, S., Rademacher, C., Breuer, D. & Lehmkuhl, G. (2013b). 8 year follow-up of an adaptive multimodal treatment in children with attention deficit hyperactivity disorder (submitted for publication).

Döpfner, M., Plück, J. & Kinnen, C. (2013c). CBCL-Handbuch Schulalter. Manual zum Elternfragebogen über das Verhalten von Kindern und Jugendlichen (CBCL/6-18R), zum Lehrerfragebogen über das Verhalten von Kindern und Jugendlichen (TRF/6-18R) und zum Fragebogen für Jugendliche (YSR/11-18R). Göttingen: Hogrefe.

Dougherty, D. D., Bonab, A. A. & Spencer, T. J. (1999). Dopamine transporter density in patients with attention deficit hyperactivity disorder. Lancet, 354, 2132–2133.

Douglas, V. (1975). Are drugs enough? To treat or train the hyperactive child. International Journal of Mental Health, 4, 199–212.

DuPaul, G. J., McGoey, K. E., Eckert, T. L. & VanBrakle, J. (2001). Preschool children with attention-deficit/hyperactivity disorder: impairments in behavioral, social, and school functioning. Journal of the American Academy of Child and Adolescent Psychiatry, 40, 508–515.

Earls, F. & Jung, K. G. (1987). Temperament and home environment characteristics as causal factors in the early development of childhood psychopathology. Journal of the American Academy of Childand Adolescent Psychiatry, 26, 491–498.

Egger, J. (2000). Möglichkeiten von Diätbehandlungen bei hyperkinetischen Störungen. In Steinhausen, H.-C. (Hrsg.), Hyperkinetische Störungen bei Kindern, Jugendlichen und Erwachsenen. Stuttgart: Kolhammer.

Egger, J., Carter, C. M., Graham, P. J., Gumley, D. & Soothill, J. F. (1985). Controlled trial of oligoantigenic treatment in the hyperkinetic syndrome. Lancet, 1, 940–955.

Elia, J., Borcherding, B. G., Rapoport, J. L. & Keysor, C. S. (1991). Methylphenidate and dextro-amphetamine treatments of hyperactivity: are there true nonresponders? Psychiatry Research, 36, 141–155.

Erhart, M., Döpfner, M., Ravens-Sieberer, U. & Bella Study Group. (2008). Psychometric properties of two ADHD questionnaires: comparing the Conners' scale and the FBB-HKS in the general population of German children and adolescents – results of the BELLA study. European Child and Adolescent Psychiatry, 17, 106–115.

Esser, G. & Schmidt, M. H. (1987). MCD – Leerformel oder Syndrom? Stuttgart: Enke.

Faraone, S. V. (2010). Understanding the effect size of lisdexamfetamine dimesylate for treating ADHD in children and adults. Journal of Attention Disorders. doi: 10.1177/1087054710379738.

Faraone, S. V., Biederman, J., Spencer, T. J. & Aleardi, M. (2006). Comparing the efficacy of medications for ADHD using meta-analysis. Medscape General Medicine, 8, 4–10.

Faraone, S. V. & Buitelaar, J. (2009). Comparing the efficacy of stimulants for ADHD in children and adolescents using meta-analysis. European Child & Adolescent Psychiatry, 8 (4), 4.

Fayyad, J., De Graaf, R., Kessler, R., Alonso, J., Angermeyer, M., Demyttenaere, K. et al. (2007). Cross-national prevalence and correlates of adult attention-deficit hyperactivity disorder. The British Journal of Psychiatry, 190, 402–409.

FDA U. S. Food and Drug Administration (2007). Drugs. Postmarketing Reviews Vol. 1, Number 1. Zugriff am 10. 10. 2011 unter http://www. fda. gov/Drugs/drugsSafety/DrugSafetyNewsletter/ucm115974.htm.

Findling, R. L., Childress, A. C., Cutler, A. J., Gasior, M., Hamdani, M., Ferreira-Cornwell, M. C. & Squires, L. (2011). Efficacy and safety of lisdexamfetamine dimesylate in adolescents with attention-deficit/hyperactivity disorder. Journal of the American Academy of Child and Adolescent Psychiatry, 50, 395–405.

Firestone, P., Kelly, M. J., Goodman, J. T. & Davey, J. (1981). Differential effects of parent training and stimulant medication with hyperactives. Journal of the American Academy of Child Psychiatry, 20, 135–147.

Fischer, M., Barkley, R. A., Edelbrock, C. S. & Smallish, L. (1990). The adolescent outcome of hyperactive children diagnosed by research criteria: II. academic, attentional, and neuropsychological status. Journal of Consulting and Clinical Psychology, 58, 580–588.

Fischer, M., Barkley, R. A., Fletcher, K. E. & Smallish, L. (1993). The adolescent outcome of hyperactive children: III. predictors of psychiatric, academic, social, and emotional adjustment. Journal of the American Academy of Child and Adolescent Psychiatry, 32, 324–332.

Fischer, M. & Newby, R. F. (1991). Assessment of stimulant response in ADHD children using a refined multimethod clinical protocol. Journal of Clinical Child Psychology, 20, 232–244.

Frei, H., Everts, R., von Ammon, K., Kaufmann, F., Walther, D., Hsu-Schmitz, S. et al. (2005). Homeopathic treatment of children with attention deficit hyperactivity disorder: a randomised, double blind, placebo controlled crossover trial. European Journal of Pediatrics, 164, 758–767.

Friedling, C. & O'Leary, S. (1979). Effects of self-instructional training on second and third-grade hyperactive children: a failure to replicate. Journal of Applied Behavior Analysis, 12, 211–219.

Frölich, J. (1993). Möglichkeiten des pädagogischen Umgangs mit hyperkinetischen Kindern mit Störungen des Sozialverhaltens im Alter von 6–12 Jahren. Dissertation, Universität Bonn.

Frölich, J., Banaschewski, T., Spanagel, R., Döpfner, M. & Lehmkuhl, G. (2012). Die medikamentöse Behandlung der Aufmerksamkeitsdefizit-Hyperaktivitätsstörung im Kindes- und Jugendalter mit Amphetaminpräparaten. Zeitschrift für Kinder- und Jugendpsychiatrie und Psychotherapie, 40, 287–300.

Frölich, J. & Döpfner, M. (2008). Die Behandlung von Aufmerksamkeitsdefizit-/Hyperaktivitätsstörungen mit mehrfach ungesättigten Fettsäuren – eine wirksame Behandlungsalternative? Zeitschrift für Kinder- und Jugendpsychiatrie und Psychotherapie, 36, 109–116.

Frölich, J., Döpfner, M., Berner, W. & Lehmkuhl, G. (2002). Behandlungseffekte kombinierter kognitiver Verhaltenstherapie mit Elterntraining bei hyperkinetischen Kindern. Praxis der Kinderpsychologie und Kinderpsychiatrie, 51, 476–493.

Gillberg, C. & Kadesjö, B. (2009). ADHD with developmental coordination disorder. In T. E. Brown (Ed.), ADHD Comorbidities. Handbook for ADHD Complications in Children and Adults (pp. 305–314). Washington: American Psychiatric Publishing.

Gillberg, C., Melander, H., von Knorring, A. L., Janols, L. O., Thernlund, G., Hagglof, B. et al. (1997). Long-term stimulant treatment of children with attention-deficit hyperactivity disorder symptoms: a randomized, double blind, placebo-controlled trial. Archives of General Psychiatry, 54, 857–864.

Gittelman, R., Mannuzza, S., Henker, R. & Bonagura, N. (1985). Hyperactive boys almost grown up: I. psychiatric status. Archives of General Psychiatry, 42, 937–947.

Görtz-Dorten, A., Breuer, D., Hautmann, C., Rothenberger, A. & Döpfner, M. (2011). What contributes to patient and parent satisfaction with medication in the treatment of children with ADHD? A report on the development of a new rating scale. European Child and Adolescent Psychiatry, 20 (Suppl. 2), S297–S307.

Görtz-Dorten, A. & Döpfner, M. (2008). Diagnose-Checklisten aus dem Diagnostik-System für Psychische Störungen im Kindes- und Jugendalter (DISYPS-II) – Gütekriterien und klinische Anwendung. Klinische Diagnostik und Evaluation, 1, 378–394.

Görtz-Dorten, A. & Döpfner, M. (2009). Aufmerksamkeitsdefizit-/Hyperaktivitätsstörungen von Kindern und Jugendlichen im Elternurteil – eine Analyse an einer Feldstichprobe mit dem Diagnostik-System DISYPS-II. Zeitschrift für Kinder- und Jugendpsychiatrie und Psychotherapie, 37, 183–194.

Graham, J., Banaschewski, T., Buitelaar, J., Coghill, D., Danckaerts, M., Dittmann, R. W. et al. (2011). European guidelines on managing adverse effects of medication for ADHD. European Child and Adolescent Psychiatry, 20, 17–37.

Greenhill, L. L., Biederman, J., Boellner, S. W., Rugino, T. A., Sangal, R. B. Earl, C. Q. et al. (2006). A randomized, double-blind, placebo-controlled study of modafinil film-coated tablets in children and adolescents with attention-deficcit/hyperactivity disorder. Journal of the American Academy of Child and Adolescent Psychiatry, 45, 503–511.

Gross-Tsur, V., Manor, O., Van der Meere, J., Joseph, A. & Shalev, R. S. (1997). Epilepsy and attention deficit hyperactivity disorder: Is methylphenidate safe and effective? Journal of Pediactrics, 130, 670–674.

Grosse, K. P. & Skrodzki, K. (2007). Leitlinie der Arbeitsgemmeinschaft ADHS der Kinder- und Jugendärzte e. V. ADHS bei Kindern und Jugendlichen (Aufmerksamkeits-Defizit-Hyperaktivitäts-Störung (aktualisierte Fassung). Zugriff am 12. 09. 2011 unter http://www.dgspj.de/media/lladhs.pdf.

Gucuyener, K., Erdemoglu, A. K., Senol, S., Serdaroglu, A., Soysal, S. & Kockar, A. I. (2003). Use of methylphenidate for attention-deficit hyperactivity disorder in patients with epilepsy or electroencephalographic abnormalities. Journal of Child Neurology, 18, 109–112.

Hanisch, C., Freund-Braier, I., Hautmann, C., Jänen, N., Plück, J., Brix, G., Eichelberger, I. & Döpfner, M. (2010a). Detecting effects of the indicated Prevention programme for Externalizing Problem behaviour (PEP) on child symptoms, parenting, and parental quality of life in a randomised controlled trial. Behavioural and Cognitive Psychotherapy, 38, 95–112.

Hanisch, C., Hautmann, C., Eichelberger, I., Plück, J. & Döpfner, M. (2010b). Die klinische Signifikanz des Präventionsprogramms für Expansives Problemverhalten (PEP) im Langzeitverlauf. Verhaltenstherapie, 20, 265–274. doi: 10.1159/000322044.

Hanisch, C., Plück, J., Meyer, N., Brix, G., Freund-Braier, I., Hautmann, C. & Döpfner, M. (2006). Kurzzeiteffekte des indizierten Präventionsprogramms für Expansives Problemverhalten (PEP) auf das elterliche Erziehungsverhalten und auf das kindliche Problemverhalten. Zeitschrift für Klinische Psychologie und Psychotherapie, 35, 117–126.

Harris, K. R. (1986). Self-monitoring of attentional behavior versus self-monitoring of productivity: effects on task-behavior and academic response rate among learning disabled children. Journal of Abnormal Child Psychology, 13, 417–423.

Hautmann, C., Eichelberger, I., Hanisch, C., Plück, J., Walter, D. & Döpfner, M. (2010). The severely impaired do profit most: short-term and long-term predictors of therapeutic change for a parent management training under routine care conditions for children with externalizing problem behavior. European Child and Adolescent Psychiatry, 19, 419–430.

Hautmann, C., Hanisch, C., Mayer, I., Plück, J. & Döpfner, M. (2008). Effectiveness of the Prevention Program for Externalizing Problem Behaviour (PEP) in children with symptoms of attention-deficit/hyperactivity disorder and oppositional defiant disorder – generalization to the real world. Journal of Neural Transmission, 115, 363–370.

Hautmann, C., Hanisch, C., Mayer, I., Plück, J., Walter, D. & Döpfner, M. (2009a). Does parent management training for children with externalizing problem behavior in routine care result in clinically significant changes? Psychotherapy Research, 19, 224–233.

Hautmann, C., Hoijtink, H., Eichelberger, I., Hanisch, C., Plück, J., Walter, D. & Döpfner, M. (2009b). One-year follow-up of a parent management training for children with externalizing behavior problems in the real world. Behavioural and Cognitive Psychotherapy, 29, 379–396.

Hautmann, C., Stein, P., Eichelberger, I., Hanisch, C., Plück, J., Walter, D. & Döpfner, M. (2011). The severely impaired do profit most: differential effectiveness of a parent management training for children with externalizing behavior problems in a natural setting. Journal of Child and Family Studies, 20, 424–435.

Hawi, Z., Segurado, R., Conroy, J., Sheehan, K., Lowe, N., Kirley, A. et al. (2005). Preferential transmission of paternal alleles at risk genes in attention-deficit/hyperactivity disorder. The American Journal of Human Genetics, 77, 958–965.

Hechtman, L., Abikoff, H., Klein, R. G., Greenfield, B., Etcovitch, J., Cousins, L. et al. (2004b). Children with ADHD treated with long-term methylphenidate and multimodal psychosocial treatment: impact on parental practices. Journal of the American Academy of Child and Adolescent Psychiatry, 43, 830–838.

Hechtman, L., Abikoff, H., Klein, R. G., Weiss, G., Respitz, C., Kouri, J. et al. (2004a). Academic achievement and emotional status of children with ADHD treated with long-term methylphenidate and multimodal psychosocial treatment. Journal of the American Academy of Child and Adolescent Psychiatry, 43, 812–819.

Heinrich, H., Gevensleben, H., Freisleder, F. J., Moll, G. H. & Rothenberger, A (2004). Training of slow cortical potentials in attention-deficit/hyperactivity disorder: evidence for positive behavioral and neurophysiological effects. Biological Psychiatry, 55, 772–775.

Hess, E. J., Collins, K. A. & Wilson, M. C. (1996). Mouse model of hyperkinesis implicates SNAP-25, in behavioural regulation. Journal of Neuroscience, 16, 3104–3111.

Hinshaw, W., Henker, B. & Whalen, C. (1984a). Cognitive behavioural interventions for hyperactive boys: comparative and combined effects. Journal of Consulting and Clinical Psychology, 52, 739–749.

Hinshaw, W., Henker, B. & Whalen, C. (1984b). Self-control in hyperactive boys in anger-inducing situations: effects of cognitive behavioural training and of methylphenidate. Journal of Abnormal Child Psychology, 12, 55–77.

Holtmann, M., Grasmann, D., Cionek-Szpak, E., Hager, V., Panzner, N., Beyer, A., Poustka, F. & Stadler, C. (2009). Spezifische Wirksamkeit von Neurofeedback auf die Impulsivität bei ADHS. Kindheit und Entwicklung, 18, 95–104.

Holtmann, M. & Stadler, Ch. (2006). Electroencephalographic biofeedback for the treatment of attention-deficit hyperactivity disorder in childhood and adolescence. Expert Review of Neurotherapeutrics, 6, 533–540.

Horn, W. F., Ialongo, N. S., Pascoe, J. M., Greenberg, G., Packard, T., Lopez, M., Wagner, A. & Puttler, L. (1991). Additive effects of psychostimulants, parent training, and self-control therapy with ADHD Children. Journal of the American Academy of Child and Adolescent Psychiatry, 30, 233–240.

Huppert, R. & Kienzle, N. (2010). Schizophrenie (Leitfaden Kinder- und Jugendpsychotherapie, Band 14). Göttingen: Hogrefe.

Huss, M. & Lehmkuhl, U. (2002). Methylphenidate and substance abuse: a review of pharmacology, animal, and clinical studies. Journal of Attention Disorders, 6, 65–71.

Ialongo, N. S., Horn, W. F., Pascoe, J. M., Greenberg, G., Packard, T., Lopez, M., Wagner, A. & Puttler, L. (1993). The effects of a multimodal intervention with attention – deficit hyperactivity disorder children: a 9-month follow-up. Journal of the American Academy of Child and Adolescent Psychiatry 32, 182–189.

Jacobs, C. & Petermann, F. (2007). Aufmerksamkeitsstörungen bei Kindern – Langzeiteffekte des neuropsychologischen Gruppenprogrammes. Kindheit und Entwicklung, 16, 40–49.

Jacobs, C. & Petermann, F. (2008). Training für Kinder mit Aufmerksamkeitsstörungen. Das neuropsychologische Gruppenprogramm ATTENTIONER (2. Aufl.). Göttingen: Hogrefe.

Jacobs, J., Williams, A. L., Girard, C., Njike, V. Y. & Katz, D. (2005). Homeopathy for attention-defi cit/hyperactivity disorder: a pilot randomized-controlled trial. Journal of Alternative and Complementary Medicine, 11, 799–806.

Jensen, P. S., Arnold, L. E., Swanson, J. M., Vitiello, B., Abikoff, H. B., Greenhill, L. L. et al. (2007). 3-year follow-up of the NIMH MTA Study. Journal of the American Academy of Child and Adolescent Psychiatry, 46, 989–1002.

Jensen, P. S., Hinshaw, S. P., Kraemer, H. C., Lenora, N., Newcorn, J. H., Abikoff, H. B. et al. (2001). ADHD comorbidity findings from the MTA study: comparing comorbid subgroups. Journal of the American Academy of Child and Adolescent Psychiatry, 40, 147–158.

Jensen, P. S., Martin, D. & Cantwell, D. P. (1997). Comorbidity in ADHD: Implications for research, practice, and DSM-V. Journal of the American Academy of Child and Adolescent Psychiatry 36, 1065–1079.

Johnson, M., Östlund, S., Fransson, G., Kadesjö, B. & Gillberg, C. (2009). Omega-3/omega-6 fatty acids for attention deficit hyperactivity disorder: a randomized placebo-controlled trial in children and adolescents. Journal of Attention Disorders, 12, 394–401.

Johnston, C. (1996). Parent characteristics and parent-child interactions in families of nonproblem children and ADHD children with higher and lower levels of oppositional-defiant behavior. Journal of Abnormal Child Psychology, 24, 85–104.

Kent, J. D., Blader, J. C., Koplewicz, H. S., Abikoff, H. & Foley, C. A. (1995). Effects of late-afternoon methylphenidate administration on behavior and sleep in attention-deficit hyperactivity disorder. Pediatrics, 96, 320–325.

Keown, L. J. & Woodward, L. J. (2002) Early parent-child relations and family functioning of preschool boys with pervasive hyperactivity. Journal of Abnormal Child Psychology, 30, 541–553.

Kessler, R. C., Adler, L., Barkley, R., Biederman, J., Keith Conners, C. K., Demler, O. et al. (2006). The prevalence and correlates of adult ADHD in the United States: results from the National Comorbidity Survey Replication. The American Journal of Psychiatry, 163, 716–723.

Kierfeld, F. & Döpfner, M. (2006). Bibliotherapie als Behandlungsmöglichkeit bei Kindern mit externalen Verhaltensstörungen. Zeitschrift für Kinder- und Jugendpsychiatrie und Psychotherapie, 34, 377–386.

Kierfeld, F., Hanisch, C. & Döpfner, M. (2013). Bibliotherapy: Efficacy of a self help program for parents of hard to manage preschool children: a randomized control group trial. Submitted for publication.

Knye, K., Roth, N., Westhus, M. & Heine, A. (2003). Continuous Performance Test (CPT). Göttingen: Hogrefe.

Kolko, D., Bukstein, O. & Barron, J. (1999). Methyiphenidate and behavior modification in children with ADHD and comorbid ODD or CD: main and incremental effects across settings. Journal of the American Academy of Child and Adolescent Psychiatry, 38, 578–586.

Kovacs, M., Akiskal, H. S., Gatsonis, C. & Parrone, P. L. (1994). Childhood-onset dysthymic disorder: clinical features and prospective naturalistic outcome. Archives of General Psychiatry, 51, 365–374.

Kratochvil, C. J, Newcorn, J., Gao, H. & Michelson, D. (2003). Atomoxetine for comorbid ADHD and affective symptoms. Poster American Academy of Child and Adolescent Psychiatry (AACAP), Miami, Abstractband: 160.

Krause, J. & Krause, K.-H. (2009). ADHS im Erwachsenenalter. Die Aufmerksamkeitsdefizit-/Hyperaktivitätsstörung bei Erwachsenen. Stuttgart: Schattauer.

Krause, K.-H., Dressel, S. H., Krause, J., Kung, H. F. & Tatsch, K. (2000). Increased striatal dopamine transporter in adult patients with attention deficit hyperactivity disorder. Effects of methylphenidate as measured by single photon emission computed tomography. Neuroscience Letters, 285, 107–110.

Krowatschek, D., Albrecht, S. & Krowatschek, G. (2007). Marburger Konzentrationstraining (MKT) für Schulkinder (7. Aufl.). Dortmund: Verlag Modernes Lernen.

Krowatschek, D., Krowatschek, G. & Reid, C. (2011). Marburger Konzentrationstraining (MKT) für Schulkinder (8. Aufl.). Dortmund: Verlag Modernes Lernen.

Krowatschek, D., Krowatschek, G. & Wingert, G. (2010). Marburger Konzentrationstraining für Jugendliche (MKT-J). Dortmund: Verlag Modernes Lernen.

Kupietz, S. S. (1991). Ritalin blood levels and their correlations with measures of learning. In L. L. Greenhill & B. B. Osmon (Eds.), Ritalin: Theory and Patient Management (pp. 247–256). New York: MaryAnn Liebert.

Kuschel, A., Ständer, D., Bertram, H., Heinrichs, N., Naumann, S. & Hahlweg, K. (2006). Prävalenz hyperkinetischer Symptome und Störungen im Vorschulalter – ein Vergleich zweier Diagnoseinstrumente. Zeitschrift für Kinder- und Jugendpsychiatrie und Psychotherapie, 34, 275–286.

Lahey, B. B., Piacentini, J. C., McBurnett, K., Stone, P., Hartdagen, S. & Hynd, G. (1988). Psychopathology in the parents of children with conduct disorder and hyperactivity. Journal of the American Academy of Child and Adolescent Psychiatry, 27, 163–170.

Lambert, N. M., Hartwough, C. S., Sassone, C. & Sandoval, J. (1987). Persistence of hyperactivity symptoms from childhood to adolescence and associated outcomes. American Journal of Orthopsychiatry, 57, 22–23.

Lasky-Su, J., Biederman, J., Laird, N., Tsuang, M., Doyle, A. E., Smoller, J. W., Lange, C. & Faraone, S. V. (2007). Evidence for an association of the dopamine D5 receptor gene on age at onset of attention deficit hyperactivity disorder. Annals of Human Genetics, 71, 648–659.

Laucht, M., Skowronek, M. H., Becker, K., Schmidt, M. H., Esser, G., Schulze, T. G. & Rietschel, M. (2007) Interacting effects of the dopamine transporter gene and psychosocial adversity on attention-deficit/hyperactivity disorder symptoms among 15-year-olds from a high-risk community sample. Archives of General Psychiatry, 64, 585–590.

Lauth, G. W. (2003). Dortmunder Aufmerksamkeitstest – DAT-Ki. Göttingen: Hogrefe.

Lauth, G. W. & Naumann, K. (2009). ADHS in der Schule: Übungsprogramm für Lehrer. Weinheim: Beltz.

Lauth, G. W., Naumann, K., Roggenkämper, A. & Heine, A. (1996). Verhaltensmedizinische Indikation und Evaluation einer kognitiv-behavioralen Therapie mit aufmerksamkeitsgestörten/hyperaktiven Kindern. Zeitschrift für Kinder- und Jugendpsychiatrie und Psychotherapie, 24, 164–175.

Lauth, G. W. & Schlottke, P. F. (2009). Training mit aufmerksamkeitsgestörten Kindern (6. Aufl.). Weinheim: Beltz, PVU.

Lehmkuhl, G., Adam, C. & Döpfner, M. (1998). Impulskontrollgestörte Kinder und ihre weitere Entwicklung. In J. Klosterkötter (Hrsg.), Frühdiagnostik und Frühbehandlung psychischer Störungen (S. 97–121). Berlin: Springer.

Loeber, R., Brinthaupt, V. P. & Green, S. M. (1988). Attention deficits, impulsivity, and hyperactivity with or without conduct problems: relationship to delinquency and unique contextual factors. In R. J. MacMahon & R. D. Peters (Eds.), Behavior Disorders of Adolescence: Research, Intervention, and Policy in Clinical and School Settings (pp. 39–61). New York: Plenum.

Lovejoy, M. C. & Rasmussen, N. H. (1990). The validity of vigilance tasks in differential diagnosis of children referred for attention and learning problems. Journal of Abnormal Child Psychology, 18, 671–681.

Madras, B. K., Miller, G. M. & Fishman, A. J. (2005). The dopamine transporter and attention-deficit/ hyperactivity disorder. Biological Psychiatry, 57, 1397–1409.

Manuzza, S., Klein, R. G., Bonagura, N., Malloy, P., Giampino, T. L. & Addalli, K. A. (1991). Hyperactive boys almost grown up, V: replication of psychiatric status. Archives of General Psychiatry, 48, 77–83.

Manuzza, S., Klein, R. G., Konig, P. H. & Giampino, T. L. (1989). Hyperactive boys almost grown up, IV: criminality and its relationship to psychiatric status. Archives of General Psychiatry, 46, 1073–1079.

Marcus, A. (2000). Wirksamkeit und Durchführbarkeit von Diäten zur Beeinflussung expansiven Verhaltens im Kindesalter. In H.-C. Steinhausen (Hrsg.), Hyperkinetische Störungen bei Kindern, Jugendlichen und Erwachsenen (S. 102–116). Stuttgart: Kolhammer.

Markomichali, P., Donnelly, N. & Sonuga-Barke, E. (2009). Cognitive training for attention, inhibition, and working memory deficits: a potential treatment for ADHD? Advances in ADHD, 3, 89– 98.

McCann, D., Barrett, A., Cooper, A., Crumpler, D., Dalen, L., Grimshaw, K. et al. (2007). Food additives and hyperactive behaviour in 3-year-old and 8/9-year-old children in the community: a randomised, double-blinded, placebo-controlled trial. Lancet, 370, 1560–1567.

McGee, R., Feehan, M., Williams, S., Partridge, F., Silva, P. & Kelly, A. (1990). DSM-III disorders in a large sample of adolescents. Journal of the American Academy of Child and Adolescent Psychiatry, 23, 270–279.

McGee, R., Williams, S. & Silva P. A. (1984). Behavioral and developmental characteristics of aggressive, hyperactive, and aggressive-hyperactive boys. Journal of the American Academy of Child and Adolescent Psychiatry, 23, 270–279.

McGee, R., Williams, S. & Silva, P. H. (1985). Factor structure and correlates of ratings of inattention, hyperactivity, and antisocial behavior in a large sample of 9-year-old children from the general population. Journal of Consulting and Clinical Psychology, 53, 480–490.

Michelson, D., Allen, A. J., Busner, J., Casat, C., Dunn, D., Kratochvil, C. J. et al. (2002). Once-daily atomoxetine treatment for children and adolescents with attention deficit hyperactivity disorder: A randomized, placebo-controlled study. American Journal of Psychiatry, 159, 1896–1901.

Mick, E., Biederman, J. & Faraone, S. V. (1996). Is season of birth a risk factor for attention-deficit hyperactivity disorder? Journal of the American Academy of Child and Adolescent Psychiatry, 35, 1470–1476.

Mick, E. & Faraone, S. V. (2008). Genetics of attention deficit hyperactivity disorder. Child and Adolescent Psychiatric Clinics of North America, 17, 261–284, vii-viii.

Milberger, S., Biederman, J., Faraone, S. V., Chen, L. & Jones, J. (1997). ADHD is associated with early initiation of cigarette smoking in children and adolescents. Journal of the American Academy of Child and Adolescent Psychiatry, 36, 37–44.

Milberger, S., Biederman, J., Faraone, S. V., Murphy, J. & Tsuang, M. T. (1995). Attention deficit hyperactivity disorder and comorbid disorders: issues of overlapping symptoms. American Journal of Psychiatry, 152, 1793–1799.

Minzenberg, M. J. & Carter, C. S. (2008). Modafinil: a review of neurochemical actions and effects on cognition. Neuropsychopharmacology, 33, 1477–1502.

Moffitt, T. E. & Silva, P. A. (1988). Self-reported deliquency, neuropsychological deficit, and history of attention deficit disorder. Journal of Abnormal Child Psychology, 16, 553–569.

Molina, B. S. G., Hinshaw, S. P., Swanson, J. M., Eugene, A. L., Benedetto, V., Jensen, P. S. et al. (2009). The MTA at 8 years: prospective follow-up of children treated for combined-type ADHD in a multisite study. Journal of the American Academy of Child & Adolescent Psychiatry, 48, 484–500.

Morgan, R. E., Crowley, J. M., Smith, R. H., LaRoche, R. B. & Dopheide, M. M. (2007). Modafinil improves attention, inhibitory control, and reaction time in healthy, middle-aged rats. Pharmacology, Biochemistry and Behavior, 86, 531–541.

MTA Cooperative Group (1999a). A 14-month randomized clinical trial of treatment strategies for attention-deficit/hyperactivity disorder. Archives of General Psychiatry, 56, 1073–1086.

MTA Cooperative Group (1999b). Moderators and mediators of treatment response for children with attention-deficit/hyperactivity disorder. Archives of General Psychiatry, 56, 1088–1096.

MTA Cooperative Group (2004). National Institute of Mental Health Multimodal Treatment Study of ADHD follow-up: 24-month outcomes of treatment strategies for attention-deficit/hyperactivity disorder. Pediatrics, 113, 754–761.

Neuman, R. J., Lobos, E., Reich, W., Henderson, C. A., Sun, L. W. & Todd, R. D. (2007). Prenatal smoking exposure and dopaminergic genotypes interact to cause a severe ADHD subtype. Biological Psychiatry, 61, 1320–1328.

Newcorn, J. H., Kratochvil, C. J., Allen, A. J., Casat, C. D., Ruff, D. D., Moore, R. J., Michelson, D. & Atomoxetine/Methylphenidate Comparative Study Group (2008). Atomoxetine and osmotically released methylphenidate for the treatment of attention deficit hyperactivity disorder: acute comparison and differential response. American Journal of Psychiatry, 165, 721–730.

Nigg, J. T., Willcutt, E. G., Doyle, A. E. & Sonuga-Barke, E. J. (2005). Causal heterogeneity in attention-deficit/hyperactivity disorder: Do we need neuropsychologically impaired subtypes? Biological Psychiatry, 57, 1224–1230.

O'Malley, K. D. & Nanson, J. (2002). Clinical implications of a link between fetal alcohol spectrum disorder and attention-deficit hyperactivity disorder. Canadian Journal of Psychiatry, 47, 349–354.

Patrick, K. S. & Markowitz, J. S. (1997). Pharmacology of methylphenidate, amphetamine enantiomers and pemoline in attention-deficit hyperactivity disorder. Human Psychopharmacology, 12, 527–546.

Patterson, G. R. (1982). Coercive Family Process. Eugene, OR: Castalia.

Pelham, W. E. (1985). The effects of stimulant drugs on learning and achievement in hyperactive and learning disabled children. In J. K. Torgesen & B. Wong (Eds.), Psychological and educational perspectives on learning disabilities (pp. 259–295). New York: Academic Press.

Pelham, W. E. & Bender M. E. (1982). Peer relationships in hyperactive children. Description and treatment. In K. Gadow I. & Bialer (Eds.), Advances in Learning and Behavioral Disabilities: A Research Annual (Vol.1, pp. 365–436). Greenwich, CT: Jai Press.

Pelham, W. E. & Fabiano, G. A. (2008a). Empirically supported treatments for ADHD. Journal of the American Academy of Child and Adolescent Psychiatry.

Pelham, W. E. & Fabiano, G. A. (2008b). Evidence-based psychosocial treatments for attention-deficit/hyperactivity disorder. Journal of Clinical Child & Adolescent Psychology, 37, 184–214.

Pelham, W. E., Greenslade, K. E., Vodde-Hamilton, M., Murphy, D. A., Greenstein, J. J., Gnagy, E. M. et al. (1990). Relative efficacy of long-acting stimulants on children with ADHD: a comparison of standard methylphenidate, sustained-release methylphenidate, sustained-release dextroamphetamine, and pemoline. Pediatrics, 86, 226–237.

Pelham, W. E., Jr., Wheeler, T. & Chronis, A. (1998). Empirically supported psychosocial treatments for attention deficit hyperactivity disorder. Journal of Clinical Child Psychology, 27, 190–205.

Pelsser, L. M., Frankena, K., Toorman, J., Savelkoul, H., Dubois, A. E., Pereira, R. R. et al. (2011). Effects of a restricted elimination diet on the behaviour of children with attention-deficit hyperactivity disorder (INCA Study): a randomised controlled trial. Lancet, 377, 494–503.

Pelsser, L. M., Frankena, K., Toorman, J., Savelkoul, H. F. J., Pereira, R. R. & Buitelaar, J. K. (2009). A randomised controlled trial into the effects of food on ADHD. European Child & Adolescent Psychiatry, 18, 12–19.

Petermann, F., Döpfner, M. & Schmidt, M. H. (2007). Aggressiv-dissoziale Störungen (Leitfaden Kinder- und Jugendpsychotherapie, Band 3, 2., korr. Aufl.). Göttingen: Hogrefe.

Pliszka, S. R. (1998). Comorbidity of attention-deficit/hyperactivity disorder with psychiatric disorder: an overview. Journal of Clinical Psychiatry, 59, 50–58.

Pliszka, S. R., Greenhill, L. L., Crismon, M. L., Sedillo, A., Carlson, C., Conners, C. K. et al. (2000). The Texas Children's Medication Algorithm Project: Report of the Texas Consensus Conference Panel on Medication Treatment of Childhood Attention-Deficit/Hyperactivity Disorder. Part I. Attention-Deficit/Hyperactivity Disorder. Journal of the American Academy of Child and Adolescent Psychiatry, 39, 908–919.

Plück, J., Hautmann, C., Hanisch, C., Eichelberger, I. & Döpfner, M. (2013). Effectiveness of the teacher training of the indicated Prevention Program for Externalizing Problem Behavior (PEP). Submitted for publication.

Plück, J., Wieczorrek, E., Wolff Metternich, T. & Döpfner, M. (2006). Präventionsprogramm für Expansives Problemverhalten (PEP). Ein Manual für Eltern- und Erziehergruppen. Göttingen: Hogrefe.

Polanczyk, G., de Lima, M. S., Horta, B. L., Biederman, J. & Rohde, L. A. (2007). The worldwide prevalence of ADHD: a systematic review and metaregression analysis. American Journal of Psychiatry, 164, 942–948.

Poustka, F., Bölte, S., Feineis-Matthews, S. & Schmötzer, G. (2008). Autistische Störungen (Leitfaden Kinder- und Jugendpsychotherapie, Band 5, 2. Aufl.). Göttingen: Hogrefe.

Rademacher, C. & Döpfner, M. (in Vorb.). Familienprobleme im Jugendalter. SELBST – Therapieprogramm für Jugendliche mit Selbstwert-, Leistungs- und Beziehungsstörungen. Göttingen: Hogrefe.

Rapport, M. D., Denney, C., DuPaul, G. J. & Gardner, M. J. (1994). Attention deficit disorder and methylphenidate: normalization rates, clinical effectiveness, and response prediction in 76 children. Journal of the American Academy of Child and Adolescent Psychiatry, 33, 882–893.

Reeves, J. C., Werry, J. S., Elkind, G. S. & Zametkin, A. (1987). Attention deficit, conduct, oppositional, and anxiety disorders in children. II: clinical characteristics. Journal of the American Academy of Child and Adolescent Psychiatry, 26, 144–155.

Reimherr, F. W., Hedges, D. W., Strong, R. E., Marchant, B. K. & Williams, E. D. (2005). Bupropion SR in adults with ADHD: a short-term, placebo-controlled trial. Journal of Neuropsychiatric Disease and Treatment, 1, 245–251.

Renner, T. J., Gerlach, M., Romanos, M., Herrmann, M., Reif, A., Fallgatter, A. J. & Lesch, K.-P. (2008). Neurobiologie des Aufmerksamkeitsdefizit-/Hyperaktivitätssyndrom. Nervenarzt, 79, 771–781.

Rothenberger, A., Becker, A., Breuer, D. & Döpfner, M. (2011). An observational study of once-daily modified-release methylphenidate in ADHD: quality of life, satisfaction with treatment and adherence. European Child and Adolescent Psychiatry, 20 (Suppl. 2), S257–S265.

Rothenberger, A. & Döpfner, M. (2011). Editorial: Observational studies in ADHD – the effects of switching to modified-release methylphenidate preparations on clinical outcomes and adherence. European Child and Adolescent Psychiatry, 20 (Suppl. 2), S235–S242.

Saile, H. (1996). Metaanalyse zur Effektivität psychologischer Behandlung hyperaktiver Kinder. Zeitschrift für Klinische Psychologie, 25, 190–207.

Sarimski, K. & Steinhausen, H.-C. (2007). KIDS 2 – Kinder-Diagnostik-System. Geistige Behinderung und schwere Entwicklungsstörung. Göttingen: Hogrefe.

Saß, H., Wittchen, H.-U. & Zaudig, M. (2003). Diagnostisches und statistisches Manual psychischer Störungen, DSM-IV. Göttingen: Hogrefe.

Satterfield, J.H., Satterfield, B. & Schell, A.M. (1987). Therapeutic interventions to prevent deliquency in hyperactive boys. Journal of the American Academy of Child and Adolescent Psychiatry, 26, 56–64.

Scahill, L., Schwab-Stone, M., Merikangas, K.R., Leckman, J.F., Zhang, H. & Kasl, S. (1999). Psychosocial and clinical correlates of ADHD in a community sample of school-age children. Journal of the American Academy of Child and Adolescent Psychiatry, 38, 976–984.

Schab, D.W. & N.H. Trinh (2004). Do artificial food colors promote hyperactivity in children with hyperactive syndromes? A meta-analysis of double-blind placebo-controlled trials. Journal of Developmental & Behavioral Pediatrics, 25, 423–434.

Schlieper, A., Alcock, D., Beaudry, P., Feldman, W. & Leikin, L. (1991). Effect of therapeutic plasma concentrations of theophylline on behavior, cognitive processing, and affect in children with asthma. Journal of Pediatrics, 118, 449–455.

Schmidt, M.H., Möcks, P., Lay, B., Eisert, H.G., Fojkar, R., Fritz-Sigmund, D., Marcus, A. & Musaeus, B. (1997) Does oligoantigenic diet influence hyperactive/conduct-disordered children – a controlled trial. European Child & Adolescent Psychiatry, 6, 88–95.

Schmitt, S. & Döpfner, M. (in Vorb.). Gleichaltrigenprobleme im Jugendalter. SELBST – Therapieprogramm für Jugendliche mit Selbstwert-, Leistungs- und Beziehungsstörungen. Göttingen: Hogrefe.

Schulte-Körne, G., Deimel, W., Gutenbrunner, C., Hennighausen, K., Blank, R., Rieger, Ch. & Remschmidt, H. (1996). Der Einfluß einer oligoantigenen Diät auf das Verhalten von hyperkinetischen Kindern. Zeitschrift für Kinder- und Jugendpsychiatrie, 24, 176–183.

Schürmann, S. & Döpfner, M. (2010). Psychoedukation. In H.-C. Steinhausen, A. Rothenberger & M. Döpfner (Hrsg.), Handbuch ADHS. Grundlagen, Klinik, Therapie und Verlauf der Aufmerksamkeitsdefizit-Hyperaktivitätsstörung (S. 258–271). Stuttgart: Kohlhammer.

Seiden, L.S., Sabol, K.E. & Ricaurte, G.A. (1993). Amphetamine: effects on catecholamine systems and behavior. Annual Review of Pharmacology and Toxicology, 33, 639–674.

Shaffer, D. & Greenhill, L. (1979). A critical note on a predictive validity of „the hyperkinetic syndrome." Journal of Child Psychology and Psychiatry, 20, 61–72.

Shapiro, S.K. & Garfinkel, C.D. (1986). The occurrence of behavior disorders in children: the interdependence of attention deficit disorder and conduct disorder. Journal of the American Academy of Child and Adolescent Psychiatry, 25, 809–819.

Shaywitz, S.E. & Shaywitz, B.A. (1991). Attention deficit disorder: diagnosis and role of ritalin in management. In L.L. Greenhill & B.B. Osmon (Eds.), Ritalin: Theory and Patient Management (pp. 257–265). New York: Mary Ann Liebert.

Singer, H.S., Brown, J., Quaskey, S., Rosenberg, L.A., Mellits, E.D. & Denckla, M.B. (1995). The treatment of attention-deficit hyperactivity disorder in Tourette's syndrome: a double-blind placebo-controlled study with clonidine and desipramine. Pediatrics, 95, 74–81.

Sinn N, Bryan J. (2007). Effect of supplementation with polyunsaturated fatty acids and micronutrients on learning and behavior problems associated with child ADHD. Journal of Developmental & Behavioral Pediatrics, 28, 82–91.

Sinn, N., Bryan, J. & Wilson, C. (2007). Cognitive effects of polyunsaturated fatty acids in children with attention deficit hyperactivity disorder symptoms: a randomised controlled trial. Prostaglandins Leukot Essent Fatty Acids. 78, 311–26.

Sinzig, J., Döpfner, M., Lehmkuhl, G. & German Methylphenidate Study Group (2007). Long-acting methylphenidate has an effect on aggressive behavior in children with attention-deficit/hyperactivity disorder. Journal of Child and Adolescent Psychopharmacology, 17, 421–432. doi: 10.1089/cap.2007.0011.

Skounti, M., Philalithis, A. & Galanakis, E. (2007). Variations in prevalence of attention deficit hyperactivity disorder worldwide. European Journal of Pediatrics, 166, 117–123.

Sonuga-Barke, E. J. (2005). Causal models of attention-deficit/hyperactivity disorder: from common simple deficits to multiple developmental pathways. Biological Psychiatry, 57, 1231–1238.

Sowell, E. R., Thompson, P. M., Welcome, S. E., Henkenius, A. L., Toga, A. W. & Peterson, B. S. (2003). Cortical abnormalities in children and adolescents with attention-deficit hyperactivity disorder. Lancet, 362 (9397), 1699–1707.

Steil, R. & Rosner, R. (2009). Posttraumatische Belastungsstörungen (Leitfaden Kinder- und Jugendpsychotherapie, Band 12). Göttingen: Hogrefe.

Stein, M. A., Blondis, T. A., Schnitzler, E. R., O'Brien, T., Fishkin, J., Blackwell, B., Szumowski, E. & Roizen, N. J. (1996). Methylphenidate dosing: twice daily versus three times daily. Pediatrics, 98, 748–756.

Steinhausen, H.-C. (1995). Verlauf hyperkinetischer Störungen. In H.-C. Steinhausen (Hrsg.), Hyperkinetische Störungen im Kindes- und Jugendalter (S. 225–236). Stuttgart: Kohlhammer.

Steinhausen, H.-C. (2000). Pränatale Entwicklungsgefährdungen – Ergebnisse der Verhaltensteratologie. In F. Petermann, K. Niebank & H. Scheithauer (Hrsg.), Risiken in der frühkindlichen Entwicklung (S. 101–111). Hogrefe: Göttingen.

Steinhausen, H.-C. & Sobanski, E. (2010). Klinischer Verlauf. In H.-C. Steinhausen, A. Rothenberger & M. Döpfner (Hrsg.), Handbuch ADHS. Grundlagen, Klinik, Therapie und Verlauf der Aufmerksamkeitsdefizit-Hyperaktivitätsstörung (S. 152–171). Stuttgart: Kohlhammer.

Steinhausen, H. C., Willms, J. & Spohr, H.-L. (1994). Correlates of psychopathology and intelligence in children with fetal alcohol syndrome. Journal of Child Psychology and Psychiatry, 35, 323–331.

Stringaris, A. & Asherson, P. (2008). Molecular genetics in child psychiatry. In T. Banaschewski & L. A. Rohde (Eds.), Biological Child Psychiatry (Vol. 24, pp. 181–194). Basel: Karger.

Swanson, J. M., Greenhill, L. L., Lopez, F. A., Sedillo, A., Earl, C. Q., Jiang, J. G. & Biederman, J. (2006). Modafinil film-coated tablets in children and adolescents with attention-deficit/hyperactivity disorder: results of a randomized, double-blind, placebo-controlled, fixed-dose study followed by abrupt discontinuation. The Journal of Clinical Psychiatry, 67, 137–147.

Swanson, J. M., Hinshaw, S. P., Arnold, L. E., Gibbons, R. D., Marcus, S., Hur, K. et al. (2007). Secondary evaluations of MTA 36-month outcomes: propensity score and growth mixture model analyses. Journal of the American Academy of Child and Adolescent Psychiatry, 46, 1003–1014.

Swanson, J. M., Kraemer, H. C., Hinshaw, S. P., Arnold, L. E., Conners, C. K., Abikoff, H. B. et al. (2001). Clinical relevance of the primary findings of the MTA: success rates based on severity of ADHD and ODD symptoms at the end of treatment. Journal of the American Academy of Child and Adolescent Psychiatry, 40, 168–179.

Swanson, J. M., Wigal, S. B., Wigal, T., Sonuga-Barke, E., Greenhill, L. L., Biederman, J. et al. (2004). A comparison of once-daily extended-release methylphenidate formulations in children with attention-deficit/hyperactivity disorder in the laboratory school (the Comacs Study). Pediatrics, 113, e206–e216.

Szatmari, P., Offord, D. R. & Boyle, M. H. (1989). Ontario child health study: prevalence of attention deficit disorder with hyperactivity. Journal of Child Psychology and Psychiatry, 30, 219–230.

Tannock, R. (1998). Attention deficit hyperactivity disorder: Advances in cognitive, neurobiological, and genetic research. Journal of Child Psychology and Psychiatry, 39, 65–99.

Tannock, R. (2009). ADHD with anxiety disorders. In T. E. Brown (Ed.), ADHD Comorbidities. Handbook for ADHD Complications in Children and Adults (pp. 131–155). Washington: American Psychiatric Publishing.

Tannock, R. & Brown, T. E. (2009). ADHD with language and/or learning disorders. In T. E. Brown (Ed.), ADHD Comorbodities. Handbook for ADHD Complications in Children and Adults (pp. 189–231). Washington: American Psychiatric Publishing.

Taylor, E., Döpfner, M., Sergeant, J., Asherson, P., Banaschewski, T., Buitelaar, J. et al. (2004). European clinical guidelines for hyperkinetic disorder – first upgrade. European Child and Adolescent Psychiatry, 13, I7–30.

Taylor, E., Everitt, B., Thorley, G., Schachar, R., Rutter, M. & Wieselberg, H. M. (1986). Conduct disorder and hyperactivity: II. A cluster analytic approach to the identification of a behavioural syndrome. British Journal of Psychiatry, 149, 768–777.

Taylor, F. B. & Russo, J. (2000). Efficacy of modafinil compared to dextroamphetamine for the treatment of attention deficit hyperactivity disorder in adults. Journal of Child and Adolescent Psychopharmacology, 10, 311–320.

Taylor, E., Sandberg, S., Thorley, C. & Giles, G. (1991). The Epidemiology of Childhood Hyperactivity. New York: Oxford University Press.

Torres, AR., Whitney, J. & Gonzalez-Heydrich, J. (2008). Attention-deficit/hyperactivity disorder in pediatric patients with epilepsy: review of pharmacological treatment. Epilepsy & Behavior, 12, 217–233.

Trommer, B. L., Hoeppner, J. B., Lorber, R. & Armstrong, K. (1988). Pitfalls in the use of a continuous performance test as a diagnostic tool in attention deficit disorder. Journal of Developmental and Behavioral Pediatrics, 9, 339–345.

Trott, G. E. (1998). Stimulantien. In J. Friese, G. R. Trott & G. Mirren (Hrsg.), Psychopharmaka im Kindes- und Jugendalter (S. 115–128). Stuttgart: Gustaf Fischer.

Tryon, W. W. & Pinto, L. P. (1994). Comparing activity measurements and ratings. Behavior Modification, 18, 251–261.

Tully, L. A., Arseneault, L., Caspi, A., Moffitt, T. E. & Morgan, J. (2004). Does maternal warmth moderate the effects of birth weight on twins' attention-deficit/hyperactivity disorder (ADHD) symptoms and low IQ? Journal of Consulting and Clinical Psychology, 72, 218–226.

van den Oord, E. J. C., Boomsma, D. I. & Verhulst, F. C. (1994). A study of problem behaviors in 10- to 15-year-old biologically related and unrelated international adoptees. Behavior Genetics, 24, 193–205.

Van der Oord, S., Prins, P. J., Oosterlaan, J. & Emmelkamp, P. M. (2008). Efficacy of methylphenidate, psychosocial treatments and their combination in school-aged children with ADHD: a meta-analysis. Clinical Psychology Review, 28, 783–800.

Varni, J. W. & Henker, B. (1979). A self-regulation approach to the treatment of three hyperactive boys. Child Behavior Therapy, 1, 171–192.

Vitiello, B., Abikoff, H. B., Chuang, S. Z., Kollins, S. H., McCracken, J. T., Riddle, M. A. et al. (2007). Effectiveness of methylphenidate in the 10-month continuation phase of the Preschoolers with Attention-Deficit/Hyperactivity Disorder Treatment Study (PATS). Journal of Child and Adolescent Psychopharmacology, 17, 593–604.

Volkow, N. D., Fowler, J. S., Wang, G., Ding, Y. & Gatley, S. J. (2002a). Mechanism of action of methylphenidate: insights from PET imaging studies. Journal of Attention Disorders, 6, 31–43.

Volkow, N. D., Wang, G. J, Fowler, J. S., Logan, J., Franceschi, D., Maynard, L. et al. (2002b). Relationship between blockade of dopamine transporters by oral methylphenidate and the increases in extracellular dopamine: therapeutic implications. Synapse, 43, 181–187.

Volkow, N. D., Wang, G., Fowler, J. S., Logan, J., Gerasimov, M., Maynard, L. et al. (2001). Therapeutic doses of oral methylphenidate significantly increase extracellular dopamine in the human brain. The Journal of Neuroscience, 21, RC 121.

Vyvanse Prescription Information (2007). Zugriff am 10.10.2011 unter http://www. vyvanse. com/pdf/ prescribing_information. pdf.

Waldman, I. D. & Gizer, I. R. (2006). The genetics of attention deficit hyperactivity disorder. Clinical Psychology Review, 26, 396–432.

Walter, D. & Döpfner, M. (2006). Die Behandlung von Jugendlichen mit Leistungsstörungen mit dem SELBST-Programm – Kurzzeiteffekte. Verhaltenstherapie, 16, 257–265.

Walter, D. & Döpfner, M. (2007). Die Behandlung von Jugendlichen mit Leistungsstörungen mit dem Therapieprogramm SELBST – Konzept und Stabilität der Veränderungen während der Therapie. Zeitschrift für Kinder- und Jugendpsychiatrie und Psychotherapie, 35, 281–290.

Walter, D. & Döpfner, M. (2009). Leistungsprobleme im Jugendalter. SELBST – Therapieprogramm für Jugendliche mit Selbstwert-, Leistungs- und Beziehungsstörungen, Band 2. Göttingen: Hogrefe.

Walter, D., Rademacher, C., Schürmann, S. & Döpfner, M. (2007). Grundlagen der Selbstmanagementtherapie bei Jugendlichen. SELBST – Therapieprogramm für Jugendliche mit Selbstwert-, Leistungs- und Beziehungsstörungen, Band 1. Göttingen: Hogrefe.

Weiss, G. & Hechtman, L. T. (1993). Hyperactive Children Grown Up: ADHD in Children, Adolescents, and Adults (2nd ed.). New York: Guilford.

Wender, P. H. (1995). Attention Deficit Hyperactivity Disorder in Adults. New York: Oxford University Press.

Whittaker, A. H., Van Rossem, R., Feldman, J. F., Schonfeld, I. S., Pinto-Martin, J. A., Torre, C., Shaffer, D. & Paneth, N. (1997). Psychiatric outcomes in low-birth-weight children at age 6 years: relation to neonatal cranial ultrasound abnormalities. Archives of General Psychiatry, 54, 847–856.

Wigal, T., Greenhill, L., Chuang, S., McGough, J., Vitiello, B., Skrobala, A. et al. (2006). Safety and tolerability of methylphenidate in preschool children with ADHD. Journal of the American Academy of Child and Adolescent Psychiatry, 45, 1294–1303.

Wilens, T. E., Faraone, S. V., Biederman, J. & Gunawardene, S. (2003a). Does stimulant therapy of attention-deficit/hyperactivity disorder beget later substance abuse? A meta-analytic review of the literature. Pediatrics, 111, 179–185.

Wilens, T. E., Prince, J. B., Spencer, T., Van Patten, S. L., Doyle, R., Girard, K. et al. (2003b). An open trial of bupropion for the treatment of adults with attention-deficit/hyperactivity disorder and bipolar disorder. Biological Psychiatry, 54, 9–16.

Wilens, T. E., Spencer, T. J., Biederman, J., Girard, K., Doyle, R., Prince, J. et al. (2001). A controlled clinical trial of bupropion for attention deficit hyperactivity disorder in adults. The American Journal of Psychiatry, 158, 282–288.

Willcutt, E. G., Doyle, A. E., Nigg, J. T., Faraone, S. V. & Pennington, B. F. (2005). Validity of the executive function theory of attention-deficit/hyperactivity disorder: a meta-analytic review. Biological Psychiatry, 57, 1336–1346.

Willcutt, E. G. & Pennington, B.-F. (2000). Comorbidity of reading disability and attention-deficit/hyperactivity disorder: differences by gender and subtype. Journal of Learning Disabilities, 33, 179–191.

Witcher, J. W., Long, A., Smith, B., Sauer, J. M., Heilgenstein, J., Wilens, T., Spencer, T. & Biederman, J. (2003). Atomoxetine pharmacokinetics in children and adolescents with attention deficit hyperactivity disorder. Journal of Child and Adolescent Psychopharmacology, 13, 53–63.

Wolff Metternich, T. & Döpfner, M. (2010). Verhaltenstherapie bei Kindern und Jugendlichen. In H.-C. Steinhausen, A. Rothenberger & M. Döpfner (Hrsg.), Handbuch ADHS. Grundlagen, Klinik, Therapie und Verlauf der Aufmerksamkeitsdefizit-Hyperaktivitätsstörung (S. 335–350). Stuttgart: Kohlhammer.

World Health Organization (1993). The ICD-10 Classification of Mental and Behavioural Disorders. Diagnostic Criteria for Research. Genf: World Health Organization.

Zehle, S., Bock, J., Jezierski, G., Gruss, M. & Braun, K. (2007). Methylphenidate treatment recovers stress-induced elevated dendritic spine densities in the rodent dorsal anterior cingulate cortex. Developmental Neurobiology, 67, 1891–1900.

Zentrales adhs-netz (Hrsg.). (2012). Diagnostik und Therapie von ADHS bei Kindern und Jugendlichen. Leitlinienbasiertes Protokoll. Göttingen: Hogrefe. Zugriff im September 2011 unter http://www.zentrales-adhs-netz.de/fileadmin/ADHS/%C3%9Cber_das_Netz/Struktur/Arbeitsgruppen/Durchfuehrungsprotokoll_1._Auflage_Mrz_11.pdf.

Zimmermann, P. & Fimm, B. (2009). Testbatterie zur Aufmerksamkeitsprüfung, TAP. Herzogenrath: Psychologische Testsysteme.